黄帝内经

四季养生法（第二版）

徐文兵 著

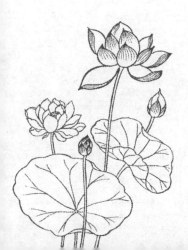

中国中医药出版社

·北京·

图书在版编目（CIP）数据

黄帝内经四季养生法 / 徐文兵著 . —2 版 . —北京：中国中医药出版社，
2019.9（2023.6 重印）
ISBN 978-7-5132-4800-6

Ⅰ．①黄…　Ⅱ．①徐…　Ⅲ．①《内经》—养生（中医）　Ⅳ．① R221

中国版本图书馆 CIP 数据核字（2018）第 045813 号

中国中医药出版社出版

北京经济技术开发区科创十三街 31 号院二区 8 号楼
邮政编码　100176
传真　010-64405721
三河市同力彩印有限公司印刷
各地新华书店经销

开本 710×1000　1/16　印张 16.5　字数 278 千字
2019 年 9 月第 2 版　2023 年 6 月第 6 次印刷
书号　ISBN 978 - 7 - 5132 - 4800 - 6

定价　59.00 元
网址　www.cptcm.com

服 务 热 线　010-64405510
购 书 热 线　010-89535836
维 权 打 假　010-64405753

微信服务号　zgzyycbs
微商城网址　https://kdt.im/LIdUGr
官 方 微 博　http://e.weibo.com/cptcm
天猫旗舰店网址　https://zgzyycbs.tmall.com

如有印装质量问题请与本社出版部联系（010-64405510）

　　《黄帝内经四季养生法》是中国气象频道《四季养生堂》栏目的第一本书，作者是徐文兵先生。我与徐先生神交已久，和他把酒言欢是在 2009 年冬天，一个慵懒的冬日午后。交谈之中，我们发现彼此身上有很多的共同点：同岁，同年入学，同年大学毕业，同年参加工作……我们这代人，20 世纪 60 年代出生，80 年代大学毕业，肩上的社会使命感很重。对他来讲，是传播中医文化，让人们更好地珍惜自己的小宇宙；于我而言，是传播气象信息，让人们更好地爱护大星球。借用上海世博会主题的后半句，都是为了"让生活更美好"。

　　作为一个"靠天吃饭"的气象节目主持人，我对于四时更替、节气变化对人们生活的影响有着一种近乎虔诚和敏感的探究欲。事实上，天气、季节，甚至气候变化都跟百姓的健康息息相关。

　　21 世纪，气候变化，极端天气事件频发，地震、海啸等天灾不断；杀戮、空难、经济危机等人祸纷至沓来。人类从未有一个时刻面临如此多的难题，也从未有一个时刻让人类认识到保护环境，应对天气、气候变化是多么的重要。个体以恬淡、和顺的状态应对越来越复杂多变的外部环境将成为必然。

我国传统文化讲究"天人合一"，强调人与自然的和谐，"人法地，地法天，天法道，道法自然"，人体是个小宇宙，自然界是个大宇宙，小宇宙处在大宇宙之中，时刻都会受到大宇宙的影响。四时不同，节气不同，会对应不同病证，因此，气象与医学自古代开始就是同根生。

中医文化是中国传统文化非常重要的一部分，我个人也是中医的一名超级粉丝。远古时代人们靠近烧热的石头，使自身瘀滞的经络得以疏通；神农氏踏遍万水千山，尝尽百草，方知百草治百病。有句话说，人生就像一年四季，从朝气蓬勃的春天开始，逐渐走向热情的夏天、辉煌的秋天，再到沧桑的冬季。从四季变化到人体养生，这中间存在着必然的联系。我相信，顺乎自然、原始健康的方法一定是最有效、最实用的养生方法。

其实现在很多家庭中，老年人往往是家里的"养生专家"。但是总感觉现在的养生和炒股差不多，经常靠传来传去的"小道消息"，听来玄虚而零碎。养生，更需要和谐观和系统论。

从这个意义上，《黄帝内经四季养生法》基于气候、源于传统，是一本既秉承了传统中医文化，又专门针对现代人身心疾患的好书。全书以四季更替自然划分章节，不同节气对应不同的自然现象，对应人体不同的健康状况。现在全民养生热，大家都在关注养生，关注中医，据我所见，真正得中医精髓的大师不多，徐先生算一位；真正能为百姓把脉健康的文化产品不多，这本书算一个。

2010 年 7 月

春季话养生

夏季话养生

秋季话养生

冬季话养生

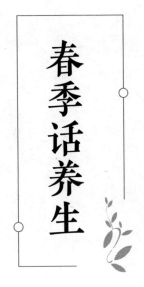

春季话养生

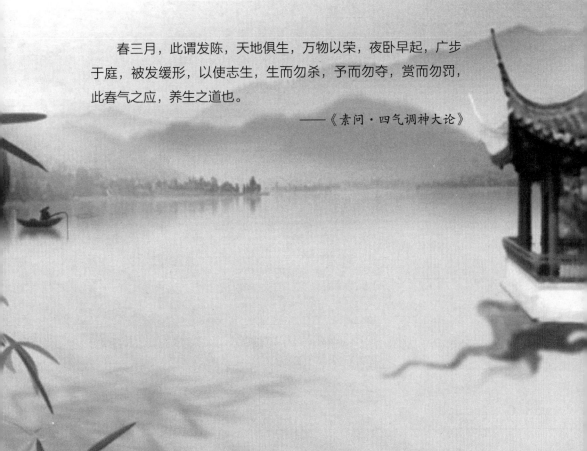

　　春三月，此谓发陈，天地俱生，万物以荣，夜卧早起，广步于庭，被发缓形，以使志生，生而勿杀，予而勿夺，赏而勿罚，此春气之应，养生之道也。

——《素问·四气调神大论》

元宵节

元宵节，吃元宵、闹元宵。元宵为什么如此热闹？元宵节中有哪些养生保健的门道？

元宵节，各地的庆祝习俗也各不相同。哪些活动能够强身健体？怎么吃元宵有利于消化吸收呢？

二十四节气中的立春与农历的春节前后相差不过几天，而正月十五肯定是在立春以后了。经过了冬藏的生物要在春天生长迸发，所谓"红杏枝头春意闹"。庆祝上元节的重头戏就是闹元宵，包括耍杂技、耍社火、踩高跷、舞狮、舞龙、扭秧歌等。相对于这些娱乐活动，流行于北方的正月十六"走百病"则更具养生保健特色。这一天晚间，妇女们会成群结队地出游，她们还要过桥，据说过桥者可保一年无腰腿疼痛之患。"走百病"是通过游览散步消除百病的一项健身运动，多在妇女、老人、小孩或体弱多病者中间进行，经过历代充实与发展，成为传统文化中的重要内容之一。

过元宵节就得吃元宵，这和过中秋节吃月饼一样，寓意团团圆圆和圆圆满满。北方元宵多为甜馅，有白糖、豆沙、芝麻、山楂等，南方的则甜、咸、荤、素皆有。元宵的外皮以糯米粉为食材。糯米含较多淀粉，黏性高，不易消化，肠胃功能不佳的人、老年人、小孩子，在食用的时候要特别留意，以免造成消化不良或吞咽阻碍。另外，吃元宵要当心"烫口"造成不必要的伤害。溃疡病包括胃溃疡、十二指肠溃疡的患者，最好不要吃太甜的食物，以免引起胃酸分泌增加，加重对溃疡面的刺激。《伤寒论》特别嘱咐说，当人大病初愈，或者病刚刚好的时候，应该"忌生冷黏滑"，所以病人不宜多吃元宵。

现在的人们大都营养丰富甚至于过剩，过元宵节我建议您少吃几个元宵，意思到了就行了，吃完了喝碗元宵汤溜溜缝儿，原汤化原食。要是能用醪糟煮元宵，那就更有利于消化和吸收了。

气象与中医

气象与中医有着密切的关联，而和天气预报员一样，能够"预测"疾病的医生才是最好的医生。一名优秀的医生是如何预知疾病发展的呢？

俗话说："天有不测风云，人有旦夕祸福。"和预报预测天气一样，医生的工作不能仅仅是救死扶伤，更要能及早、及时、准确地为大众发现、诊断疾病。见微知著、未雨绸缪，防患于未然的医生不仅能节约人力、物力和财力，更能挽救人最宝贵的生命。

中医经典《黄帝内经》中说："上工不治已病治未病，不治已乱治未乱。"意思就是说，最好的大夫、最高层次的大夫，能够及早地发现疾病，为病人解除痛苦，而早期发现的疾病，也是很微小的，这样的医生才是最好的医生。

高明的医生能预知疾病的发展，那么中医是如何预知疾病的？又有哪些小方法能够帮助大家了解自己的隐患呢？

中医有句名言叫作"治病求本"，意思是在治疗疾病的时候要从根本上入手。反过来说，诊病要求末，意思是诊察疾病的时候要注意细枝末节。人的头脑、身躯是根本，四肢是末梢枝节。就像树木有病先从枝叶末梢上表现出来一样，人体的疾病早期会在四肢末梢或者是头发指甲上表现出征兆。所以中医特别重视观察人的手脚耳朵上的血脉和皮肤腠理纹路，很好的中医能够很早很准确地预测一些重大疾病的发生。在这里我就给大家介绍两个通过观察末梢来预知疾病的小方法。比如我们经常说的指甲，中医讲指甲跟人肝胆的功能密切相关。肝的气血充足不充足，是通过指甲表现出来的。判断人的肝血足不足，就按压一下自己的指甲，然后很快地放开。如果你的血色能够很快恢复，说明肝血比较充足，而当你按压以后放开很久，还是煞白的颜色，这就是说你的肝气很弱肝血很虚了。肝的气血虚到一定程度的人还会出现指甲变得很软很脆，很容易开裂或撕裂，到这个时候，大家就不能局限于观察指甲，而应该从根本上寻找肝脏和胆腑的病根去治疗内在的疾患。另外我们中医通过观察人的嘴唇的颜色，来判断脾的气血是否充盈。看到一个没有化妆的人，嘴唇煞白或者干裂脱皮，能够猜想到他内部的脾吸收的功能就差了。脾为气血生化之源，如果脾不能造气生血的话，这时候人的嘴唇就是白色的。

希望大家都能见微知著，防微杜渐，做一个先知先觉的明白人。

春季饮食

中医的养生原则强调，人们要根据季节、地域、体质的不同来合理选择调配饮食。春天适宜吃什么，又忌讳吃什么呢？

按照中医五行理论，春天是生长发育的季节，枯木逢春，是肝胆之气生发的时候，我们应该吃一些具有升发之性，味道偏于辛辣的食物，以鼓舞肝胆之气，化解冬天储藏的能量，发散到体表，为人的体力和脑力活动提供充沛的能量。

在北京，立春这一天有吃春饼"咬春"的习俗。所谓春饼，是一种烫面薄饼——用两小块水面，中间抹油，擀成薄饼，烙熟后可揭成两张。春饼是用来卷菜吃的，菜的主角就是豆芽，有绿豆芽、黄豆芽或者黑豆芽，其他的菜还有绿叶菠菜和嫩黄的韭黄、白色的粉条。这其实就是给身体一个信号——春天来了，该萌动苏醒了，快跟上咬住春天的步伐吧。讲究的、正确的吃法是这么吃。但是有些人胡乱加调料，非要在春饼里面放肉，其实这是错误的，春天不是吃肉的季节。因为滋补了一个冬天，刚过完年吃了一肚子的油水，到了立春应该开始消肉化积。

春天不吃肉的另外一个原因是，春天不是杀戮的季节。很多动物都是在春天产仔、哺育，为了顺应天地的生生之气，从古至今中国人的传统就是在春天生而勿杀、与而勿夺、赏而勿罚，即便是处决罪大恶极的罪犯，也不是在春天执行死刑，而要等到秋后问斩。杀人三千自损八百，杀戮动物的同时，也在扼杀自身的生机。所以春天的食谱应该是多吃素少吃肉。

春天除了要少吃肉，还应该避免吃什么味道的食物？什么食物最适合在春天吃呢？

健康的人在春天应该避免吃喝酸寒的东西，因为酸的味道有抑制、收敛作用，不利于肝气的宣泄生发。很多人在开春吃饭点菜要酒水的时候，还习惯要一杯果汁，这要是在秋天点果汁再合适不过，可是在春天就不合时宜，特别是对于那些手脚冰凉的人们。春天应该喝一些辛香的花茶、香浓的咖啡，或者烫一壶黄酒，烫黄酒最好不加话梅加点姜丝，甚至还要少喝一些白酒，这都有利于鼓舞生发之气。

另外，在五谷之中，小麦对应肝胆，所以春天应该多吃面食，吃面条的时候要少放醋多吃蒜。随着天气逐渐变暖，以后大家还会吃到香椿芽、蒜苗、豆苗、榆钱、柳叶等食物。我们在做饭的时候，也该有意识地多放一些辛辣、芳香、发散的调料。

大家都知道豆子补肾，冬天的时候我们多吃豆腐、喝豆浆，可是到了春天就要改吃豆芽了。而且煮豆芽的水味道鲜美，吃素的人都用它来调味，简直就是素高汤，这比单纯放什么味精、鸡精要好多了。

春 困

俗话说：春困秋乏夏打盹，睡不醒的冬三月。春天本应是万物生发，为什么人们还会在这个时候感到困呢？让我来为您揭晓春困之谜。

现代医学认为春困是由于人的机体不能很快地适应外界环境变化而出现的一种生理现象，因为冬季气温较低，血管收缩，内脏器官和大脑的血流量增多，大脑的氧气供应也随之增多。而春天气温回暖，大脑供氧量随之减少，于是人容易犯困。而中医则认为，所谓的春困其实与季节无关，而是与人的精气不足有关。春困是冬天没有休息好、精气不足的表现，所以到了春天需要能量生发出来的时候，精气就不够用了，出现了春困。

因此，春天容易犯困的人应该反省一下自己在冬天的时候是不是疲劳过度了。人们应该适当调整生活节奏，避免过度疲劳，必要的时候还应该求助于医生。

我们说冬天的时候应该早睡晚起，那么春天应该如何安排作息呢？

《黄帝内经》中说："春三月，此谓发陈，天地俱生，万物以荣，夜卧早起，广步于庭。"春天在五行中属木，与五脏中的肝相对应，主生发和疏泄。和绿意盈盈的植物一样，人在此时也处于生长的状态，通常精神都比较好。这个时候人们应该早睡早起，而且要外出运动，不能晚睡晚起。但是，现在很多年轻人却是更喜欢晚睡晚起，甚至有一些人从来没在夜里12点以前睡过觉，殊不知这是违反自然规律的。

还有很多人有"补觉"的习惯，认为晚上睡少了，白天可以多睡会儿补回来。可事实并非如此。你可能有这样的体会：放纵自己睡十几个小时，睡醒后还是觉得迷迷糊糊，甚至头还会疼痛不已。这是因为睡眠的数量并不能代替睡眠的质量。而且中医还认为"久卧伤气"，久卧会造成人体新陈代谢下降，气血运行不畅，经脉僵硬不舒，身体亏损虚弱。

人体的阳气从子时生发，到正午时分达到高峰，然后阴气逐渐生发，到午夜达到高峰。白天阳气运行，使人体表现出各种功能；晚上阴气运行，使人体得到休息，补充能量。这样周而复始，达到阴阳平衡。

子时，又名夜半、子夜、中夜，也就是半夜11点到凌晨1点；午时，又名日中、日正等，指上午11点至下午1点。是阴阳相交的时候。所以，在子午阴阳相交的时候，都应该休息。也就是说，除了夜里，午时觉也非常重要，这时候也应该处于睡眠状态，让身体的能量自行修复。所以，中午补一个小觉是必要的，哪怕打个盹也行，让阴阳之气顺利过渡。

睡觉的时候还要注意养成良好的习惯，比如，向右侧卧位，不要压迫心脏；要穿宽松的衣服，不要穿紧身衣，裸睡其实是一个好习惯；睡前不要看恐怖片，当参加了一些剧烈活动或者兴奋的聚会之后，回家应该首先要静坐，心情平静之后再睡觉，不然兴奋过头，反而容易睡不着；不要思虑太多，困了就赶紧睡，不要透支自己的体能，困过劲了之后，反而无法入睡。

随季节调整自己的起居作息时间，适当进行户外运动才会对缓解春困有帮助。另外，我们还可以在饮食上做一些调整，缓解"春困"。一般来讲，春天应该吃助阳醒脾的食物，如辛、辣的食物；少吃滋补、味甜、肥腻的食物，以免生湿生痰，造成痰迷心窍。痰湿体质的人往往整天昏昏沉沉、浑浑噩噩。

下面我就推荐一个生发肝气、祛湿健脾的食疗小方法：

春天的早晨最好是冲泡一碗燕麦粥，或者是揪一碗面片汤或者面疙瘩汤，加一点稍微辛香的有助于肝气生发的食材，如香菜，再加入一些有香味的调料，比如姜片、砂仁、桂皮，还可以加入少量有助于春天生发的羊肉或鸡肉。这样吃一顿早饭，能够保证你一天精力充沛，缓解春困。

失眠、早醒

古诗云"春眠不觉晓"，可现代人往往受到失眠、早醒的困扰。究竟是什么原因导致早醒？又有哪些方法可以缓解失眠呢？

春天里，万物都在复苏萌动，人体的生物钟也会随着天气时令的变化而调整。这个时候人们要从冬天早睡晚起的状态，逐渐过渡到早睡早起。

俗话说："一日之计在于晨，一年之计在于春。"健康的人在春天和清晨往往是踌躇满志、生机勃勃、跃跃欲试。而不健康的人则不然，早晨被闹钟闹醒之后又接着昏睡到中午，睁开眼，满脸愁苦，不知道该如何应付这新的一天。还有的人不是彻夜不眠，就是在半夜或凌晨早早醒来，思前想后，焦虑担忧，怎么也睡不着，眼巴巴盼天亮。等起来上班开始工作了，困劲儿又来了，眼睛干涩，嘴巴焦苦，可是又没机会躺下，或者躺下又变得十分清醒。

根据我的临床统计，目前失眠的病人当中，以早醒为主的越来越多。而早醒的症状得不到解决，随之而来的就是更为严重的焦虑、抑郁、躁狂等问题。那么为什么早醒的人越来越多呢？

根据中医理论，人卧则血归于肝，肝藏血，血舍魂。也就是说当人睡着以后，多余的血液会被肝脏储藏起来。肝脏在五行里面属于木，木曰曲直，能屈能伸。健康的人在白天肝脏会释放能量气血，而到了晚上会收敛储藏气血。不健康的人，肝脏就像枯槁的树木失去了弹性，白天不释放气血，人显得昏昏沉沉，晚上又收敛不住，人睡眠不实，要不多梦，魂不守舍，要不就早早醒来。

现在很多人都把睡到自然醒作为幸福的标准之一，早醒的人们也是自然醒，但却是不健康的表现。治疗早醒，要从身心饮食几方面着手。

首先，想让肝脏伸展舒张释放气血，就要多吃一些辛辣刺激的食物，比如辣椒、葱、蒜、花椒、酒等；而想要让肝脏收敛储藏气血，就要多吃一些酸寒的食物，比如水果、乌梅、醋、大米、山药、莲子等。鉴于早醒是因为肝脏不能收敛闭藏，所以我们应该少吃刺激辛辣的东西，适当增加酸味的食物。

另外，羊肉、鸡肉性热，分别能刺激心火和肝火。尤其是鸡肉，最能煽动心肝之火，使人烦躁多动，不能沉静安睡。鸡鸟等飞禽醒得最早，闹得最欢，

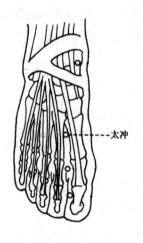

太冲

所以经常吃鸡肉，而且加上辛辣的作料吃鸡肉，最容易导致入睡困难和早醒。如果您已经出现了睡眠困扰，又非吃鸡肉不可，最好用蘑菇炖小鸡吃，因为蘑菇的阴寒性质能够制约鸡肉的热性和躁动。

俗话说：冰冻三尺，非一日之寒。除了饮食以外，早醒的朋友还要注意对自己的情绪，尤其是愤怒情绪的调整。有郁积的怒气不得宣泄的人，容易早醒。我向您推荐一个穴位，就是在脚上大趾和二趾之间的太冲穴。经常向下按摩这个穴位，能够消除上冲的怒气，缓解绷紧的神经，帮助睡眠。

入睡困难

春天，人们应该将作息时间调整为早睡早起，然而有些人即使早早躺在床上，却仍然无法入睡。在这里讲讲入睡困难的原因和解决办法。

我们先来看看"睡眠"这两个字。睡和眠都带着"目"字边。睡，是眼睑下垂，它讲的是眼睛闭上了。眠字是一个目字边加一个民，把嘴唇合上叫抿嘴，把眼睛合上叫作眠。所以古代人把失眠叫作"不得眠"。除了"不得眠"，还有一种情况叫作"不得卧"，就是指一个人处于一种焦虑、烦躁的状态，辗

转反侧、睡不着觉。

中医治疗这种入睡困难，首先要找到病因，再对症治疗。总体来看，病因大致分为四种。

第一，是因为兴奋过度，心火太旺。就是我们说经过了大喜、大乐的兴奋，大的刺激以后导致这个人心气或者说是心火特别亢奋，使得自己躺在那儿浮想联翩，心情久久不能平静，整夜睡不着觉。这种心火过旺的人表现为舌头特别红，有的舌尖特别红，甚至上面还长了一些红点，中医叫"芒刺"。这种情况就要降降心火，建议他们睡觉前揉搓一下自己脚心的涌泉穴。因为在五行中心是火，能灭火的只有肾水，而涌泉穴是肾经的第一个穴，我们睡觉前揉揉脚心，把心思和意识往下引一引，这样心情就能相对地平静一些。

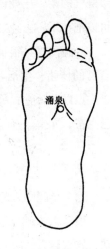

涌泉

另外，心情老这么激动亢奋的人要少吃咸的东西，包括少吃味精；可以多吃一些相对苦的、寒性的东西，比如说苦瓜；还可以煮一点莲子心茶来喝，把心火平抑一下，有助于睡个好觉。

第二个原因同样是心火导致睡不着觉，就是我们讲的"虚性亢奋"，也就是"虚火"。它的表现是躺在那儿就烦，睡不着，起来又做不了什么事情，或者不停地想事，把世界各地的事都想一遍，但这些事跟他又没有关系。这种人还表现为手脚心发烫，并且他们的舌头伸出来也是红的，但是舌头上没有舌苔，比较严重的虚火把他们的阴液都熬干了，伸出舌头，一点舌苔都没有，像镜子一样光亮，这种我们叫作"镜面舌"。这种情况属于虚火，不应该去泻火，而应该去滋阴，滋补一些阴血，可以用一些相对来说寒性、凉性的滋补药，比如鸡蛋黄、阿胶，还有黄连、生地这些药去给他们服用。鸡蛋黄不要煮得太熟，搅在刚出锅的药或水里面喝下去，起到滋补益阴的作用。另外，可以给这些人炖一些鳖汤，也就是王八汤，也有滋补心阴的效果。

导致入睡困难的第三个原因是食火，就是吃多了。很多人晚饭吃得很饱、过晚，甚至加餐吃夜宵，然后就睡不着觉，跟烙饼似的，翻来覆去，肚子里胀得慌，憋得慌。老百姓管这叫"压炕头饭"。中医讲："胃不和，则卧不安。"治疗这种睡不着古代有一个方子叫"半夏秫米汤"，秫米其实就是我们现在吃的小米的一种，用这种半夏秫米汤能够帮助消化食积和寒痰。没有办法弄到半夏、秫米的人，可以在睡不着的时候喝一点大麦茶或是吃一点饭焦，消食化积。

最后一种就是我们说的肝火，肝不藏血。这种人往往是吃了一些比较辛辣的东西，喝了一点小酒，没有喝醉，只是喝得有点兴奋，睡不着。这种情况，我们建议吃一些酸性的东西，比如酸性的水果，或者是熬一些酸性的、帮助收敛肝气的粥，比如说山药粥、莲子粥。熬莲子的时候要注意心火不是太旺的话可以把莲子心去掉。

入睡困难是很折磨人的，所以当出现入睡困难、失眠的时候就应该尽早从自己的情绪、生活习惯上去找原因。我建议大家一定要在子时，也就是晚上十一点以前睡觉；另外不要总是在困的时候喝咖啡，或者某种功能饮料，让自己兴奋、亢奋。经常这样刺激会导致身体机能失去弹性。

多　梦

除了早醒和入睡困难，睡眠的另外一个常见问题是多梦。

很多人入睡没有问题，躺下就睡着了，可是一宿都在做梦，并且情节生动、故事连贯，醒来之后觉得特别累。

梦境有这么几种，一个就是白天发生的事，故事情节也没什么离奇，很正常，就是那些琐事。说明这些人没有处于深度睡眠，意识层面还在活动。中医讲"脾主意"，做这种梦的人，一个是消化功能，也就是胃的功能不好，另外一个就是脾的吸收功能不好。大家都知道，我们睡着了以后，大脑的某些区域是休息的，也就是中医讲的魂休息了，但是魄还在工作。这时候你的胃肠还在蠕动，还在消化、吸收。很多人这方面的功能比较差，也就是说光靠魄的工作不足以完成这个任务，所以他还要调动起本应该休息的魂帮助它工作，这样就让自己产生了一系列的梦境。梦里的事历历在目，全能回忆起来，这种人睡觉时还有一个表现就是会流口水，这也是脾功能不好的一个表现。所以针对这种消化不良导致的多梦，我们应该帮助他提高自己的消化和吸收功能，也就是提高魄力，这样他晚上消化食物的时候就不用扰到自己的魂，梦也就会少一些。这种类型的多梦相对好一点的情况是，第二天早上起来知道自己做梦，但是已经忘了梦到什么。

多梦的第二种情况是老做梦，而且老做一些离奇的梦，这种梦跟自己的生活没有关系，梦到的事情连自己都觉得莫明其妙，这种梦我们管它叫作"神游物外，魂不附体"，跟肝脏的功能有关系。以前我们讲过人睡着了应该是"肝藏血，血摄魂"，魂在里面好好休息。而这些人就是收不住血，也藏不住魂。这种情况我们一般用一些滋补肝血的方法，帮助他收摄魂魄，安心睡。中医有一个比较著名的方子，叫"酸枣仁汤"，现在被一些药厂开发出来叫"枣仁安神液"。酸枣是酸的，但是酸枣仁并不是酸的。我们一般把酸枣仁炒熟以后用它煎汤煮水，加一些反佐的药物，来共同组成一个方子。其中还有一个药是我们经常用的茯苓，本身就有安神的作用。北京有一个著名的小吃叫茯苓夹饼，我们建议这些平常一闭眼就做一些稀奇古怪的梦的人可以去买一些茯苓夹饼吃，或者是到药店买一些枣仁来煎汤喝，有助于缓解这种肝不藏魂的多梦。

第三种情况是做怪梦、做噩梦，梦见自己从高楼上摔下来，或者被人追杀，或者梦到一些血腥的场面，或者是被狗咬、被蛇咬，还有他们老梦见一些死去的人，或者梦到自己掉到一个肮脏的地方。这种情况中医认为是肾的问题，肾是人体主惊、恐的，如果人的肾气或是肾精受到伤害的话，往往会做一些比较惊恐的梦。一般做这些梦的人都有过一些失精或者是受惊吓的经历，或者是家庭、亲人之间产生了一些变故。对于这些人，首先要帮助他们祛除体内刺激自己的阴寒的信息、能量或物质，比如说瘀血和寒痰，有这些物质基础在，就会产生邪气，导致人在睡着的时候做噩梦。我们一般用热性的药物祛除这些寒痰和瘀血，另外可以加一些矿物药。中医认为矿物药比较重，能够祛怯，就是让自己的胆怯、心里害怕等感觉消除。一般我们选择的矿物药有龙骨，还有磁石。如果梦境特别惊恐，我们会用一些朱砂，但是朱砂里面有重金属，用的时候一定要小心，中病即止，用量要小。当把寒痰瘀血去掉以后，这些梦会自然消失。这个时候很多人会梦到一些很可怕、很丑陋的东西从自己的体内出去，吐出去或是打喷嚏打出去，反正就是离开了自己的身体。

庄子说过："真人无梦。"对于一个健康人来讲，应该是一闭眼就是一觉，不会觉得那么累。所以当我们出现失眠或者多梦的时候，一定要认识到自己已经处于亚健康状态，应该自我调理或者去找医生来调整。

睡眠呼吸暂停综合征

睡眠呼吸暂停综合征跟我们平常所说的打鼾并不是一回事。很多人打鼾，但不见得有这个病；很多人不打鼾，但是会被诊断为有呼吸暂停综合征。

患者的临床表现主要是睡觉时憋着不出气，不吸也不呼，有的人会憋很长时间，甚至有人发生猝死。患者往往入睡并没有困难，头一挨枕头就睡着了，但鼾声如雷，在打鼾的过程中就有呼吸的停顿，一憋气停顿就醒了，然后再睡过去，再憋再醒，也可能翻身，也可能不翻身，患者自己觉得就是一晚上折腾没睡。别人看他呢，睡得很香，鼾声如雷。这些患者由于头天晚上没睡好，第二天无精打采，不停地打哈欠，嗜睡，甚至有人在开车的时候就睡着了，这很危险。事实上，很多国家都发生过这种患有睡眠呼吸暂停综合征的人因为在白天昏睡导致的交通事故。所以，美国对于客车或者货车司机都有定期的睡眠检测，看他们是否患有睡眠呼吸暂停综合征，以保证行车安全。

从中医理论来讲，人睡着以后，一部分心神停止工作去休息，魂藏到了肝脏里面。这时候谁出来工作呢？就是我们通常说的魄，肺藏魄。到晚上人睡着以后，肺的功能应该是正常的。而打鼾呢，正是一种呼气和吸气不利的状态，说明这个人魄力很差，肺的呼吸功能差。很多人以为，是因为自己胖，下巴短，小舌头也就是悬雍垂大，堵塞了气道，就去做手术，但事实证明，手术以后的效果并不理想，甚至会造成吃饭呛嗓子。

打鼾的表面原因是人的咽喉组织出现了肿胀、水肿；深层次的原因是痰阻气道，多余的痰堵在咽喉部、气管、支气管甚至肺泡里，阻碍了正常的氧气和二氧化碳的交换。在白天醒着的时候，人可以自然地把堵着的痰液黏液咳出来，但是睡觉以后这个功能就没有了，痰液堵在里面就会造成阻塞。

我们建议这种患者，晚饭不要吃得太饱，另外不要吃过咸和过于油腻的食物，多吃些粗粮，带有糠和麸皮的食物可以消食化积。睡前喝点萝卜汤，或者生吃一些白萝卜，带皮吃，特别有助于黏液的排出。

刚才说的是痰液阻滞造成的打鼾，进而导致呼吸暂停；除此之外，更深一层的原因是血脂过高，包括患有脂肪肝的人。大家知道，人吸入氧气以后，是靠红细胞携带氧气，由血红蛋白分布在人体内来完成氧气的交换。而当人血液中油脂的含量增高，血红蛋白相对的含量就会减少。这时候，即便你吸入了氧气，也一样会导致心脑的供氧供血不足，直接影响人的睡眠质量。

这种血脂过高属于更深层次的病，治疗起来也相对要慢一些。除了少摄入或者不摄入过多的油脂以外，还需要身体提高"化"的能力，把体内多余的脂肪燃烧掉、化掉。怎么去化这些油脂呢？首先要提高小肠的温度，提高消化酶的工作效率。血脂高的人不能吃水果、不能喝冷饮。要培养喝红茶或砖茶的习惯，煮砖茶喝，稍稍加一点盐，别加奶。或者喝些熟普洱茶，这都有利于降低人的血脂。少吃油炸的东西，多吃一些烤面包片、烤馒头片，这都有利于血脂的转化。

我给大家推荐一个降血脂的药茶，就是每天橘络 5 克代茶饮。橘络就是橘子皮和橘子肉中间的白色的网状的东西，药店也有卖，自己家里吃橘子剥下来的橘络也可以焙干了留着用。

睡眠姿势

老百姓有句俗话叫作"站如松，卧如弓"，也就是说睡觉的时候要侧卧。古人说曲肱而卧，就是把胳膊弯起来垫在头下，这是个很舒服的姿势。侧身睡最佳的方位是右侧卧位，当然左侧卧位也可以。左右侧卧睡不堵气道，并且还有一个好处，就是侧卧按压在足少阳胆经上，胆作用的时间正好是子时，半夜11 点到凌晨 1 点。这时候侧卧睡觉正好是对胆经的自我按摩。

而仰面躺不好，仰面睡的时候，悬雍垂也就是小舌头容易下降，堵在咽喉处，造成呼吸不顺畅。

只有一种仰卧的姿势有助于缓解失眠，叫作仙姑睡懒床。怎么做呢？正卧仰面朝天，两臂上举，就是四仰八叉的姿势，也就是婴儿出生后，在学会侧卧、趴着睡之前睡觉的姿势。这是心神回归、安宁的状态。

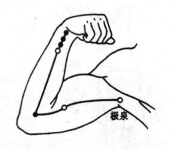
极泉

人自打学会直立行走以后，两臂都是下垂的，而以前作为猿猴在森林中攀爬藤萝时，他的两臂是经常扬起来的。两臂扬起来的好处在哪儿呢？我们中医讲的心的经脉是从腋下的极泉穴出来，沿着手臂，经过肘窝，到小指的指甲内侧，这是手少阴心经。双臂老是下垂的话，就容易造成心气的瘀闭，或者是郁结，莫名其妙地人就觉得不高兴、没意思。这时候，做个检查就会发现，腋下有明显的触痛和反应点，一摸就疼甚至碰不得，这些人睡眠都有问题。想要让这些内心比较压抑或者拘束的人睡个好觉，唯一的方法就是打开他们的心结，两手举起来去睡觉。很多人刚开始适应不了，一会儿手就麻了，手越麻就说明问题越严重。当心的经气走不到小指末端的时候，心脑的供血都会有问题。很多人举一会儿手，不是肩膀酸疼就是手麻，还有的出现手凉、手上冒凉气这种情况，这些都不用害怕，这是人体自我疗伤、自我治疗的过程，慢慢地学会适应就好了。

很多人睡不着觉，就告诉自己放松，还去数羊，所有这些都没有用，与其那样，还不如学我说的这个姿势。我们就把手举起来，默默地数自己的呼吸，去听自己的心跳，通过数息、听心跳能睡着是最好的。至于睡着了以后姿势会变成什么样，那就是身体的自我调节了，睡着以前可以这么做。

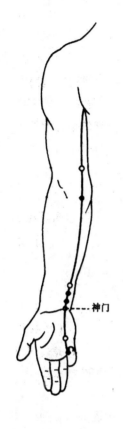

神门

我教给大家一个穴位，安神、宁神的穴位。所谓安神，就是让自己的心神觉得安全，没危险；所谓宁神，就是让心神回到自己心中，不要心神外越，在外面瞎跑，就像开门把孩子接回家。这个穴位叫神门穴，是手少阴心经的原穴和输穴，位置在手腕上，一握拳，手腕上就出现了一条肌腱，肌腱的内侧拐角与掌腕横纹第一道线交叉的位置，在这个窝里，手放进去能感觉到动脉的跳动，睡不着觉的时候可以去点一点这个穴，感觉到酸麻胀痛时，效果最好。

最后，我们说一说床摆的方向，关于这个问题，现在众说纷纭，莫衷一是，但是，实践是检验真理的唯一标准。在北半球，只有一个方向是不能睡，就是头朝南、脚朝北的方向，其他都可以。原理是什么呢？有人用磁场来解释，有人用形象来解释，我也不做什么解释，因为这是中医的师承，我的老师就是这么告诉我的，而且我也有亲身实践过。健康的人头朝哪儿都能睡着，头朝下也能睡着，但是那些睡不着觉的比较敏感的人，一换这个方向就睡不着，换成其他方向就能睡着，这也就验证了中医传承的这个观点，这个意见供大家参考。

卧室与卧具

如果每人每天睡 8 个小时，那么人们一生睡觉的时间就占去了 1/3。由此说来，睡眠对人体非常重要，而卧室和卧具的选择更是保证睡眠质量的硬件条件。我们该如何布置卧室、挑选卧具呢？

先说卧室。卧室的选择应该是以小，以让人感到安全、舒适为首要。所以我们购买房子，选择卧室的时候，应该注意保证自己的私密空间。因为人睡着了以后，人的气，也就是我们平常说的卫气都收到体内了，而不是像醒着的时候它是发散于体外的，这时候人就会觉得冷，就会盖被子。所以当人的卫气收敛于内的时候，如果睡在一个空旷、比较大的房间里，人的内心也就是心神就会产生一种不安全的感觉。在南方的一些家里，虽然卧室比较大，但是用架子床，一到时候就能把布幔放下来，这时候也形成了一个相对小的密闭空间，这样有助于人体的睡眠。

卧室除了大小的问题，还要注意物品的摆设。卧室里应该摒除一些滋扰人心神的东西。

第一影响人睡眠的就是电视机。很多人家里在卧室放着电视，看到自己困得不行了才昏昏睡去。有的人看着电视睡过去了，还在不停地做梦，做梦的情节也跟刚才看的电视内容有关。这样的睡眠质量很差。电视带来了大量的信息和图像，它会煽动和影响人的情绪。所以电视在卧室里面其实是个陌生人，应该把这个陌生人从卧室里面清除出去。

和看电视相比，听着广播睡觉相对要好一些，但是内容最好应该有所选择，节目应该舒缓，比如一些有催眠作用的歌曲或者是讲座。我也不建议这种方式，睡觉时最好达到一种"宁"的状态。

另外一个要从卧室里清除的东西就是手机和座机。很多人习惯24小时开机，在本来即将入睡或是熟睡当中被电话铃声惊醒，很容易伤害自己的心神。所以我建议我的很多病人或者朋友，睡觉的时候一定要关手机、拔座机，天大的事情明天再说。

还有一个问题就是闹钟。长时间被闹钟惊醒会伤害自己的心神。我建议大家慢慢养成自我沟通、自我交流的方法，就是每天睡觉前默默地跟自己说"明天我要几点钟起"，开始可能不管用，慢慢地建立起这种沟通机制以后，比如说你对自己说我明天要6点起，人会很自然地在快到6点的时候醒了。这种自然醒是人体在自我状态下的一种自然恢复。这样醒来人会很舒服。

关于卧具的选择，就是睡床。在北方一些地方可以睡炕，炕很硬，可以给骨骼一个支撑，使肌肉和肌腱放松，第二天觉得很解乏。睡炕有一个讲究就是屋子冷，炕要热，这时候人睡在上面会觉得不难受。但是现在的大城市里，屋子很热，炕就不合适，只能睡床，所以床的选择就是要硬一些。

另外一个重要的卧具就是枕头，侧卧的时候枕头的高度应该正好是自己的肩膀到脖子之间的高度。传统的荞麦皮做的枕头透气性好，另外荞麦皮本身有一种弹性，柔中有刚，睡觉的时候，它会随着你头的变化做出调整。

最后，还要把绿色植物清除出自己的卧室。晚上没有阳光，植物同样是吸入氧气，呼出二氧化碳，所以就会和人争氧气。另外，有绿色植物就会浇水，潮湿，导致空气的湿度增大，也不利于睡眠的质量。

春捂秋冻

"春捂秋冻"是一句民间谚语，非常符合中医的养生之道。"春捂"的含义就是说立春以后，不要着急忙慌地脱掉厚厚的冬装换上轻盈薄透的春装；所谓"秋冻"，就是说秋季天气转凉时，不要过早地穿上厚厚的棉衣，把自己捂得太严实。

秋天为什么要冻呢？就是要让人体慢慢地适应寒冷，给身体一个信号——严寒快来了。这时候要贴秋膘，吃点肉，增加一下皮下脂肪，逐渐增强自我保暖和御寒的能力。否则，如果过早地把自己捂上的话，身体并没有感觉到冷，它也不会把吃的营养物质转化成皮下脂肪去保温，这是秋冻的道理。

到了春天，为什么要春捂、不急于脱衣服呢？春天万物生发，树的能量和营养液要从根部通过枝干向末梢枝叶输送。人也一样，经过了一冬的养精蓄锐，冬季进补储存的营养物质，到了春天以后，也是从骨髓、从内脏开始往外表输送。这时候，毛孔慢慢地张开，人的思维也开始从"若有私意"的那种封闭状态转向立志要奋斗、要外出、要出游。但是，刚开春有这么个特点，气温变化无常。尽管是春来气温逐渐回升，风也是吹面不寒了，但还可能会出现倒春寒的现象。这种情况下，如果你过早地开放自己的体表腠理，刚刚萌发的生机就会被扼杀，人的身体就容易受到伤害，生理和心理都会受到影响。特别是那些冬天藏精不够的人，春天过早地宣发，就容易透支。所以中医有句话叫"冬不藏精，春必病温"，就是说冬天储藏的能量精血不够的话，到春天，一开春，你又过早地脱衣服，就会得一场温病。这种温病不是伤寒，是以发热、出血、自汗为特点的一种流行病或者传染病。

春捂不光是说不要过早暴露，同时也是说不要过于封闭。我看到很多人为了体形美，穿紧身衣，把自己箍起来。在秋冬可以这么做，但是在春天，这完全不对。因为春三月是一个舒张、开放、宣泄的季节，应该让人无拘无束，无论从身体还是心理都应该这样。

《黄帝内经》说到春天可以早点起来，"被发缓形"，什么意思呢？就是说平常我们都是把自己的头发束起来，以约束自己的心性。而到春天这个季节，可以早上起来把头发随意披散下来，让自己感到自如，感到无拘无束，所谓

"缓形"就是说让自己的身体无拘无束，不要被箍着，感觉到身心的愉悦和放松，这时候"广步于庭"，迈着大步在院子里散步，人就会从内心涌动出想做事情的愿望，"一年之计在于春"嘛。

而我们看到的很多人在春天穿个紧身衣，非要把自己箍起来，其实就是阻碍了自己气血的流动，约束自己。约束身体的结果，就约束了内心。这些人往往觉得有郁怒、有憋屈发不出来，表达不出来，甚至有人会出现乳腺增生、卵巢囊肿，这是由气的郁结导致的器官组织的郁结。所以在开春的时候，我奉劝大家不要过早脱衣服，另外不要过分地勒自己，别跟自己过不去。

我给大家介绍一个预防春天感冒和花粉过敏症的小方法：按揉迎香穴。迎香穴的位置在鼻翼外缘的中点旁。早上起床，先把双手搓热，用大拇指的掌侧或大鱼际上下按揉迎香穴，每日按揉50至200下，长期坚持可以预防感冒，对鼻炎也有辅助的治疗作用。需要注意的是，一定要用热手按揉，冰冷的手达不到应有的效果。

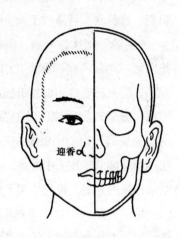

烦

春天为什么很多人会感到莫名的心烦？心烦的原因在哪里？究竟是心理原因还是生理问题？

烦躁是春天常见的一种不良情绪。如果赶上多风少雨干燥的天气，烦躁情绪覆盖的人群就会更多，表现得就会更加激烈。那么从中医的角度来看，该如何认识和应对烦呢？

烦的本意是火上头，发热、头疼。就是老百姓常说的上火发烧，头疼脑热。火气上冲头，起初可以出现发热、头疼，久而久之就会影响人的情绪、情感、精神。后来人们逐渐把让人为难、头疼的情绪也称为烦，不过一般都说心烦，用来区别生理上火气上头的烦。

烦是怎么出现的呢？原因分内外两种。先从内因说起：五行之中，心与心包属火，是阳性的，肾属水，是阴性的。人与天地相应，正常的状态应当心火下降，肾水蒸腾，就像天气下降为雨，地气上升为云，往复循环。这就是《易经》中所谓的水火既济，天地交泰。相反，如果人体产生郁结就会导致上下隔绝不通。这些郁结有的是无形的邪气，有的是痰饮，有的是瘀血，久而成患。而郁结的部位一般都在任脉上，有的在咽喉，比如梅核气；有的在胸中，比如胸痹；有的在心下，比如虚痞、结胸；有的在脐周，比如水气病；有的在小肚子上，比如奔豚。这些会使火气不降反升，熏灼头脑，寒水无法蒸腾，凝滞于下，热者愈热，寒者愈寒。在《易经》中，这是火水未济、天地不交；在中医里面，这种状态就造成了火上头，就是烦。

《易经》把这种天地、阴阳不交的状态称为否，中医把否加了个病字边，把阴阳不调和的症状称为"痞"。很多病人手脚冰凉、颜色发青，但是却头疼发热，脸上长痤疮，口腔里面起溃疡，咽喉肿痛。有一些人还有游走性的关节疼痛，自觉双脚冰凉，像走在冰雪上，但是同时会出现心中烦热、头疼、干渴、老想喝冰水。中医统统称为痞症，原因是上热下寒，阴阳隔绝，痞塞不通。经脉郁结导致心中有热，上攻于头就是烦的内因。消散郁结，疏通经脉就是治疗烦的方法，也就达到了成语否极泰来的目的。

烦的外因，一是由于热邪之气外袭头脑，特别是在春天和夏天，天气渐热、地气上升，会使人气血上冲，感觉焦躁、干渴，有的体温高得像烧着的火炭，还有的会在开春喷涌鼻血，这都是天气的原因。第二个原因是处事繁杂纷乱，搅扰心神。在古代烦与繁同音同意，外界事务过多，突破了心理承受极限，导致人心中焦躁、厌倦，这就是"外繁"导致"内烦"。所以这些人应当适当减少应酬、工作，还可以通过服药清解已经郁结在心中的毒火，也是积极有效的方法。我们一般用苦寒泻心火的药物治疗，比如黄连解毒汤。

有的人并没有做多少事情，但是心中也总是焦躁不宁，这是心气太虚不能担事、不能任物，是心气、心血不足的表现。过度频繁动用心气阳气，就会耗伤精血，到了夏天没有阴液的滋养降温，就会导致人心烦意乱。中医称之为"虚烦"，也就是说没有谁骚扰你，却觉得烦。治疗应当静养，恢复心气心血。用酸枣仁补养肝血，让人沉睡安眠，解除心劳过度导致的烦躁。治疗人们说不清、道不明的烦躁，心中发热，胃中泛酸烧心，不能入睡的一般还要用栀子，也是苦寒的药。最后治疗心血耗伤到了极点，这些人舌质干裂，沟壑纵横，舌苔剥脱，甚至舌苔光滑如同镜面一样，根本无法入睡，属于心阴血不足，就得用些血肉有情之品。我们往往用鸡蛋黄加上阿胶做汤，让患者服用，帮助他们来治疗这种虚劳、虚烦、不得安睡的状态。

躁

"躁"这个字带个"足"字边，意思就是手脚乱动，手足无措，不得片刻宁静。

为什么会出现这种状态呢？中医讲，四肢者，诸阳之本也。就是说人的阳气流向四肢，当躯干或者头颅的火太旺的时候，多余的能量就流向了四肢，导致人出现这种躁扰不停的现象。

现在临床中比较多见的是儿童多动症，这些孩子往往表现为坐不住，小动作特别多，经常戏弄、骚扰同学，没人可骚扰的时候，就自己啃铅笔、啃指甲。这些孩子不能专心听课，注意力很难集中，东走西跑，有的人还表现出来不由自主地挤眉弄眼、吐舌头。这些手脚乱动的孩子已经被诊断成一种病，就是多动症。

儿童是纯阳之体，儿童的多动症往往属于阳气过旺。我们说过，如果饮食过饱，饮食的性质过于热的话，就特别容易出现这种躁。所以治疗儿童多动症、夜卧不宁，首先要注意他的饮食，特别强调不要吃鸡肉，更不要在吃鸡肉时还加辣椒。

另外，很多多动症的孩子，表现出干渴、口渴，经常喝冷饮，然后吃一些特别咸，甚至特别麻辣的东西，形成一种恶性循环。我们建议这些孩子除了不吃鸡肉以外，还要戒绝碳酸饮料，慢慢养成不渴不喝，喝热水的习惯，而且还要适当喝一些消食化积的、苦寒清热的药，比如说培养孩子喝茶的习惯。

成年人的躁，表现为坐在那儿，不停地抖腿，然后嘴里一定嚼点口香糖，总得找点事干，静不下来。让他躺下来呢，又辗转反侧睡不着。还有人表现为虚火，手心脚心滚烫，睡觉以后，手不知道该往哪儿放，总想找个凉一点的地方降降温。成年人的躁开始都表现为躯体的症状，但是这种躯体症状发展严重了，就会影响人的心情、情绪、情感，以至于影响人的心神，出现一种浮躁或者狂躁的状态，就是现在常见的躁狂抑郁性精神病的一种。

造成这种躁的状态有环境的原因。我们说现在的社会就是浮躁的社会，为了生存而竞争，不断地追求和攀比，心火和欲望同时被煽动起来，不停地去奋斗，伤害自己的精血。很多成年人整天忙碌，却不知道自己在忙什么，并且结果往往是事倍功半。我们奉劝这些人收收心、宁宁神，端正价值观，最后学会聚精会神地去完成当下所做的每一件事，而不是为以前发生的事情懊悔，也不要为将来还没发生的事情去激动、去兴奋。

除此之外，饮食不当，吃热性的东西，或者被催熟、被注射了激素的食品，都可能导致心火、胃火亢奋。另外，饭菜太过肥甘厚味，清淡的味道已经引不起食欲，必须用麻辣咸的东西来激发食欲，这都是内火蒸腾、躁动不安的原因。

其实，克服躁的办法就是用水来平抑心火，而这个水就是我们说的肾水和肾精。我给大家推荐一个简单的咽唾养生法：每天晨起或者临睡前，关灯静坐，舌抵上腭，等到舌下存满津液，就把它慢慢咽下去，用意念想把它咽到丹田。你看"活"字就是舌边有水，坚持这样做，人的津液慢慢变得充盈饱满。如果兼顾呼吸吐纳的方法去调养的话，你会觉得心中那种激动、喜悦的情绪会变得平静，手足就不会无措了。

二月二

为什么说"二月二，龙抬头"呢？这句话源于中国古代天文学，古人根据二十八宿在天空的位置来判断季节。我们来看一下这个图，东方的七组星宿形状像一条龙，南方的星宿像鸟雀，西方的像白虎，而北方的像龟蛇。再结合五行的颜色就是我们熟悉的道家表示方位的术语：东方青龙，西方白虎，南方朱雀，北方玄武。

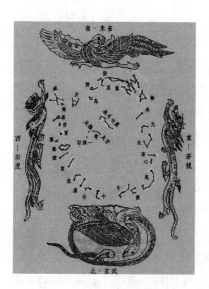

龙，是类似于鳄鱼一样的动物，披鳞挂甲，角宿在龙头恰似龙角。每到二月立春以后，龙角星便会从东方地平线上出现，因此称"龙抬头"。

二月初二一般在"惊蛰"前后，大地开始解冻，天气逐渐转暖，农民告别农闲，开始下地劳作了。所以，二月二在古时又称"春耕节"或者"春龙节"。古人认为，到惊蛰节气时，各种冬眠的鳞虫复苏，龙作为鳞虫之长，它的复苏更为重要。在此期间，举行祭拜活动，能促使龙及时苏醒和登天布雨，以利于春耕生产，播种谷物。过去农村民间香会在这一天要耍龙灯、祭龙王，祈求一年风调雨顺。小孩们还在院子里用灶灰撒成一个个大圆圈，将五谷杂粮放于中间，称作"打囤"或"填仓"，念着"二月二，龙抬头，大仓满，小仓流"，预祝当年五谷丰登，仓囤盈满。

在这一天的清晨，每家每户都要黎明即起，打着灯笼去担水，边走边洒，称作"引龙回"，意在将水引到家里，雨降到自家田里，以期风调雨顺。还有的地方清晨去担水时，将灶灰从灶边撒起，一直撒到井台上，再担水回家，也称作"引龙回"。这一天妇女们不能做针线活，以防伤害龙的眼睛。

到了二月二，年算过完了，好玩的东西该撂下就得撂下，孩子们一早起来都要去踩门槛儿，是"登龙门"的意思，然后进书房，这叫"占鳌头"。讨的是口彩，告诉孩子们的是，得收心了，安心读书了。

还有一件让人舒服的事——理发。正月里不许理发，熬到了"二月二"，终于可以"龙抬头"了。要问正月里面不剃头、剪头发的来由，还得说说另一个俚语和习俗，那就是"有钱没钱剃头过年"。大多数人都为了迎接过年能有个新面貌，在腊月年根儿就已经把头发理好了，这样正月剃头理发的人自然就少了。另外一个原因就是当年清朝入关夺取代替明朝统治，皇太极要求所有汉人剃头蓄辫，当时正值过年正月，谁要是不愿意剃头，就是怀念前朝的统治，有"思旧"之心，思旧与"死舅"谐音，所以演绎成为说正月剃头就会"死舅舅"。

按民俗"二月二"这一天的食品也多以龙命名：不管吃什么都得沾上个"龙"字以示吉庆。吃面条称"挑龙头""吃龙须"，吃油炸糕称"吃龙胆"，食煎饼称"揭龙皮"，吃麻花称"啃龙骨"，吃水饺叫"吃龙耳"，吃米饭叫"吃龙子"，吃馄饨叫"吃龙眼"。

春天放风筝

春天来了，人们可以走到户外去踏青了。这个时候，做什么运动最有益于身心健康呢？首先要给大家推荐的是：放风筝。

很多人说风筝什么时候不能放呀？一年四季都可以。我们确实也看到，在北京一年四季都有人放风筝。按照让风筝飞的原理来讲，只要有风只要有能量就可以，所以无论秋天的风、冬天的风都可以让风筝飞起来。但是为什么强调春天放风筝呢？因为春天是天地俱生，就是说天和地的能量，也就是我们讲的气的方向是上升的。到了春天，太阳逐渐接近地球，给予地球的能量会越来越多，这时候，大地回春，土地开始解冻，冰消雪融，然后呢，我们就会首先感觉到水汽慢慢往上蒸腾，除了水汽以外，就是我们所说的能量也从地里面开始往上走，所以这时候，即便没有很大的风，风筝照样能飞起来。

在春天放风筝，有益于身心健康。我们先谈"心"。放风筝其实放飞的是一种心情、希望和理想。现代的都市生活，大家都是埋头拉车，不抬头看路，你看一个个都是眉头紧锁，愁容满面，低着头、哈着腰在钢筋水泥的丛林里穿梭，很少有人抬头去看看天空了。古代人都是生活在天地之间、自然状态之中，日出而作，日落而息，保持与自然的节奏和节律同步，所以能做到天人合一。放风筝的时候，可以抬头看看蓝天、看看白云、看看自己放飞的风筝，正好也顺应天地俱生。

放风筝最大的好处，对身体来讲就是能够防治颈椎病。颈椎是由7个椎体组成，自然形成弯曲，叫作颈曲。我们平时用颈椎都是左右动，很少上下活动自己的脖子，而且往往都是低头干活。长此以往，就会造成颈部的自然弯曲消失，椎体的改变慢慢就会导致附着在椎体上的肌肉和神经的改变，所以就会出现疼痛和麻木，造成颈椎病。古代人的书先是用竹简，后用纸张，但是排版都是竖的，看书时就能上下活动颈椎。我们现在的书已经改成横排版了，看书时也是摇头晃脑，左右活动颈椎，长期这样，就导致人们都变成了直脖子，从而压迫血管、神经，导致脑的供血不足，甚至造成手臂和手指的麻木。放风筝是个既顺应自然，又能活动颈椎的非常有意义的运动。

另外，春三月是一个"生而勿杀，予而勿夺，赏而勿罚"的季节，应该鼓励人们立志，鼓励人们做事，鼓励人们去奋斗。当你美好的心愿随着风筝高高飞起，也是达到了一种顺应自然、天人合一的境界，所以我特意把放风筝这项运动推荐给大家。

有人说，我在秋天和冬天一样能放风筝。是的，但是大家记住，秋风是肃杀之气，秋天放风筝是迎着风刀霜剑去的。我们讲秋天应该收敛，冬天应该闭藏，这时候你要是出去，就有可能是在跟大自然作对，与大自然抗争。

我还要给大家推荐一个治疗颈椎病的方法，不放风筝的人，可以运用这个方法来为颈椎做保健。大家看一下凤凰的凤的繁体字怎么写，想象一下脑门中间有一支笔，或者是一个手电筒发出一道光，就用这支笔或者这道光在墙上写"鳳"字，一笔一画，摇头晃脑，每天练十遍，这样你的颈椎也就活动开了。

春日吃菜

春天来了，万物都在复苏。"春风又绿江南岸"，枯萎的草木开始吐出了绿芽。中医五行理论把春天归为青色，也就是绿色。我们经常说绿水青山，所说的青就是绿色。

冬天属肾，颜色是黑的，应该吃豆类，要吃滋补的东西，而到了春天，就不应该再吃肉了，应该吃一些绿色的植物。春天在五行里面归属于木，对应的是肝，也就是说春天是肝气升发的季节，伴随着自然的同步，人体的肝气、胆气都开始变得旺盛起来。

现在人们的生活水平提高了，大家能吃到很多大鱼大肉，但是吃完以后怎么消怎么化，怎么把它转化成我们自己的精、气、神，转化成我们的精血和能量，这是困扰现代人的一个极大的问题。很多人出现了肥胖、血脂增高，这些都是因为"不化"。

而化这些储存的能量的脏腑就是肝和胆，所以当我们营养过剩，能量储存在体内的时候，应该增强肝胆的力量，去把多余的营养消化分解掉。所以我经常建议大家多吃点蔬菜，蔬菜的蔬就是疏通的意思。现在很多孩子都变成了肉食动物，光吃肉不吃菜。其实不吃菜，是因为你没有给他吃对的菜，或者是做的菜不好吃，或者菜吃得不是时候。

我们应该在春天，草木生发的时候吃菜。下面告诉大家春天应该吃什么蔬菜，怎么吃。

1. 荠菜

荠菜是一种野菜，也是春天里最有代表性的一种植物。荠菜也被称为春菜，因为它对气温要求比较低，回春比较早。

辛弃疾诗中说："城中桃李愁风雨，春在溪头荠菜花。"城中的有些人到了春天还活得腻腻歪歪的时候，你看山野里遍地开放的烂漫的荠菜花，生机勃勃活得那么有生命力。

中国人吃荠菜的历史很长久，而且荠菜的味道非常鲜美，《诗经》里面就有"甘之如荠"的诗句。还有人用荠菜做馅做春卷、饺子。汤中加入荠菜，可以代替味精，加点豆腐、小蘑菇，简简单单，味道却鲜美无比。

荠菜本身也是很好的中药，中医认为荠菜性味甘平，能够和脾、利水，还能明目。《名医别录》说它能利肝气，也就是能促进肝气的生发，是得春气之先。产妇吃荠菜，或者把荠菜榨汁掺在母乳中，可以去除婴儿的胎毒。另外荠菜还可以消水肿，有非常好的凉血、止血的作用。很多人春天随着天地之气的生发容易血压升高、脾气暴躁甚至流鼻血，还有小儿在春天会惊厥发热，可以用鲜荠菜、白茅根煮水喝。荠菜能唤起人的食欲，还能化消积食瘀滞。

随着越来越多人喜欢吃荠菜，就有了人工培育，而且人工培育的荠菜肥头大耳。但是，家养的荠菜失去了野生的、秉承天然之气的味道，营养就会大打折扣。所以还是建议大家去吃野生的荠菜。

2. 香椿

香椿是多年生落叶乔木，中国人吃香椿历史悠久，早在汉朝，香椿就和荔枝一起作为南北两大贡品，进贡到宫廷。

按照中医的理论，香椿叶味辛、性温，入肝经、肺经，有宣发疏泄的作用。

鉴于它这种特点，我们就用香椿炒鸡蛋吃，香椿的温性配合鸡蛋的寒性，这样就使寒热有一个平衡。第二种吃法，就是香椿配上鲜竹笋炒着吃，这个素菜也是非常鲜美可口的。还有就是用香椿拌豆腐，其实跟小葱拌豆腐的道理是一样的。这样做都是充分利用了香椿的辛香、温润的性质。另外一种常见的吃法就是把香椿嫩芽腌制后再吃，这种腌制的方法应该有这么几个讲究：一定要先用开水把香椿焯熟，然后再腌，腌制时间最好超过一周再食用，这样吃了效果是最好的。

香椿味道鲜美，但是，吃香椿还要注意以下几个问题：

首先，不要过量。香椿辛香的味道能鼓舞肝胆之气，但是一旦鼓舞过了，就会变成肝风、肝火，人就会出现抽搐或者不由自主地颤抖的症状，还有人出现醉酒的状态，昏昏欲睡。中医认为，香椿辛温，为发物，多食易诱使痼疾复发，所以慢性疾病患者应该少吃或不吃。

另外，香椿如果跟寒性的猪肉一起吃，也容易导致噎食积滞，壅塞经络。香椿芽以谷雨前为佳，应吃早、吃鲜、吃嫩；谷雨后，其膳食纤维老化，口感乏味，营养价值也会大大降低。

《大明本草》中说："香椿能止女子血崩，产后血不止，赤带等。"这里说的是香椿树的根皮，而且是炒焦炒黑的根皮，它有止血的效果。而香椿嫩叶、嫩芽的效果正好相反，能够刺激鼓舞肝血，所以女性来月经期间，如果出血量多、来势较猛，不适合吃香椿。而那些月经迟迟不来，或子宫虚寒不孕的妇女，适合多吃香椿。现代医学发现，香椿芽含有维生素 E 等，有助孕的效果。

最后给大家推荐一个巧用香椿治疗斑秃的方法，这在《本草纲目》中有记载。可以把香椿的嫩叶捣烂，取汁液涂在脱发的部位，每日涂几次，坚持使用，生发的效果特别好。另外呢，患脚气或者疮癣疥癞，也可以把新鲜的香椿芽捣碎涂在患处，或者用香椿叶煮水外洗，都有很好的治疗效果。

3. 春笋

大家都知道，笋是竹子生发出来的嫩芽，在没破土之前，称之为冬笋，冬笋比较憨，个头比较粗大，里面的笋肉比较肥厚、白嫩。所谓春笋就是破土而出的笋。

我们顺便说一下冬笋，冬笋特别适合于那些阴液、津液不足的病人，也就是我们经常说的阴虚火旺的病人。这种病人我们一般都用冬笋炖猪肉。猪肉是补肾的，性质偏寒，而笋本身是竹子，竹子的本性也偏寒，而且冬天地下储藏以后它也得了天地的寒气，所以笋炖上猪肉味道极其鲜美，而且它的滋补功效特别强。苏东坡说"宁可食无肉，不可居无竹"。要想不俗又不瘦，顿顿都吃笋烧肉，说的就是猪肉。而笋炖其他的肉就不太搭配、不搭调，唯有炖猪肉滋补阴液的效果是最好的。

现在既然春天到了，有了春笋，我们应该怎么吃呢？春笋和冬笋一样味道偏凉，性味偏寒，但是它有一种生发之性，有鼓舞肝胆之气上升的性质。所以春笋是春天的最佳选择，像吃海鲜一样白灼就可以。就用清水煮，不加盐或少加一点盐或酱油、香油，本身就是一道很好吃的蔬菜。而焯笋的汤，味道非常鲜美，与豆芽汤一样，相当于素食者的高汤。我反对做菜时加味精，可以加一些笋或豆芽汤来提鲜。因为这些芽尖有很强的生命力，能够消化或者分解原有的物质状态，给人一种特别鲜美的感觉。

有的人脾胃偏寒，或者胃本身有一些陈年痼疾，比如糜烂性胃炎、胃溃疡、十二指肠溃疡，再吃鼓舞肝胆之气的食材，就会对胃造成更大的伤害。这类病人吃笋的话，就要更讲究一点，要把笋的寒性去掉，然后再发挥它的疏泄肝胆之气的作用。这种笋的做法就是油焖笋，就是把笋切好以后放到油锅里炸熟、炸干，然后再放到锅里加老抽、盐，用小火焖到水分收干。这种油焖笋的寒性就小得多，因为经过油炸寒性被去掉了。另外一种做法就是像烤白薯一样，用锡纸包笋，然后用热火慢慢烤熟，也能很好地去掉笋的寒性。

即便如此，建议大家吃笋不要过量。脾胃虚寒的人吃笋之后容易产生过敏症状；竹笋有补肾的作用，但是如果补肾补得太厉害了，容易造成小便困难，产生膀胱或者肾的结石。如何判断自己是不是脾胃虚寒其实很简单，比如说平常喝冷饮的时候，有的人胃热，他喝了冷饮就很解渴，可是脾胃虚寒的人喝冷饮以后就会觉得胃里面绞着疼，这些人就不适合吃笋。

现代科学研究还发现，春笋中含有难溶性草酸，可诱发哮喘、过敏性鼻炎、皮炎、荨麻疹等。因此如果要用笋片、笋丁炒菜，最好先用淡盐水将春笋煮开5～10分钟，然后再配其他食物炒食。这样可以分解大部分草酸，又能使菜肴没有涩感，味道更鲜美，可以防止春笋过敏。另外，春笋尽量不要和海鲜同吃，避免引发皮肤病。春笋很鲜，海鲜也很鲜美，但是鲜过头了就会闹病。

4. 榆钱

榆钱是榆树的果实，术语叫作"翅果"。由于它的形状薄如钱币，所以诗中有这样的描述——"轻如蝶翅，小于钱样"，榆钱也就是因此得名的。又因为它是"余钱"的谐音，所以有吃了榆钱可以有"余钱"的说法。

当春风吹来绿色，嫩绿的榆钱就一串串地缀满枝头。

把新鲜的榆钱采摘下来以后，洗干净，可以直接吃，也可以配上其他菜凉拌着吃，还能配上木耳、肉片一起炒着吃。另外就是做菜团子，用榆钱拌上玉米面、黄豆粉，再加一些盐、葱末、姜末，放到笼屉上把它蒸熟，色香味俱全，能唤起人的食欲，而且主食、蔬菜搭配合理。还可以做汤，比如做西红柿鸡蛋汤，最后可以把榆钱放进去。

榆钱不仅甘甜鲜美，是种很好的食材，而且也是药材，有很好的治疗作用。榆树籽、榆树皮和榆钱都是很好的中药。榆树为什么叫榆树？榆树的"榆"跟我们说的愉快的"愉"同根同源，吃了榆钱，能让人产生愉悦的、欢快的心情，特别是能够让人睡个好觉。所以，嵇康在《养生论》中说"豆令人重，榆令人瞑"，就是说吃豆类食品能增加体重，而吃榆能让人晕晕乎乎的，类似喝点小酒，微醺的状态，很舒服。《博物志》也说：啖榆，则瞑不欲觉也。就是说吃了榆钱，能非常安稳地睡个好觉。它和合欢，还有萱草，也就是金针菜一样，都有非常好的心理、精神治疗作用。

《本草拾遗》中说："主妇人带下，和牛肉做羹食之。"就是说，将榆钱与牛肉一起炖着吃，还可以治疗妇女的白带过多。还有的书上说，榆钱能够养肺益脾，"下恶气，利水道，久食令人身轻不饥"。就是说吃完榆钱以后，能促进胃肠蠕动，利于排便，放出恶臭的废气，经常吃还能让人体重减轻，改善那种食欲过分旺盛，老想吃东西的症状。所以，在今天来看把榆钱作为一个减肥药也是非常好的。

另外，我们还用榆钱泡酒外用，治疗手足癣和体癣。方法是把新鲜榆钱浸泡于75%的酒精里面，在遮光、密封条件下保存3天后压榨去渣。洗净患处，涂擦该药液，每天3~5次。如果用干榆钱，要先用开水泡涨，再浸于酒内。

5. 芫荽

芫荽就是香菜，原产地为地中海沿岸及中亚地区，在汉代由张骞出使西域的时候引入，所以又被叫作胡荽。在北方一般在秋冬播种，春季收获。芫荽本身有一种浓烈的香气，很多人特别是小孩子不喜欢香菜的味道，可能终生不吃香菜。我是在小时候，在姥姥慢慢诱导下开始吃香菜，也适应喜欢上了香菜的味道。

上了大学才知道，李时珍在《本草纲目》中说："胡荽，辛温香窜，内通心脾，外达四肢，能辟一切不正之气，故痘疮出不爽快者，能发之。"在人患了风寒感冒的时候，用香菜煎汤熏蒸同时连汤带水趁热服下能发表散寒。碰上麻疹、痘疹透发不畅的时候，我们可以取香菜泡酒擦皮肤，或水煎，趁热熏鼻，或蘸汤擦面及颈部，可以加速痘疹发出。

香菜还是温中健胃养生食品。如果有寒痰、冷饮、食积、瘀血停滞在肠胃，日常食之，有消食下气、醒脾调中的作用，特别适合寒性体质、胃弱体质以及肠腑壅滞者食用，可用来治疗胃脘冷痛、消化不良。和橘皮、生姜一起放入粳米粥内，制成香菜粥，可以增强散寒止痛、健胃消食的功效。

《日用本草》中说芫荽能"消谷化气，通大小肠结气"，治头疼齿病，解鱼蟹毒。芫荽可单独炒食，也可与牛肉、猪肉等炒食，并可解除水禽和水产品的异味寒毒以及猪羊牛下水的异味。

由于芫荽香气浓郁，不适合过长时间的煎煮，所以在煎汤煮菜的时候我们一般都在出锅时，把芫荽切碎撒进去。这和煎煮中药的时候有的中药比如薄荷、钩藤需要后下是一个道理。最好的吃法就是凉拌，有个著名的凉菜——老虎菜就是这么做的，把青椒、葱白、黄瓜切成细丝，拌上香菜，撒上盐和香油、醋就成了，清脆爽口，是很好的开胃菜。如果单吃寒性的黄瓜、西红柿、生菜做的凉拌菜或者是沙拉，不用辛温的食材去反佐，不仅不会开胃，反而会麻痹胃口，伤害自己的消化功能。

下面我给大家推荐一道养护肠胃、提高消化功能的药膳——芫爆肚丝：把熟猪肚或熟羊肚、牛百叶切丝，放入沸水锅里焯一下，捞出沥水待用。然后把香菜择洗干净，去叶切成寸段。把锅置旺火上，放油烧至六成热时，将肚丝滑油，然后捞出沥油，原锅中留些许底油，烧至七成热时，将肚丝、香菜段及调味料加入，快速颠锅拌匀，然后勾芡、淋油，出锅装盘即成。制作这道菜关键在于一个爆字，就是火大油热，快速出锅。这样可以完整保留芫荽的香气。

最后还要提醒大家：芫荽虽好，也不可久食多食，体质虚弱，病情属于火热证，肿瘤病人都不能吃芫荽。

春天花会开

1. 玉兰花

要说春季在北京最早开放的花就应该是玉兰花。玉兰花又叫作木笔花或辛夷花，它一般在阳历三月的中下旬开放。玉兰花的花朵硕大，花瓣肥厚，花形也很漂亮。以前许多城市路灯就叫玉兰灯，就是玉兰花的形状。

玉兰花的花骨朵叫辛夷，这个花骨朵是玉兰花在秋冬形成的，表面有一层密密的灰褐色的绒毛，它是保护花蕾过冬的一个外衣。

辛夷花最广泛的运用就是美容，在《神农本草经》中记载，辛夷能够治"面黚"，这个黚就是指脸上出现的黑色的斑点。《黄帝内经》说女性到了35岁，因为"阳明脉衰"，也就是胃和大肠的功能衰退，就会出现"面始焦，发始堕"的现象，脸上会出现斑点，有些人在产后会出现"蝴蝶斑"，还有些人会因为胃寒或饮水过多出现"水斑"。我们一般用辛夷花加上菟丝子，再加点白及，调成稠糊糊状，贴敷在脸上去面斑。

辛夷性温味辛，归肺、胃经，辛散温通，芳香走窜，上行头面，善通鼻窍。在以前我们很多人除了鼻塞不通以外，还有一种病叫作鼻渊，不是鼻子流清水闻不着味，而是流浓鼻涕，浓鼻涕流得时间长了，还会伴有头痛（一般都是在鼻两侧及眉棱骨的两侧），导致记忆力下降。中医把人的津液和肾经联系起来，如果鼻涕流得太多就会伤及肾精，所以中医把鼻渊称为脑漏，会影响记忆力。治疗这种病证我们中医就是用辛夷加苍耳子磨成粉来调服。

辛夷味辛，性温热，所以使用辛夷的时候我们一定要注意分清寒热虚实，凡是气比较虚的人或者是有些人出现头疼，表现为阴虚火旺，或者出现风火牙痛、牙龈肿胀的情况，最好是不要用辛夷。另外，使用辛夷做汤药煎服的时候，我们要注意，一般医生在开辛夷的时候都会注明要包煎。为什么要包呢？辛夷首先必须打碎，这样它的香味才会出来，因为它的身上有些茸毛，如果不用布包把它包起来的话，这些茸毛就会浮在药液中，喝的时候会呛嗓子，这就是我们使用辛夷时应该注意的问题。

2. 杏花

玉兰花开过以后，接着开放的，最能代表春天的就是杏花了，古人写诗说"谷口春残黄鸟稀，辛夷花尽杏花飞"，说的就是花开的次第。

说到杏花，还有一个跟中医有关的典故，很多患者在答谢好的医生为自己治愈疾病的时候，经常要送个匾或锦旗，上面写着"杏林春暖"或"誉满杏林"。中医界自称为"杏林"，故事的来源是这样的：在三国时期，也就是和华佗、张仲景同时代的时候，吴国有个名医叫董奉，他精通医理，医术精湛，被他治好的老百姓非常敬重他，甚至称他为仙人。董奉不仅医术高超，而且医德高尚，他始终坚持为病人治疗不收任何报酬，无论贫富都免费施治，而且还免费送药，他只有一个特殊的要求，就是为重病的病人治好病以后，让病人在他的房前屋后种五棵杏树，病轻者种一棵。如此这般，多年下来，董奉家周围的杏树蔚然成林，简直像人间仙境。而当杏子成熟的时候，董奉就把杏子采摘下来，大家可以用粮食来换杏，这样，他每年用杏子换来的粮食，除了自己吃以外，就救助他人。所以杏林就成为一种佳话，代指医术高超、医德高尚的中医大夫。

中药里面主要是用杏仁来治病，鲜的杏花主要用来做化妆品。杏仁因为有小毒，毒性成分叫作苦杏仁苷，所以用的时候一定要把皮去掉，而且研究发现毒性物质主要集中在杏仁尖上，所以用的时候把尖的部分去掉。另外，煎药的时候，杏仁要后下，不要煎煮的时间过长。

杏仁主要有什么药效呢？首先杏仁作为一种反佐的药物，当用麻黄、桂枝来发汗的时候，我们用杏仁来作一种平衡剂，抑制一下，不要让他发汗太多、太过了。另外，杏仁本身主要入肺和大肠经，它有很好的润滑大肠和润肺的作用，敛气止咳，润肠通便，所以在治疗一些咳喘病、哮喘病的病人里面表现为虚寒证的，我们用杏仁来煎汤用。在一些老年人出现大便干燥、排便无力的情况下，要使用杏仁帮助他润肠通便。我们常喝的杏仁露也有很好的增白养颜、润肠通便作用。

中药里面我们用植物的果实来帮助通便的有桃仁、杏仁、郁李仁、麻子仁、栝楼仁。中医用的杏仁和大家平时吃的大杏仁是两个不同的品种，一般来讲，中医用的杏仁个头比较小，味道偏苦，而吃的杏仁呢，个头比较大，味道还有些甜。

作为水果，杏味道偏酸偏涩，而且性质偏温，少吃一点可以，吃多了会造成肺热、焦躁的症状，反而有伤身体。俗话说"桃饱，杏伤人，李子树下埋死人"，可见杏肉虽好，并不适合多吃。

3. 桃花

杏花开过，桃花登场。桃花的花色浓郁艳丽，花瓣比较丰厚，所以更令人喜爱。在《诗经》中就有"桃之夭夭，灼灼其华"的诗句，描写了桃花的美艳。我们经常用"面如桃花"来形容一个人面色好看、气色好，充满青春气息。

桃树全身都是宝，桃花、桃仁、桃枝都可以作为中药用来治疗疾病。桃花不仅可以观赏，而且还具有药用和食疗价值。首先作为美容来讲，古书上说，阴历的三月初三收集桃花，然后在阴历七月初七的时候，把桃花和鸡血一起涂在脸上，就能使脸色变得有光华。另外，把桃花收集起来阴干以后加桑椹与猪油调和，能治疗身上的疮疡。还有把桃花和去皮的冬瓜仁一起碾碎，加上蜂蜜调和，涂在脸上能治疗雀斑。桃花瓣加上粳米煮粥，还可以治疗便秘。

中医用桃仁治疗疾病有非常悠久的历史，桃仁和杏仁一样，也是入肺和大肠经，另外更可贵的是它还入肝经。桃仁能够补充肺的气血，中医讲肺为金，金克木，当你补充了肺的气血以后，就能压制或者克制肝的那种多余的邪火。所以，桃仁历来被当作非常好的活血化瘀药，或者是清泻肝火药来使用。肝主藏血，当肝里藏了很多浊血、瘀血的时候，一般都用桃仁这味中药来破血、活血、化瘀。有个很著名的方子叫作桃仁承气汤，就是用桃仁和大黄等药物去治疗人的大肠或者小肚子里面的瘀血，另外就是治疗我们现在所说的子宫肌瘤、卵巢囊肿等。用大黄牡丹皮汤治疗急性阑尾炎、桂枝茯苓丸治疗子宫肌瘤、千金苇茎汤治疗肺痈，这些方子里都有桃仁。

需要注意，桃仁作为一个很好的活血化瘀的药，一定要在医生的指导下使用，而且孕妇一定要慎重使用。平时我们把桃仁研末，作为一种保持皮肤滋润的护肤品来使用，有很好的效果。

4. 梨花

梨花的花色洁白，有很香的味道，在我国栽培历史悠久，素淡的芳姿和淡雅的清香更是博得诗人的推崇，经常用梨花带雨来形容美女含泪的娇态。

为什么叫梨花呢？因为梨花开的时候，正是犁牛遍地走，大家在耕地的时候。老北京还有一个说法叫"梨不见梨"，就是说梨子如果放到了第二年开春，梨花再度开放的时候，就变得没法吃了，空空囊囊，变色变味了。

在我国传统的五行学说中，白色对应西方，在季节对应秋天，在五脏对应肺，肺主皮毛。中医认为梨花色白味酸性寒，主入肺和大肠经，能起到美容的效果。将新鲜的梨花采下来做面膜敷面，可以祛脸上的黑头和粉刺。而梨子又是秋天最好、最具代表性的果实，梨肉也是白的，是最好的滋养肺的津液的一种水果。梨在中医食疗中扮演着重要的角色。首先"梨者利也"，就是说梨本身有非常好的润燥通便的作用。这是因为梨和肺相对应，有补益肺气的作用，同时肺和大肠相表里。所以病情属于津液缺乏、大肠干枯这种干燥便秘的话，大家吃点梨，就可以完全解除这个困扰。因为梨性寒，所以对这种热性的便秘效果就非常好。但是反过来讲，如果是那种寒性的便秘的话，开始吃梨可能会起到通便的作用，以后则是越吃病情越重。

因为梨能入肺，所以梨的另外一个重要的作用就是滋阴润燥、润肺。主治由于秋天的干燥导致的燥咳，也就是干咳，表现为没有痰，而且越到夜里越重。对于这种咳用梨榨汁或生吃就可以起到治疗作用。如果有的人脾胃虚寒，吃了梨就胃疼或拉肚子，吸收不了的话，这时候我们就要建议他蒸梨，把梨蒸熟了吃，这样既不伤胃，又能起到治疗作用。更为严重的干咳，吃梨不解决问题的话，我们就要加上其他的中药，比如说川贝母，川贝母有很好的补肺作用，还有类似的中药如北沙参、麦冬。

还有人出现的是皮肤的干燥，有些人还会得"蛇皮症"，皮肤干裂，甚至干裂得能见到裂口，病人很痛苦，除了往身上抹润肤露以外好像就没有别的办法了。像这种情况，中医认为肺主皮毛，表皮出现干裂，是内在的生津液的作用出现了障碍。所以本着"急则治标"的原则，我们也用梨汁来调和上其他的一些中药，比如牛奶、荸荠汁、甘蔗汁，考虑到人们会胃寒、不好消化再兑点热性的韭菜汁，叫"五汁饮"，达到滋阴润燥的目的。更为严重的皮肤干裂我们要用一些"血肉有情之品"，比如肉皮冻，特别是用猪皮做的肉皮冻，或者是用老鸭煲汤来达到滋阴润燥的效果。

另外，还有人头发干枯、焦黄，脱发或干裂分叉，这也是肺阴不足的一个表现，我们治疗这种疾病也是用梨汁或者用梨熬膏做成秋梨膏，来帮助他生长头发。

中医看来，梨味酸性寒，主入肺和大肠经，有滋补肺和大肠津液的功效。但是那些脾胃虚寒，大便溏泄不成形的人，或者皮肤有湿疹过敏的人都不适合吃梨。

5.连翘

有一种大家常见的金黄色的花，叫连翘花，有的地方叫黄花条。为什么呢？因为它是一串一串地在开，就像荆条一样，还有的地方叫青翘或者落翘、黄奇丹等。

为什么叫连翘呢，就是它的果实是蒂状的，像并蒂莲一样开放。所以每当春暖花开的时候，满眼看到的都是姹紫嫣红，还有雪白的杏花、梨花，这时候这种金黄色的连翘花就为我们的生活增添了更加美好的色彩。

连翘是一味非常好的、常用的中药，比较常用的银翘感冒片、羚翘解毒片，银是指金银花，羚是指羚羊角，而其中的翘就是指的连翘。还有现代制剂双黄连口服液，大家请注意，这里的连其实指的是连翘，黄指黄芩，而不是中药黄连。在秋天，连翘结的籽还没有变黑之前，还在绿的时候就采收，然后把它蒸熟晒干，这时候叫青翘；如果等它熟透了以后再采收、晒干，就叫老翘。

连翘味苦，性寒，能够入心包、三焦、心和小肠经。中医认识到外感温热病的发生和变化与外感风寒不同，它是先侵犯手太阴肺，病人出现干咳、恶寒、发烧等症状，接着就会侵犯到手厥阴心包，出现咽喉红肿热疼、高烧、抽搐等症状，最后会侵犯到心影响心神，出现高热、昏迷、出血、谵语等症状，甚至威胁到生命安全。而连翘是一味非常好的清热解毒药，就是古人使用的抗生素，而且它有非常好的保护心包的作用，你看它的形状，两瓣壳，口翘开以后就像我们的心包保护心脏、心神一样。

连翘是一个非常好的治疗炎症和感染的药物，中医称之为解毒。尤其是热毒壅塞在咽喉，出现了扁桃体肿痛，还有颌下淋巴结肿痛或胀痛，我们一般看到出现这种红肿、热疼的症状的时候都一定要用到连翘，可以配上一些其他的清热解毒或辛凉解表的中药，比如说薄荷、金银花、竹叶等。热毒特别重的话，也就是当出现了感染流脓的情况，我们要加上苦寒的药，如蒲公英、紫花地丁等。如果热结，即形成淋巴结肿大或扁桃体肿大，我们还要加上一些散结的药物，比如说夏枯草和浙贝母。

此外，连翘可以治疗外伤以后出现的感染。化脓或形成"疔""疮""痈"的时候，我们都用连翘内服加外洗，有很好的抑制细菌繁殖、促进伤口愈合的功效。《神农本草经》说它"主寒热，鼠瘘"，鼠瘘即淋巴结出现溃破，流脓淌水的情况。古人认为淋巴结的样子像个小耗子，所以叫作鼠瘘。另外古人把淋巴结的肿大，称为瘰疬，就是一个接一个，像珍珠串一样，痈肿恶疮、瘿瘤结热，这些都是连翘主治的范围。

连翘入心包经、心经，是能够调整心情的一味好药。我本人利用连翘治疗一些身心疾病，就是一些人出现了无名的心烦、狂躁、晚上入睡困难或者根本无睡意的情绪表现。这种情绪表现的物质基础就是在他的心包或者是心里边有一种毒火或邪热。怎么办呢？当然可以采取一些指尖放血，特别是在中指尖放血的方法来泄热。另外一种方法就是我们把连翘和栀子一起给病人服下，就能让病人狂躁的心情得以平复和冷静。

春日话肝

按照五行学说，春天属木，在人体对应于肝、胆。肝开窍于目，主筋，其华在爪甲，也就是指甲。同样肝也属木，这个木不是木头，而是有生命的树木。古人说"木曰曲直"，也就是说树木的本性是能屈能伸的，当大风刮来时木可以弯下去，而风过以后，木又会挺起来。所以，与此相关、有此共同属性的一些脏腑器官组织，就归属到五行中木的这一类里面。这怎么理解呢？

首先，肝主藏血，就是人多余的血会藏到肝里面；另一方面，肝主疏泄，就是疏通开泄。收藏和疏泄貌似非常矛盾的两个功能被奇妙地体现在肝上。晚上，肝把血藏起来，魂也休息了，人就睡着了；早上，肝把血放开，人就醒了。这一收一放正像树木的曲和直一样，这就是为什么说肝属木的原因。跟肝这个脏相对应的腑是胆，胆的功能与肝类似，平时它先把肝脏分泌的胆汁藏起来，当人吃了肥腻厚味的食物以后，胆就把胆汁放出来，这也是曲和直的功能。

肝属木，主宰人体藏血与疏泄，二者平衡则身体健康，如果二者失衡，又会造成什么麻烦呢？

如果肝疏泄有余而藏血不足，人就会兴奋狂躁有余而安稳沉静不足。表现为入睡困难，或浅睡、多梦、早醒，有的人还会有说梦话、梦游、梦魇等魂不附体、神不守舍的症状表现。尤其是到了春天来临，肝气升发的时候，这种症状表现得尤为突出。碰到这种情况，我们建议患者要少吃辛热辛辣的食物和药物，相反要吃一些酸涩收敛的食品和药物，比如莲子、话梅等。如果肝藏血有余而疏泄不足的话，人就表现为嗜睡、困乏、疲倦、手足逆冷等症状，这些人在开春以后症状会减轻，需要的话可以多吃一些辛辣、芳香、刺激、提神醒脑开窍的药物和食物，比如肉桂、生姜、紫苏叶等。

女性每隔 28 天就会排卵来月经，这也是肝放血的过程。肝疏泄有余的话，人会出现月经量过多、周期缩短、经期延长等问题。中医同样用酸涩收敛的药物来治疗，比如侧柏叶、山茱萸、槐花、醋等。相反如果迟迟不来月经或者周期很长，经量很小，经期很短，那就是肝疏泄功能不足，需要用辛温补益肝血的药物，比如鹿角胶、当归、川芎、红花等。

同样，男性的生殖健康也和肝的功能密切相关。肝气血不足，藏血多疏泄少的话，男性就会出现无法勃起，或勃起时间不长的问题。治疗上需要用一些补肝的药物比如鹿茸、巴戟天、淫羊藿配上酒来服用。与此相反的情况是肝气肝血充盈过度，这会导致长时间勃起、充血而血液不能回流。这往往与患者乱用兴奋剂、壮阳药有关，这就需要用一些泻肝火、泻肝气、解毒的方法来治疗。

春日话筋

木曰曲直，能屈能伸。我们身体的组织，首先骨头不可能这样，骨头是坚硬的，不可能打弯；髓是软的，它也不可能硬起来；血管也不可能，一旦硬起来就变成血管硬化了。只有筋是和木的功能一致的。很多人可能会说，肌肉也可以紧绷的时候发力，放松的时候柔软，但是我们要记住控制肌肉伸缩的是肌腱，而肌腱就属于我们说的筋。

正常的筋具备两种功能，一个是发力，另外一个是放松。不正常的情况一种是光发力不放松，过于直而不曲，另外一种是光放松不发力，过于曲而不直。文武之道，一张一弛，我们应该随着四季阴阳的变化，去合理地使用我们的筋。

《黄帝内经》在论述人体的生理功能的时候说，女子过了 28 岁，男子过了 32 岁以后，肝气肝血功能逐渐衰退，对应的筋的功能也会出现变化。如果筋的功能衰退的话，很容易导致关节病的出现，也就是我们现在常见的腰椎病、颈椎病、膝关节病、肩周病等一系列问题。主要的原因就是肝气肝血不足。

平时怎么养筋呢？主要的一个原则就是顺应肝的性质。一个要能屈能伸，不能伸而不屈，也不能屈而不伸，也就是说当你用筋的时候，筋相当于一个橡皮筋，它有一个弹性限度，反复抻拉的次数过多，就会损伤他的弹性，另外，拉扯的时间过长，也会损伤它的弹性。

但是现在有很多人过度锻炼，甚至于自虐、自伤，反而造成了对筋的伤害。比如说，很多人白天工作，到晚上还在熬夜，晚上应该是肝藏血、血摄魂，是休息的时候，但是他还强迫肝释放自己的气血能量，去支撑自己的活动。不管是坐在电脑前面打字也好，看书也好，都是在消耗肝的气血，这种消耗就是"劳"。"劳"的繁体字是"勞"，上面两个火，底下在发力，本来应该休息的时候，你还点着灯笼火把，在点灯熬油，发力工作，这就叫得不偿失，老这样的话就会先伤筋后伤骨。所以适当放松，改变自己的姿势，变换一下体位，让自己的肝气肝血得到很好的休息是最关键的。但是当我们投入一件事情，尤其到很 high 的时候，往往会忽略自己的身体，忽略病痛，就比如战士在战场上冲锋杀敌的时候，肠子都出来了也不知道，等到战斗结束了才发现。很多人也是这样，他保持一个姿势开始也很难受，但是到后来就不觉得了。"不觉得"其实是一个很危险的问题，实际上是身体的自我修复功能忘记了自己病痛的存在，这就是麻木不仁，麻木不仁以后最终还会让你感觉到疼，只不过，那是累积到一定程度以后的大爆发。

另外在饮食上想营养自己的肝气、肝血的话，大家要少吃油和肉，多吃动物的蹄筋，比如猪蹄筋、牛蹄筋或者鹿蹄筋等。最好的是鹿蹄筋，它的弹性是最好的，营养价值最高。古代写尘土的"塵"，上面是个鹿，就因为它的弹性好，才能把土扬起来。

除了不熬夜，吃蹄筋，一旦出现问题以后要注意保暖。但是很多人出现问题以后，一疼就冰敷，冰敷固然能让自己暂时忘却痛苦，殊不知五行里面肝和心都是阳性器官，它是向上的，用冰敷这种方法时间长了就会造成筋的纤维化，反而使得筋变脆变硬。

颈椎病

我们说一下常见的颈椎病，前面曾经提到过，抬头放风筝有助于缓解颈椎肌肉和肌腱的疲劳、矫正人的颈椎的变形、防治颈椎病。现在我们就详细讲解一下颈椎病的发病原因和中医治疗。

首先，我们来看看"颈"，它的意思是指脖子的前面，而脖子的后面叫"项"。颈椎病很多人的表现其实是脖子后面的问题，所以确切地说应该是"项椎病"。人在进化过程中形成一个生理弯曲,就是颈椎是弯曲的,但是我们现在很多人由于长期习惯于埋头工作,老是伏案或者低头,造成了颈椎生理弯曲的消失。由于骨骼的变形,导致了附着在骨骼上的肌肉、肌腱(就是我们说的筋)还有神经、血管位置和形状都随之发生了改变,这样就导致了我们常见的颈椎病的发生。

这种病的发病往往出现在男女过了生理高峰以后,一般男人过了32岁,女人过了28岁以后。另外一个问题,我们经常埋头伏案工作,大家都注意到脖子的问题,没有注意到心口窝的问题,你老伏案工作的时候,一个是脖子气血运行不畅,另外一个就是心口窝这儿堵着。所以很多颈椎病的人除了表现为刚才说的那些症状以外,他同时伴有严重的胃病,你摸他的脖子是硬的,心口窝也同样很硬。所以,我在临床上治疗很多颈椎病的病人,我先治疗他的胃病,当把他心口窝这里的僵硬、痞塞、硬满的症状疏通好以后,脖子也会变得柔软起来。所以,大家一定要意识到他们之间的这种关联性。

颈椎病的另外一种表现就是除了影响胃以外,还会影响心脏和心情,所以很多颈椎病的病人有胸闷、气短、自觉心跳、早搏的症状,还有就是严重的失眠。这就说到导致颈椎病的另外一个原因——枕头不合适。枕头一定要相对硬一点,给你的头颅一个支撑。这样的话,附着在颈椎上的这些肌肉、肌腱、血管、神经都能得到放松;当你睡一个软枕头的时候,头不受力,你的颈椎就会绷着,绷着的结果就是一晚上不能得到很好的休息,长此以往就会导致颈椎病。我们看到,中医有个穴位叫作安眠穴,这个穴位在翳风穴和风池穴中间,当我们治疗这种由于颈椎病引起的失眠的时候,这个部位,其实也就是胸锁乳突肌的附着点那儿就有一个非常大的硬结。我治疗过很多病人,那个硬结能硬到像石头一样,当把这个硬结揉开、揉软、揉散了以后,颈椎就得到了放松,他的脑部的供血就得到了缓解,这时候那种焦躁的、烦躁的,或者莫名兴奋的情绪才能够得到缓解。

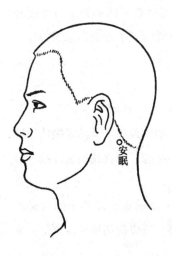

关于颈椎病的治疗,我反对不分青红皂白一律去做牵引,原因是什么呢?本身它就失去了弹性,失去了这种自我复位的功能,再强拉硬拽,带来的只能是更大的损伤。所以,我建

议先去做一些柔和的按摩或者针刺，很多人的颈椎坚硬得像石头，连针都扎不进去，慢慢去疏通气血，气血疏通好了以后，血液循环跟上了，再慢慢做一些按摩，按摩的手法要柔和，切记不要轻易去扳。

肩周炎

肩周炎还被称为漏风肩，因为好发于 50 岁左右的男性和女性，也被叫作"五十肩"。现代医学认为它是一种慢性的肌肉和关节的疾病，其实从根儿上说，它是连接肌肉和骨骼关节的筋出了问题，属于我们中医讲的筋病的范围。这个病表现出来的首先是疼痛，除了局部的疼痛以外，还可以放射到脖子和胳膊上。往往是晚上特别严重，甚至夜不能眠。

肩周炎的另外一个表现是活动受限，你让他举胳膊，他举到一半就举不起来了，抓后脑勺或者梳头，这些动作都做不了。严重的甚至会影响到穿衣服的动作。

治疗肩周炎，我们还是从根上，从肝来论治，首先阴寒会导致凝滞，肝气、肝血、阳气的不足，局部的血液循环不畅，造成局部的温度降低，肝气的郁滞也会在局部形成气滞，时间长了会导致瘀血，这是它的根本的病理。所以，一般从内治来讲，就用些活血化瘀的中药来帮助他通经活络。藤类药一般用来治疗一些筋病，如鸡血藤、首乌藤、络石藤等。严重的瘀血，我们还用一些血肉有情之品，活血化瘀的药，比如说穿山甲、地龙还有土鳖虫等。还有一味中药叫伸筋草，听这个名字就知道它能把扭曲的筋伸直过来。针灸治疗肩周炎的效果也不错。

在肩周炎表现为疼痛期的时候，治疗一般以散寒通络止痛为主。在冻结期，就是表现出来功能障碍为主的时候，我们采取按摩、推拿、针刺，包括个人锻炼的方法，希望能解除粘连，扩大肩关节的活动范围，达到恢复肩关节活动功能的目的。

预防肩周炎，首先要预防颈椎病，建议大家经常做扬手臂的锻炼，比如引体向上，还可以做一些挥手的锻炼。很多藏族舞蹈里面的旋子，扬右手，抬右腿，这种动作本身也是舒畅心气的一种方法。另外，睡觉的时候把手扬起来睡，开始可能觉得手麻木、疼痛，支撑不了多久，这其实说明你的肩关节周围，特别是腋下的气血循环功能已经很差了。这样睡，慢慢可以把寒气逼退，开始会觉得手发凉，寒气退了以后，热的气血才能过去，这样同时也可以达到预防肩周炎的目的。

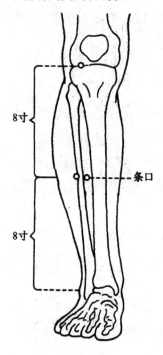

8寸

条口

8寸

今天教给大家一个治疗肩周炎的穴位，不在肩膀上，而是在肩膀对侧的腿上，也就是说当你右肩疼的时候你要在左腿上找，左肩疼的时候要在右腿上找。这个穴位叫条口，是足阳明胃经的穴位，位置也很好取，就是从膝眼到踝骨拉一条直线，中点的位置就是。为什么叫条口呢？就是胫骨面上有一条小沟，就像一个小口子一样，其实是一个小的神经出来的位置。有颈椎病和肩周炎的人，一般在这个部位会有僵硬或者硬结，经常艾灸或者针刺这个穴位，就能缓解对侧肩周的疼痛。我曾经治疗过一位来自瑞典的老先生，80岁，肩周炎疼了大约有二三十年，被我一针治愈，回国以后四处炫耀，被传为佳话。大家可以参考一下。

春 分

春分一般都在每年的3月20号左右，这时候太阳到达了黄经零度。春分往往是立春后的一个月，正好是春三月，春天中间的开始，一般在阴历的二月中，所以《春秋繁露·阴阳出入上下》说："春分者，阴阳相半也，故昼夜均，而寒暑平。"可见春分是一个阴阳平衡的节气。首先是昼夜相当，白天黑夜平分，各为12个小时，还有就是温度适宜，不冷不热。此外，春分又是在立春和立夏中间，平分了春季。春分的养生特点，就在一个分字上，平分。中医调整人体的阴阳气血、虚实寒热，重点也在平衡二字。

我们看到，人体也分阴阳，腹部为阴，背部为阳。到冬天的时候，阴盛阳衰，人体后背的温度就偏低，腹部的温度就偏寒；而当春天到来以后，人的后背就逐渐开始变热，这时候，阳气会向腹部蔓延。在春分这一天正好就是阴阳各半，当我们用手去触摸人的身体的时候，就在分界线、身体的两侧，胆经循行的这个位置，正好阴阳一分为二，后背偏热而腹部偏凉，这是健康的人。不健康的人，就会出现两种情况，一种是春天到了，依然是寒的，在他的后背摸上去依然是寒冷的，这就是阴盛阳衰；有的人阳气生发过亢，腹部没有低温的地方，全身出现燥热。碰到这种阴阳不平的情况，我们中医认为这是经络循行在它的交叉点和结点出现了问题。

中医治疗要从这些交汇的点上做文章，通过针刺或者艾灸的方法把这个结点疏通，这样就会调整左右半身的平衡。有两个比较重要的穴位，首先是头顶上的百会穴，有些人左右表现不平衡时，我们要按压和针刺他的百会穴。百会穴的取穴方法：把两个耳朵尖连起来一直到头上交叉，感觉到头顶上有个小坑，这个位置就是百会穴；另外一个关键的穴位就是我们经常抢救昏厥的病人用的人中，人中穴下面正好是督脉和大肠经交汇的地方，按压人中穴可以调整人面部肌肉的功能。

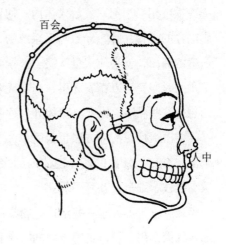

花粉症

春分过后，百花盛开，但是有一种疾病也开始悄然流行，甚至愈演愈烈，这就是大家熟知的花粉症。花粉症主要影响的是人的呼吸系统，典型表现就是"鼻涕一把，泪一把"。

很多人认为花粉症是由于花粉中的某些成分引起的，中医认识花粉症比较不关心外因，而注重内因，关注个人体质。就是说，同样呼吸含有花粉的空气，为什么你过敏，而健康的人不过敏？

中医认为，所有表现出的这种鼻子痒、眼睛痒、皮肤痒，都是受了风邪，是受风的表现，而流清水样鼻涕、流眼泪的则是受了寒邪。《黄帝内经》讲："诸病水液，澄澈清冷，皆属于寒。"如果你流的是黄的、浓稠的鼻涕，那就不是寒邪。所以，中医认为，花粉症是因为冬日闭藏不当，以至于感受了风邪和寒邪，淤积在体内。到春天的时候，阳气生发，这种生发包括外界阳气生发的引诱和内在阳气生发的鼓舞，这种阳气试图把身体里面的风邪和寒邪驱逐到体外。所以我们把花粉症看作正气驱逐邪气的一种表现，就像人感冒会出现发烧一样，不应该去遏制它，而是应该去帮助它把风寒驱逐出体外，这样过敏才能从根上解除。

不过，治病不如预防。导致人受风寒邪气的原因是什么呢？我们以前讲过，原因有这么几种：首先就是饮食不当，很多人喜欢喝冷饮，喝冷饮首先会使你的胃丧失知觉，这样人就会不知饥饱，长此下去，人就会得肥胖症；另外喝冷饮就相当于把寒气放入体内，使胃变成一个冰水袋，胃的寒气会通过食管影响你的气管、肺，导致呼吸系统的气血循环功能衰退，出现阳气不足，阴寒内盛的局面，就会使大量寒痰、痰饮蓄积在体内，留在气管里面。当自己阳气不足的时候，可以相安无事，当春天阳气生发的时候，阳气出于本能，保护性地想把这些黏液、黏痰排出体外，这就引发了花粉症。

中医治疗花粉症方法也很简单，"病痰饮者，当用温药和之"，就是用一些辛温、辛热、发散的药，把体内的寒气散出来，比如辛夷花，还有常用的麻黄、桂枝、细辛、苍耳子等。

最后，告诉大家一些治疗花粉症的方法。用桂枝、肉桂、干姜、生姜煎汤加入红糖饮用，可以把脾胃中的寒痰和冷涩化掉。另外可以用细辛、苍术、白芷煎汤，不是去喝，而是煎汤冒出香气去闻，熏蒸自己的口鼻眼睛，可以通鼻开窍，还能缓解眼睛刺痒等症状。细辛、苍术、白芷各用 25 到 30 克，可以根据症状调整，煎药时不要敞开盖子，大概 5 分钟之后就可以用了。

口 苦

春天到了，很多人早上起来会出现嘴里发干、发涩、发苦这么一个症状，而且，这种苦的味道长期挥之不去。到医院检查，有的人会查出有肝胆的炎症，大多数人查不出什么实质性的问题，所以这种苦涩的滋味一直伴随影响着人的生活。

口苦的原因有这么几种。中医认为，春天肝胆之气上升，胆汁的味道大家都知道是苦的，肝胆之气上升会过于克伐人的脾土，唾液本来是用来消化食物的，它属于脾胃，所以，口苦的人一般都是因为肝胆的气机运行不畅，肝胆气上冲，导致本来应该下行到小肠消化食物的胆汁苦味上逆，出现口苦。

《素问·痿论》里面说，"肝气热，则胆泄口苦……"是说肝火、肝气过盛会导致口苦。

另外一种情况，就是郁怒和压抑，导致肝胆气机郁滞，胆汁排泄不通畅，造成口苦。《灵枢·邪气脏腑病形》中说："胆病者，善太息，口苦。"胆作为六腑之一，一旦出现问题，就会出现这样的症状，老是喜欢叹气，叹完气就觉得舒服，另外一个症状就是口苦。

在《素问·奇病论》中说："有病口苦，病名胆瘅。此人者，数谋略不决，故胆虚，气上溢，而口为之苦。"还是把口苦和胆紧紧地联系在一起。中医认为胆为中正之官，主决断。胆的气机郁滞，会出现厌恶油腻、恶心，特别是早上刷牙的时候，刺激咽喉，人会出现干哕，呕吐清涎、苦水等症状。一般来讲，这些口苦的病人会伴有头痛、眩晕、面红、眼赤、性急、易怒、大便干结、手指偏红、舌苔薄黄、脉象弦等症状。

我们治疗口苦症一般都要改善胆的功能，如敲胆经就是治疗口苦的一个非常好的方法。我们都知道，胆经循行在身体的两侧。腹部为阴面，背部为阳面，胆经正好走在阴面和阳面的中间部位，大家在自我按摩的时候，从上到下捋一下自己的胆经，按摩或者敲打一下，就有助于缓解口苦的症状。

我今天教大家一个治疗胆病的自我按摩和推拿比较有效的方法，就是开胸顺气或者叫开肋顺气。方法是这样：用手掌贴着肋骨的缘，肋骨是斜上方走行的，一条一条往上推，特别是第6、第7肋骨中间有个穴叫作期门穴，它是肝的募穴，所有的肝病，特别是一些中晚期的肝病，都会在这儿有反应点，有的甚至痛不可触，我们用缓慢轻柔的手法推。另外第7、第8肋间有一个穴位叫日月，它是胆的募穴，所以胆的一些疾病在这里也有反应点，当我们顺着肋骨间隙推到腋下以后，再顺着手太阴肺经、手厥阴心包经和手少阴心经从指尖一直推出去，这就是开胸顺气。

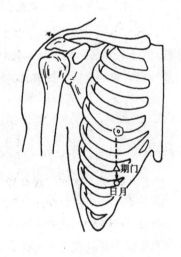

口苦的人在饮食上要忌食辛辣、热性食物，适当多吃芳香的、酸味东西，少吃油腻。

三月三

农历三月三是很多少数民族的重要节日：侗族多于节日举行抢花炮、斗牛、斗马、对歌、踩堂等活动；布依族会杀猪祭社神、山神，吃黄糯米饭；瑶族、畲族、黎族、苗族等都有各自传统的三月三节日习俗。

三月三这一天和恋爱、婚育的关系密不可分。壮族会在三月三赶歌圩、搭歌棚，举办歌会，青年男女对歌、碰蛋、抛绣球，谈情说爱。汉族也有过三月三的传统，在神话传说中，制定这个节日的是女娲，她分阴阳，定姻缘，制定了自由恋爱的上巳节。所以在这一天，最主要的活动是祭祀高禖，即管理婚姻和生育之神。而三月三"会男女"，唱情歌也是由来已久，这一天，人们纷纷来到江渚池沼之畔，以春水洗涤污垢，除去整个冬天所积存的病害；青年男女到野外踏青，泼水相戏，自由择偶。

中医认为，在这个节日里谈情说爱也是有它的原因的。因为春天是升发的季节，人的肝胆气血也随之升发鼓舞。尽管人不同于其他动物，是四季都能发情，但是如果顺应借助春天的力量和节奏，能够收到事半功倍的效果。所以三月三是中国人的情人节，带上我们传递表达爱意的美丽的芍药花，送给自己心仪的人，也许对方羞于启齿，正踩着不变的步伐，等待您的到来。

三月三还有祓禊、沐浴活动。这种活动远在殷商时就已经形成，政府还专门设女巫之职进行主持。因为此时正当季节交换，阴气尚未退尽而阳气"蠢蠢摇动"，人容易患病，所以应到清洁的水边洗涤一番。祓禊就是通过自洁而消除致病因素的仪式。该节日的原初意义是通过洗涤身体，达到清净内心、沟通神明的目的。

在这项活动中，兰草被用作灵物。兰草有香气袭人的特点，目前中医经常使用的有佩兰、泽兰等。古人在举行重大祭神仪式前，须先期进行沐浴、更衣、斋戒，其中包括采用当时最好的沐浴方式——兰汤沐浴。祭神必斋戒，斋戒必沐浴，沐浴用兰汤，于是兰汤、兰草便与神灵有了联系。当兰汤沐浴成为一种辟邪法术时，这种沐浴活动就必须由专职的女巫进行组织和领导。其皆以兰草可辟不祥的观念为基础，区别仅在于兰汤沐浴是个人行为，多在室内，并可随时实施，祓禊则是集体活动，必在河滨，并须定时举行。

并不是每个妇女都能正常生育，由于疾病原因，往往有些妇女不能孕育。当时人们认为妇女不育是鬼神作祟，就利用上巳节的沐浴治疗不孕症。这样久而久之，相沿成习，沐浴变成了上巳节的重要内容，泼水节仍保留了部分遗风。

到了现在，虽然这样的习俗已经被大家淡忘，但我们还是可以通过沐浴来修养身心。今天我就给大家介绍一个沐浴身体、洗涤心灵的药浴方子。用佩兰、苏叶、白芷、泽兰、益母草各 30 克，包裹在一个无纺布的袋子里面，放在洗脸盆里面用开水冲浇浸泡，然后一同倒进浴缸的温水里面，人就可以泡澡。最好用中药丝瓜络来搓擦身体，这样做能预防治疗过敏皮疹，还能美白皮肤，保持体香。

肥　胖

春天是减肥的季节，然而减肥不当会引发很多问题。如何正确对待惹人厌恶的脂肪？中医有什么好办法？

现代人以为肥胖就是形容脂肪多的，但是在古代不是这样，在古代，肥恰恰是形容肌肉多的一个词。

唐朝人张志和写到"西塞山前白鹭飞，桃花流水鳜鱼肥"，鱼的脂肪很少，鱼肥自然是指鱼的肉多，体形大。旧时北京商贩叫卖时吆喝："驴肉！肥……"我开始听了就纳闷，驴又不是猪，怎么会有那么多脂肪？殊不知人家还是遵循古意，说的是肉多。

再说肥胖的胖。胖的本意是古代祭祀时贡献的半体牲畜，也就是半扇肉，后来引申为宽大。所以说肥的反义词是瘦或瘠，而胖的反义词应该是干瘪。

肥胖的人都是体形丰盈硕大，但是内容不同。比如脂肪多的人古人称为膏人，纵腹垂腴，就是现在挺着啤酒肚子、嘟噜着脸蛋儿的人。肌肉多的人，古人称为肉人。这些人体形丰满但是上下匀称，没有赘肉。还有一种体形不大，但是脂肪坚实，肌肉强悍，古人称为肥人。而胖人可能是脂肪多或者肉多，也有可能是水肿的人、胀气的人。

为什么这么说呢？我们看胖这个字除了四声的发音以外，还有一个发音是一声（pāng），意思就是肿了。

俗话说男怕穿靴，女怕戴帽。说的就是男人怕从脚上肿起来，女人怕从脸上开始浮肿。其实无论男女，出现水肿都是心肾功能衰竭的表现，只不过心脏病一般表现在下肢水肿，肾病表现为面目浮肿。更不用说肝硬化腹水，肿的是肚子，有的肚脐也要顶出来。

看来，肥胖的含义远不是大家想象的那么简单。如果出现水肿，就要留意心肾功能了。那么除了水肿，肥胖的人还会出现什么问题？又该如何对症下药、进而减轻体重呢？

中医有句名言叫作"瘦人多火，肥人多痰"。肥胖的人除了常出现水肿以外，另外一个表现就是体液过度分泌，说话时候口水多，睡觉时口水能流到枕头上。还有的胖人痰涎多，不住地咳痰、嗽痰，还有人就是不停地打喷嚏、流鼻涕，如果胖人还抽烟的话这种痰涎就更多。很多胖人除了舌体胖大肿胀有齿痕外，舌头上还覆盖着一层厚厚的舌苔，有白色、黄色、灰色甚至褐色、黑色，早上醒来都要用牙刷刮刮舌头，今天刮完了，明天继续长出来。其实这些人是痰湿过重，往往有湿疹、脚气，女性肥胖者还有阴道瘙痒、白带过多等问题。

针对这种水湿寒痰过重过多导致的肥胖，中医经常使用一个治疗的方子，叫作三子养亲汤。用的都是食材的种子，也就是用消痰化食积的白萝卜的种子莱菔子，能解鱼蟹寒毒的紫苏的种子苏子，还有辛辣提神开窍化痰的芥末的种子白芥子各 15 克，煎汤煮水服用，能够帮助肥胖的病人消化痰涎寒湿，以恢复健康为前提，进而达到帮助减轻体重的目的。

脂 肪

要想减肥，就不能不说到脂肪。对于爱美人士而言，脂肪甚至猛于虎。如何正确认识脂肪？脂肪过多的原因是什么？

脂，是指人身上的固态的油。古人讲，凝者为脂，所以有"肤如凝脂"的形容。

肪指的是肥厚的脂，一般长在腰部，其实肪就是老百姓所说的板油，成块的硬脂。

脂肪的功能在于储存能量，保持体温；固定包裹脏器，特别是五脏。脏器下垂的病人，如果是肾脏下垂，那就需要纠正脂肪代谢的问题。

现代人以瘦为美，谈脂肪而色变。有的女病人减肥减到骨瘦如柴，上下班坐公共汽车都得带个棉垫子，不然的话直接坐在塑料座椅上就会肚子痛。没有脂肪的保护，寒气直中脏腑，这些人病得更重，死得更快。所以我建议大家，减肥千万不要盲目从众，其实很多人盲目从众减肥是内心自卑怯懦的表现。

当然了，脂肪过少会出现问题，过多的话也有问题。对于女性而言，如果饮食不当，长脂肪过多的话，会影响生殖功能，不产卵不排卵，甚至闭经。俗话说"母鸡肥了不下蛋"就是这个道理。所以女性减肥常常是和调理月经同时进行的。

胖女人可能会出现闭经，而胖男人有的会出现髭须稀疏，容易脱发、失眠。这是因为他们的阴血化生不足。

还有一些肥胖的人，有的长了脂肪肝，有的抽一管血能有半管油。这些人无论如何忌口，就是喝冷水也长肉。其实这是注水肉，水肿罢了。这些人三焦的气化功能衰弱，无法化脂肪为能量。针对这种情况，要调理三焦之气。我一般建议他们除了稍微节制饮食以外，还要早早睡觉，争取在晚上九点入睡，因为这正是三焦工作的时间，让大脑休息，好让身体集中能量化解脂肪。

国内外现在视油脂如恶魔，各种食品都标明不含脂肪。人体又不是试管，你灌进去什么就有什么。你不喂脂肪，他一样会合成脂肪。所以与摄入相比，提高人体脏腑的功能才是主要的。

正确认识了脂肪之后，针对脂肪肝、高血脂等现代病，又该如何应对呢？

大家都刷过油腻腻的碗，知道如果用冷水去刷很难刷干净，所以想把油腻的锅碗瓢盆洗干净，第一是要用热水，第二必须加洗涤剂。我们在古代没有发明肥皂、香皂之前，洗涤这种油腻污垢是用"胰子"，也就是动物的胰腺。这说明胰腺对转化油脂，也就是说把体内的油脂化成精髓，填充骨髓或化成精血、津液，是一个重要的中转站。一旦这个中转站失去了它的作用，人就会出现过度的肥胖和血脂增高，甚至这些脂肪堆在肝脏里面，形成所谓的脂肪肝。所以，我们要注意保证自己胰腺功能的正常。

胰腺在中医理论里面属于中焦，焦是烧烤，很热的这么一个脏器，所以我们建议这些患有高血脂和脂肪肝的病人，除了少摄入油腻的东西以外，还要注意保持自己体液和血液的温度，特别是胃肠的温度，就好像我们要用热水洗油腻的东西一样。尤其是要保持小肠的温度，小肠这个地方有很多酶，胰腺分泌的消化酶也在这里工作，如果小肠的温度低了，它就不工作了，油腻就除不掉。

膏　肓

病入膏肓是国人耳熟能详的一句成语，大意是说人快死了，不可救药了。可是具体膏肓是什么？在哪里？知道的人就不多了。

膏肓是包裹保护心脏的脂膜，也就是心包。心包是心的宫城，代心受邪，所以病入膏肓就是病邪侵入到了人体最后一道防线，艾灸火攻、针刺、服药都达不到，也就是无可救药了。

膏、肓和前文说的脂的含义是一样的，都是油。人身上的油，液体、半固体的叫作膏或者肓，坚硬的固体就被称作脂肪。我们常说的搜刮民脂民膏，这里的脂和膏说的也就是油水。

膏肓源于饮食，依赖三焦元气所化，成液入骨髓，骨髓、脑髓就是渗入骨内颅内的膏。没有渗入骨内的分成两种，包裹覆盖脏器的白色的叫作膏，皮下黄色的叫作肓。我们吃螃蟹的时候习惯于把公螃蟹体内白色的精脂叫作蟹膏，把母螃蟹的卵黄叫作蟹黄，是一样的道理。具体分析，肓算是半成品，质地柔软，在皮下，相对较浅。膏的质地相对坚硬，包裹脏器，位置较深。如何把肓转化成膏进而营养骨髓是我们面临的问题。

现代人以瘦为美，不惜节食、抽脂，其实这是残害自身，引邪入膏肓的典型行为。人之所以要长脂肪，一则为了贮存能量，二则为了保温取暖。当人的脏器寒冷的时候，不由得会吸收合成脂肪，形成膏肓来包裹覆盖脏器。可是当人一意孤行，拒绝摄入或武断吸出脂肪的时候，就是暴露心脏和其他重要脏器于外，招灾惹祸。我曾经在电视上看见过令人作呕的吸脂手术，看见黄色的油脂滚滚而出的时候，不禁为这些人感到惋惜。貌似轻巧的剥离，带来的会是更深的伤害。果不其然，现代西方医学家发现，做过吸脂手术的人，多数会反弹；少数没有反弹的，大多陷入深深的抑郁之中，甚至以自杀结束生命。

有人节食、抽脂，还有人丰胸隆乳，她们不惜在胸膛填埋异物。其实女性在21岁智齿生长之前，身体发育到达极限之前，通过艾灸气海，通调冲脉，增加营养，改变穿高跟鞋的习惯，改含胸为挺胸的姿势，都能促进乳房的发育。过了这个年龄，就别再折腾身体，通过改善气质、提高修养、培育神韵，一样可以妩媚动人，何必伤身劳神呢？

消　化

有的人说自己喝凉水都长肉，有的人能吃能喝可身体却在消瘦，这些都和"消化"有关。怎么理解消化这个词？消化不好还会出现什么问题呢？

消发音同小，是削减、减小的意思，表示有形的物体体积的减少，也用于描述无形的物质、能量、时间的减少。比如大块的肉、成条的面、成颗粒的米、硬脆的蔬菜水果经过我们的口腔咀嚼、胃的研磨形成了乳糜，这就是消的过程。所以说人体最重要的负责消的器官就是口腔和胃。

我们做饭，切割刮削剁，目的就是帮助"消"食物，我们建议大家细嚼慢咽，不要喝冰水吃冰块，不要吃生冷坚硬的食物目的也在于此。年轻健康的时候，胃气足，蠕动有力，狼吞虎咽、大块吃肉、半生不熟、吃雪嚼冰都没问题。可是这么作践自己的话，以后就会落下病根，慢慢地胃就蠕动慢了，甚至吃点东西就感觉饱胀硌硬，反复嗳气打嗝都是腐朽发酵的味道，这就是消的功能出现了障碍。

总体来说，消表示的是量变，同一种物质的量减、消到了极处就是消失、消散、消亡、消灭。但是根据物质不灭、能量守恒的原理，这种量变导致了质变，化也就应运而生了。大块的猪肉消磨得再小，它还是猪肉。而化的意思就是转化，是质的变化。

当食物经过胃的研磨、消解、搅拌以后，被送到了小肠。小肠又称赤肠，为酶的工作提供了足够合适的温度，使得化的工作得以顺利进行。食物经过酶的作用重新组合变成人的组织的时候，这个过程就被称作化了，这就是吃猪肉长人肉了。

作为催化剂的酶对于温度非常敏感，所以小肠不热的人就会对一些生性寒凉的食物过敏，比如牛奶、鸡蛋、海鲜等。现代医学说这是患者体内缺什么酶。其实患者什么都不缺，就是因为小肠温度不够，酶不工作了，不能完成转化的过程。

有的病人吃不了多少，却呕心沥血，日夜操劳，处在虚性亢奋状态，比如诸葛亮、雍正皇帝、李贺之类。他们属于能化不能消的人，只不过化的都是自身的精血，用来提前透支生命罢了。

有人倒是能吃能喝，但是身体在逐渐消瘦，体力在下降，尿量却在增多，如糖尿病人。著名的老将廉颇，到了老年饭量仍然很大，但是一顿饭的工夫就拉了三回屎，其特点就是能消不能化，不能把摄入的营养转化成自身的组织和能量。

还有人也是能吃，倒也不过多拉屎撒尿，就是不停地长肉长脂肪。这也属于能消不能化，问题出在少阳三焦、胆的功能衰弱，无法把有形的物质转化成能量。

在这里我特别要讲讲对于水的消化，千万别以为，喝冰水、吃冰块就能直接补充体液。如果没有胃把冰块消成水，没有胃把低于体温的水加热到一定程度，没有小肠化解水的分子链，泌别清浊，没有膀胱的储藏津液，气化蒸腾，水是变不成人的津液的。那些水要么穿肠而过，要么蓄积中毒。喝得多尿得多，越喝越干燥、喝冷水也长肉的例子不胜枚举。

所以我历来反对不分青红皂白，早晨起来先灌自己两杯水的说教。我从来都是反对不分轻重缓急先吊个瓶子输液的，且不说水和水不一样，起码医生或护士应该把要输的液体温度加热到和人体体温相当。

寒食节

寒食节是我国民间的一个传统节日，一般是在冬至后的 105 天，也就是在清明节的前一两天。现在山西大部分地区在清明节的前一天过寒食节，也有少数地方是在清明节的前两天过寒食节，叫小寒食。

寒食节的起源是在远古时期，人类对火有一种特别的敬畏。他们的生活离不开火，而火又同时会给人们带来一些灾难，所以每到春天的时候，各家祭祀用的火都要熄灭一次，然后再燃起新火，称为改火，在改火的时候要举行隆重的祭祖活动。这种熄灭火和改火的中间的一天，就成了后来禁火禁烟的节，成为一个祭祀的节日。祭祀用的这些牺牲，就是牛羊猪等，还有一些其他的食品，作为祭祀的供品摆在那里，一般都是熟食，但是都放凉了。当然，所祭祀的神不可能去吃这些食物，在祭祀活动结束以后，人们分而食之，所以这就变成了吃寒食和冷食的起源。人们经常说"慎终追远"，人们在吃这些寒食、不动烟火的时候，怀念、追忆自己逝去的先人和祖先。一般说来人在吃寒食的时候，心情也有些悲凉，杜甫在诗中写道："残杯与冷炙，处处皆悲辛。"正好印证了这种心情。

一年 365 天，中国人的习惯只是在这么一两天吃寒食，其他的时间都是吃热食。大家都知道，人类区别于动物的最大一个特点就是人类知道火，知道用火。中国人的烹饪把火用到了极致，根据食材的不同，选择不同的烹饪方法。

人们用火以后，把不好消化的食物变得好消化，节省了人的很多元气。你想，如果把一个生冷的东西放到自己热乎乎的胃里，就得先把它温热了，然后再把它磨碎，再送到小肠里面去消化。而把东西做熟了以后，就节省了自己的元气。节省下来的元气就可以充分利用去发展和增强人的智慧。

那大概有人要问了：我们平常是不是不能吃凉菜，或者吃一些生冷的食物呢？大家记住，凉菜又叫下酒菜，吃它的目的是为了反佐和平衡酒的热毒。如果不喝酒的话，在古代一般人不吃凉菜。可是现代喝着冷饮就着凉菜吃的人比比皆是。我们也会吃生鱼片或吃一些生食，这是因为鱼肉比较鲜美、比较嫩，做熟了以后就破坏了它鲜美的味道，但是吃这种菜的时候，我们一般都用一些很热性的作料配合一起吃，比如说芥末、紫苏和生姜，或者是大根（也就是萝卜丝）去反佐它。否则的话，光吃生鱼片，会导致消化不良，有些人甚至还会出现"上吐下泻"，还有人会出现过敏，身上起荨麻疹，这就是我们说的为什么建议大家要吃熟食、吃热食的原因。

现在家家都有冰箱，但是大家想一想，我们的冰箱里边放了什么？一般的家庭都是放剩菜剩饭。有的人工作很忙，一下放一周的蔬菜或熟食或其他的食材。懒惰的人需要冰箱，冰镇饮料、啤酒，低温保存食品。但是大家要注意，食用长期低温保存的食品对人体伤害很大，有了冰箱，等于人们天天在过寒食节，天天促进自己产生悲凉的心情。所以我还是建议大家少吃剩菜剩饭，多吃新鲜食品，现吃现做、热热乎乎最好。

清　明

"清明时节雨纷纷，路上行人欲断魂"，后人读这首诗的时候也会有哀思之情油然而生。然而，哀的情绪过度对身心无益。下面，我就来说说如何认识、化解哀和怨。

清明节是人们踏青扫墓，追忆怀念逝去的亲友，寄托哀思的时候。国家恢复传统，把清明节列为法定假日，也正是顺应、恢复了这个优良的传统。

生老病死是自然规律，在缅怀死者的时候，正常的人难免会产生哀伤、悲痛的情感。只要这种情感能得到正常的表达和流露，很快就会平复。但是我们也看到，有些人悲哀过度，长期沉浸在不良情绪中不能自拔，并且还会感染影响其他的人。

所谓哀，就是欲爱而不能，心有余而力不足。在自然规律面前，人是软弱无力的，谁能扭转乾坤起死回生呢？如果非要明知不可为而为之，只能徒然耗伤自己的心气心血，直到心如死灰。常言道哀莫大于心死，指的就是这种状态。所以节哀顺变才是理性健康的心态和作为。

对于总是处于哀的状态的人，他们需要的是被关爱被治疗。中医所用的艾灸疗法，最适合这种哀伤、哀痛、悲哀的人。艾灸释放出的如同母爱般的温暖和气味，能够温补鼓舞人的气血，远比其他治疗的效果要好。"灸"的上面是久，意思就是长久的温暖才能透达人的内心。黯然神伤的人、失魂落魄的人艾灸的穴位最好选择任脉的神阙穴，也就是肚脐，艾灸的时间应该长一些。

怨就是在所愿不得、所欲不遂以后出现的失望、不满的情绪。把这种不满情绪表达出来就是责怪、谴责、抱怨、埋怨，长期不满的积累称为积怨。中国古代诗词有一派被称为闺怨诗，都是抒发居家妇女的情欲得不到满足的感情和情绪，代表作就是王昌龄《闺怨》："闺中少妇不知愁，春日凝妆上翠楼。忽见陌头杨柳色，悔教夫婿觅封侯。"诗中说得也很明白，为了让丈夫外出博取功名，导致自己在春日中落寞孤单。

怨的反义词是恩，也就是别人做了充分满足自己心愿的事。心愿的愿说白了是人的理想，而理想能否变成现实，又取决于很多条件。心愿是因，客观条件具备是缘，因缘结合才会有果。可惜很多人都在真诚地发心许愿，却不去顺应自然规律，积极创造条件去结缘。更何况客观规律往往不以人的意志为转移，所以不称心、不如意的事情常常会发生，等不如意的结果出现了，有怨天尤人的，也有自怨自艾的。

人生天地间，被父母抚养成人以后就当独立自主、自食其力，能从精神、物质上满足自己的需要，对别人的帮助应该本着有则更好、没有也无妨的态度，这样期望值降下来，失望就少一些，怨也就无从谈起了。所以《黄帝内经》推崇的境界就是"以恬淡为务，以自得为功"。恬淡就是心平气和，不是欲火焚身；自得就是能自我满足。这样对别人的压迫、强求也会少一些，无论亲人、朋友、同事与你相处也就轻松舒服一些。

老子所谓理想的"鸡犬相闻，老死不相往来"的生活毕竟是不现实的。人是群居社会性的动物，注定要与别人发生各种关系，进行物质、能量、信息的交换。有所付出就有所期待，有需求，也就会有不满。善于调节这种关系，就能化解怨恨，走向圆满。

从中医诊断来讲，怨和哀一样都是虚证，应当用补法。急则治标的话，化解怨的方法就是去尽量满足人的欲望，虚则补之。但是有的怨是源于心火、欲火过亢，与现实反差过大，从缓则治本考虑，还是应该降格以求，不要过于攀比、贪婪为好。

饥　饿

现代人越来越重视健康，特别关注饮食的营养成分、烹调方法等，但这些都是身外之物，最重要的还是饮食的主体。谁在吃？在什么时候吃？吃饭的心情如何？特别是吃东西的时候自己饥不饥？饿不饿？

饥和饿有区别吗？不饥不饿的时候该不该吃东西呢？

饥饿有着本质的区别，因为饥描述的是客观存在，也就是田里或者肚子里没有粮食。而饿描述的是主观感觉。饥者未必饿，饿者未必饥。

饥的一个意思是五谷不熟、收成不好；另外一个意思就是吃食不足、不够，胃肠空虚。所谓饥肠辘辘，说的就是胃肠里面没有食物，空腔在蠕动，发出肠鸣的声音。

导致饥的原因一个是摄入食物的质量不够。比如光喝水灌个水饱，吃瓜果撑得肚儿圆都没用，一泡尿就没了。或者光吃碳水化合物或纤维含量高的大米、玉米、蔬菜等食物也是不耐饥的。只有摄入植物蛋白、植物油脂含量较高的食物，胃的排空时间才相对会延长，食物经过消化吸收以后所提供的能量才会充足。

导致饥的另一个原因就是消化功能过强。六腑以通为用，胃肠蠕动，虚实更迭，饥饱交替是常态。而病态的情况之一就是胃火旺盛，消解排空能力过亢，出现消谷善饥的症状。这些症状常常出现在今天的糖尿病、甲状腺功能亢进、焦虑、躁狂症病人中。

再看饥饿的饿。饿字从我，描述的是一种主观感觉，也就是想进食、吃东西的欲望。后来也被引申为好奇心、求知欲，甚至性欲。主观感觉属心，频繁的过于强烈的饿的感觉是心火亢盛，而不觉得饿的状态则属于心气不足。

饥不欲食也就是饥而不饿，是在厌食症、抑郁症、慢性萎缩性胃炎病人中经常出现的症状。病人由于摄入不足，或者消解过亢出现了胃肠空虚无食、身体消瘦，却又根本不想吃东西。这种病人往往还伴有消极、悲观、厌世的情绪，甚至有自残、自杀的倾向。根本病机就在于心气不足。治疗应该采用补火生土的办法，补益心气，恢复食欲。

不饥不饿是现代社会小孩子的通病，由于喂养不当，这些患儿的胃肠总是相对满实，口臭、腹胀、不放屁却嗳气、便秘，很难有饥的状态，而且不感觉饿，有的出现挑食、厌食。有的父母不分青红皂白，一味强迫、引诱孩子进食，要么把孩子喂得像小肥猪，要么导致孩子多动、狂躁。

还有的成年人胃气不足，食少、纳呆、不饥。这种人由于胃的痉挛、萎缩、宿食不消导致胃的容量相对减小，总是处在无法排空的满实状态。

不饥而饿是现在肥胖病人的常见症状，吃得很多很饱，肠肥脑满却总是感觉饿，食欲旺盛。病机在于心火过亢，治疗上需要用黄连、栀子泻心汤系列的药物。

食饮有节

其实吃什么不重要，怎么吃很重要。在《黄帝内经》中，黄帝的老师告诫黄帝说：古代的人能活到百岁，而动作不衰，原因之一就是食饮有节。那么什么叫食饮有节呢？

节有三个方面的意思：

第一，就是根据节气、季节的变化去吃喝。中医讲要顺应自然，不要违逆自然，特别强调吃应季、应节的食物，同时也是当地出产的食物。所以春天来了，万物生发，草木变绿，开始发芽，长出嫩叶嫩芽，这时候我们吃的就是要以新鲜的、青绿色的蔬菜为主。这些蔬菜有生发之气，能促进肝胆之气的生发，正好去消化秋冬积攒下来的秋膘，舒展冬天闭藏的精血。而到夏天火热的时候呢，应该吃一些滋补自己体液的食物，因为夏天出汗比较多，可适当地增加一些咸味；到了秋天，各种水果都下来了，季节比较干燥，我们应该吃一些酸甜的、补充体液的、缓解干燥的食物；到了冬天要吃一些肉，滋补一下自己的精血。从喝的来讲，春天可以喝一些鼓舞气血运行的，有利于肝胆之气生发的，如酸辣汤，或喝点小酒；而到秋天，可以喝一些果汁；夏天喝一点盐水；冬天可以煲一点浓汤。

第二，就是说吃喝一定要讲节奏。我们经常说饭要一口一口地吃，水要一口一口地喝，因为胃肠的蠕动是一个更虚更实的过程。胃肠都是平滑肌，它的蠕动有自己的节奏，食物或者饮料进去以后，它变得饱满，然后逐渐排空，往下顺，顺到小肠，然后到大肠，它有一种波浪形起伏的节奏。所以我们吃饭，一定要给胃肠留有余地，让胃肠蠕动的力量战胜食物的容量，这样有利于它的消和化。但是现在很多人吃饭是趁着一种心火，欲望特别强烈，嘴里嚼着东西，筷子已经伸到盘子里夹上，眼睛还瞟着锅里，所以狼吞虎咽。这还不可怕，关键是他在不停地吞、不停地咽，这样的话，胃肠突然就被充满了食物和饮料，失去了弹性和蠕动的节律，很容易出现食积和饱胀。

最后一点，食饮有节就是吃饭要有节制。我们经常说吃饭要吃到七八分饱，所谓饱，就是把胃肠填充的程度。我们为什么不把它一下子填到十分饱呢？像很多人吃自助餐能吃到嗓子眼那儿。中医讲六腑以通为用，六腑为阳，传化物而不藏，也就是说，它是个过路的财神，把东西接进来，很快地再传导出去。你这么吃得满满的，就失去了它自己的那种蠕动和消化的功能。

所谓节制就是要抑制一下自己本能的欲望，人跟动物的区别就在这里，人比动物能活得健康长寿、幸福快乐的原因在于人有一种理性。这种理性在饮食上就表现在渴了再喝，喝要喝热水，每次喝三口，这叫品，这样喝水的人是有品味的。吃饭不管多好吃的东西，要看时间、地点、场合，早晨吃好，中午吃饱，晚上少吃，即便吃饱，也只是吃到七八分饱。说到七八分饱，健康人有个标志，到那时会打个饱嗝，不健康的人，塞得满满的，胃肠不蠕动，也打不出嗝来。还有人是喝冷饮，喝完冷饮以后打个嗝，我告诉你，这种嗝是假的，那是溶解在冷饮里面的二氧化碳变成气体冒出来。除了不会促进胃肠蠕动，这个过程还会带走很多热量，降低胃的温度，导致胃失去饥饱的感觉和蠕动的活力。

闭　经

现代社会有一个时尚的审美标准，那就是以瘦为美。许多人不管自己究竟是胖是瘦，一律喊着"减肥"的口号，却不知盲目减肥也有后遗症。下面先说说女性盲目减肥的后果——闭经。

所谓闭经就是以前已经有月经来潮，减肥以后，月经的周期慢慢变长，有时候两个月甚至三个月才来，有的人干脆不来了。

与闭经同时出现的是减肥以后身体的消瘦，特别是脂肪的含量减低，比如皮下脂肪、臀部脂肪、腹部脂肪的消减，有的人还伴有头发的干枯和脱落，皮肤枯燥，失去润泽感。此外还有一个最重要的症状就是津液的减少，主要表现为咽干、口干、鼻干，有些少女或者少妇还伴有阴道的干涩。我们都知道这些器官里面分泌的黏液有两个作用，一个是滋润作用，滋润眼球，滋润口腔、舌头，滋润阴道黏膜等；第二个是保护作用，保护这些薄弱的黏膜不受外面的细菌、病毒的侵害。可是这些减肥的人呢，通过不进食那些补益精血的五谷和肉类，或者通过粗暴的发汗、吐泻、排尿伤害自己的肾精和体液，身体就没有足够的津液去敷布到全身，去润泽自己的皮肤和黏膜。所以，闭经的女性首先会出现阴道干涩，接踵而至的是阴道内的感染。这就是黏液失去了应有的保护作用。已婚女性还会出现性生活的困难、疼痛甚至出血。

中医并不是立即用活血化瘀药去治疗闭经，我们认为减肥出现津液减少，进而出现闭经是身体的一种自我保护性反应。人在精血不足、自身难保的情况下，就把自己生育的功能暂时关闭掉，以保持自体的存活。

所以，我们治疗闭经，首先一点就是恢复进食，要帮助她恢复自己的食欲，因为很多人通过减肥伤精、伤气、伤神，到最后七情六欲都没有了。另外通过慢慢恢复进食，特别是五谷，来恢复肠胃的功能。当这些功能逐渐恢复以后，再同时或者之后服用一些滋补肺阴的药物，帮助患者生津润燥，减轻干燥和毛发脱落的症状，经常用的药物有桑椹、麦冬、沙参。进而再服用补益肾精的药物，促进体液的生成，如熟地黄、枸杞子、菟丝子、紫河车等。有时候我们还会用到胶类的动物药，鹿角胶、黄明胶、龟甲胶、阿胶等，慢慢地去滋补，滋补的时机我们一般选择在秋冬。这样的话，病人的体重会慢慢增加，脸色会逐渐变得红润，由焦黄、枯干、萎靡的状态开始变白、变红，变得有光泽，皮下脂肪也会慢慢增加，恢复在自己的年龄段应有的气色。这样治疗，病人阴液缺乏的问题也会得到改善，阴道干燥不适感也会相应减轻，最后会出现正常的白带分泌，这样就说明精血在逐渐恢复。在此基础上，我们再用一些补养肝血的药物，当归、红花、川芎之类，帮助她慢慢恢复肝的藏血和放血的功能。这个恢复月经的过程大约需要半年到一年的时间。

眩　晕

很多人在减肥过程中出现了眩晕，前来就诊的时候，我一般都要仔细询问，您是眩还是晕？还是两个都有？很多病人也搞不清楚，难道眩晕还有区别吗？

眩的本意就是眼前发黑，视物不清。眩字是目字旁，代表眼睛。另外一边是玄，玄是虚无、黑色的意思。目眩还有另外一种程度较轻的表现，就是眼前总是有黑色的小阴影飞舞，西医称之为飞蚊症或玻璃体浑浊，除了补碘没有什么好的治疗方法。而中医把这种类似阴云蔽日的症状也称之为眼花或者目眩。

这种眼前发黑的症状常常发生在因为过度饥饿，从而导致低血压、低血糖的病人中，大多因为气血不足，不能上济于目而产生。更为严重的眩，比如暂时失明的症状，是因为精气不足，心神失养，以至于视而不见。

《黄帝内经》认为"髓海不足，则脑转耳鸣，胫酸眩冒，目无所视"。意思是说脑髓空虚不足，类似于今天所说的脑萎缩的人，经常会觉得头晕耳鸣，小腿发酸，眼前发黑，就像被蒙蔽住了一样，什么也看不见。冒的意思是遮盖、蒙蔽，描述眼前发黑的程度。

中医讲肝开窍于目，"诸风掉眩，皆属于肝"。掉是摇摆旋转的意思，多由于肝风内动；而眩是视物不清的意思，多由于肝血不足导致。

减肥过度的人很多是精血漏掉了，出现盗汗，晚上一睡觉就出汗；有些人是用了过度的泻下药、利尿药，把自己的精血津液漏掉了；还有的人小便浑浊或者出现漂浮的东西。所以治疗这种眩的病人，第一找到漏洞，通过药物把肾的漏洞补好；另外碰到飞蚊症的患者，还要用一些化痰祛湿的药。总之，人的体液津液出现浑浊的时候一定要分清别浊，把阴寒的东西化掉。

晕与眩有一定的内在联系，比如头晕带动眼球后面的神经血管紧张拘挛，病人先会出现视物不清，接着就不能睁眼，一睁眼就旋转起来。晕的本意是太阳、月亮周围的光环，后来泛指环绕运动、波动。作为自我感觉的症状而言就是起伏不定、旋转，古人形容为如坐舟车之上。西医解释为与小脑共济失调以及内耳迷路水肿有关。中医认为晕是心神不定的一种表现，以实证居多。这种情况需要祛除扰心之邪，多是痰涎水饮。

祛除痰涎、水饮的方法最简单的就是呕吐。其实人在晕的时候，不由自主地就会呕吐，这是本能。胃中痰涎吐干净了，晕的感觉也就消失了。另外还有个办法就是提前消化，上车上船之前服用浓姜汤，或者在肚脐上敷贴生姜，按压内关穴，都是预防和治疗晕车晕船的好方法。至于减肥的人出现这种情况，主要是因为吃了过多的寒气过重的蔬菜水果，我们一定要多用一些温化痰饮的热药，把胃里面的湿气和水饮化掉，这样减肥导致的晕才能化掉。

厌食症

在忙于减肥的人群中，有一部分人虽然达到了瘦身的目的，却患上了厌食症，更加痛苦。

现在由减肥引发的成人的厌食症，又叫神经性厌食症，越来越多了。而且由减肥导致的厌食症，最终多会演变成为深度的抑郁症。

为什么会出现厌食症呢？首先，不少人减肥并不是因为肥胖，而是由于自卑感，甚至还有一些自我厌恶感。也就是说在减肥之前，这些人已经有了心理上的问题，缺乏自我认同，缺乏自尊。

再看减肥方法。很多人首先是少进食，或者干脆不吃主食和肉食，整天就是黄瓜、西红柿，吃到最后就是"面有菜色"。五谷是养人的精血、精气的，摄入不足怎么会产生精气神呢？

除了不吃以外呢，他们采取的方法还很野蛮、很暴力！有的是催吐，有的用泻药，还有用发汗剂、利尿剂。大家看看，我们讲的肾精，就是人的体液，他们用的这些方法，无一不是在流失自己的精，也就是人体的津液。没有精哪有气？没有气哪有神？所以到最后呢，这些人都会快速瘦下来，但是他减下去的不是自己的糟粕、没用的东西，而是把自己最宝贵的东西流失了。

厌食症说白了其实是一个心理问题，是一个神志问题，从根儿上治的话呢，应该去调节内心。首先要解开心结，心有千千结，这些人总有自己想不开、想不通的地方，有些人认为自己最丑陋，有些人总是在看别人的眼色来决定自己是否高兴、是否欢乐，这些心结都是立足于外界、身外的。所以我们要帮助其消除自卑感，通过艾灸或者针刺的方法，打通分布在心和任脉、督脉上的那些结滞，把它舒展开，中医叫开痞散结，这个痞就是上下不通的意思。开痞散结以后，我们大概就要用一些谷物或者补益心气的药物，帮助他慢慢恢复食欲，同时用一些容易消化吸收的，比如说粥类、米汤类慢慢给他喂食，一点一点帮他恢复心气，在食欲和消化能力逐渐恢复以后，我们再用一些补益精血的药物帮助他慢慢恢复身心健康。

小儿厌食症

成人减肥不当会出现厌食症，孩子如果饮食不当也会患上厌食症。本应该精力旺盛的孩子为什么会厌食？有哪些简单易行的方法可以帮助缓解症状呢？

小儿厌食症表现为偏食、挑食，只吃肉不吃菜，喜欢吃的没完没了，不爱吃的一点儿也不碰。还有的则表现为异食癖，抠墙皮、挖土快、吃鼻涕，严重的就是拒食。中医将这些现象都称为小儿疳积。病儿四肢枯瘦、细脖子挑着个大脑袋，肚子隆起，青筋暴露，唇红口臭，大便干结如兔子屎，拉出来敲得马桶当当响。

不用问，这些现代社会的小难民都是由于父母、爷爷奶奶、姥姥姥爷喂养不当造成的。本来拒食、挑食是出于人体自我保护的本能，可怜的是这些孩子还在被引诱、强迫进食，先伤胃，后伤心，搞得成年以后一个个都留下心灵创伤，不是抑郁就是躁狂。

小儿厌食症，问题还出在"吃"上，预防的方法就是注意日常饮食。而孩子一旦出现了厌食症，可以试试下面的办法。

首先是原汤化原食，这里的汤我是借用比喻一下，确切地说是原"炭"化原食。回忆一下孩子吃什么撑着了，就把那个东西烧成灰炭，煎汤喝下去。千万别直接吞服焦炭，那样会把孩子的嗓子搞成唐老鸭。实在回忆不起来吃什么伤着了，就去中药店买焦三仙各10克，煎汤服用。如果不愿意服药，就把面包、馒头烤得焦黄，给孩子吃，饭焦锅巴也可以。

捏脊是最有效的绿色环保治疗方法，没有毒副作用，就是有点儿疼，孩子不容易接受。方法是让孩子趴下，父母用热手（不热的话搓热、泡热了也行）从下往上，从屁股蛋沿着脊柱，揪起皮肤（皮和皮下脂肪）一点点往上走，直到脖子，反复三次，任孩子鬼哭狼嚎也别心疼。每三天做一次。这种疗法其实是刺激五脏六腑的背俞穴，通阳气，提高脏腑功能。不仅能改善消化功能，还能提高睡眠质量。很多疳积的小儿都有晚上磨牙、蹬被子的毛病，捏脊能一并治愈。

对于厌食加上多动、咬指甲、口臭或反复发作口腔溃疡或扁桃体反复感染、大便燥结的患儿，必须上清心火，下通大肠。这样的患儿，就需要看医生，父母就不要给乱吃药了。

暴食症

在电影《瘦身男女》中，女主角遭受了失恋的刺激后暴饮暴食，从窈窕淑女变成了超级肥妹。这就是暴食症的典型表现。现实生活中，这样的例子也不少见。

暴食症和厌食症相反，病人出现了不可抑制的食欲和亢奋的心情。这个人会不停地吃，嘴里一点也不能闲着，吃到自己撑了、吐了，吐完之后还要吃。当然了，这么吃下去，患者的体重也会暴长。这种食欲的亢奋甚至不知饥饱的状态，也是一种病态。

患有暴食症的人起初都是非常的情绪化，什么叫情绪化呢？很多人有个习惯，在生气以后需要发泄，有些人生气以后是摔盘子砸碗，有些人是出去疯狂购物，但是大多数人，特别是女孩子，在生气以后，气血上涌的时候，她想的是怎么能够抑制、压抑自己这种上涌奔腾的气血，所以她选择的一个办法就是吃东西往下压，于是越生气越吃，越吃越生气，形成了恶性循环。我讲过肝气是往上冲的，而胃气是往下降的，很多人在年轻的时候，胃肠功能好，还能把这个肝气肝火压下去。到后来就形成一种相持状态，最后压不下去，吃完了以后就借着一股劲吐出来了。还有人老压抑的结果就是"我咽不下去这口气"。咽下去以后这口气就在体内形成一种结，有些人表现为乳腺的增生，有些人表现为身体里面会长出一种囊肿、结节。所以我们说这种暴食症首先是来源于情绪的变化和对情绪的不正确处理。

相比情绪的变化，感情的创伤要更深入，伤害也更为严重。很多人在感觉到失意或者无助的时候，就会想要寻求一种安全感。碰到这种不安全或是感觉到危险的时候，动物的本能第一个是跑，第二个就是进食，进食就是想增加能量，应对危机。所以很多人就是在这种不开心、不高兴的情况下进食，还有人选择甜食，说吃巧克力能治疗失恋。这种不开心不如意通过进食暂时缓解，长此以往就给人造成一种习惯，越不如意越吃，越吃越不如意，就形成了慢性的、恶性的循环。

除此之外，吃冷饮的习惯也会导致暴食症。患有暴食症的人事实上是不知饥饱，因为这些人往往会养成一种吃冷食、吃冷饮的习惯，把自己的胃麻痹掉了。所以胃可以无限地被撑、被胀，但是他感觉不到疼痛。

要想治好这种食欲上的过分亢进，需要从精神、心理上进行调整。

我们要用关爱而不是斥责去化解他。因为这种患暴食症的人其实都是处于一种"爱无能"或者"爱无力"而需要爱的心理状态。治疗的办法我们首先就是用补益心气、心血的方法，然后让他去把那种心火，对物质或者是对一种关系、情感的欲望渐渐平复下来。另外要通过消食化积的方法，把他以前吃进去的过多的食物形成的那种食积、痰饮和瘀血化解掉。特别是很多人出现暴食症的原因是什么？他吃进去的东西很多不能转化成他所需要的气血，就跟喝水一样，喝了很多的水，但是转化不成他的体液，所以他还觉得渴，道理是一样的。我们需要提高他的消和化的功能。

所以我们给这种暴食症的患者一个建议，首先要改变自己不良的生活习惯，在情绪和情感剧烈变化的时候，最好不要吃东西，等这个情绪情感平复以后进食。另外，要培养自爱和自我爱抚的习惯，不要用吃来惩罚自己。

谷 雨

谷雨是春天的最后一个节气，这时候不再是春雨贵如油的时候，而是春雨潇潇，大大有利于谷类农作物的生长。

关于谷雨还有一个掌故，与仓颉和汉字有关。仓颉，本姓侯冈，名颉，号史皇氏，陕西省渭南市白水县阳武村人，为轩辕黄帝左史官。在远古时代，没有文字，先民结绳记事，但绳结多了容易相似，搞不好就记混了。仓颉根据日月星辰的运行轨迹、龟甲的纹路形状、鸟兽足印等，在谷雨节气这一天顿悟而创造了汉字，惊天地、泣鬼神，结果"天雨粟，鬼夜哭"。也就是说天上忽然下起了谷子的雨，这就是"谷雨"节气的来历。

所以谷雨这个节气和汉字有着不解的渊源。今天我就来说说汉字，以及写字和养生的关系。

总结汉字的造字方法，有以下四种：

象形：用文字的线条或笔画，把要表达物体的外形特征具体地勾画出来。例如"月"字像一弯明月的形状，"龟"字像一只龟的侧面形状，"鱼"是一尾有鱼头、鱼身、鱼尾的游鱼，草字头就是两束草，"门"字就是左右两扇门的形状。而"日"字就像一个圆形，中间有一点，很像我们在直视太阳时所看到的形态。象形字来自于古代的图画文字，但是图画性质减弱，象征性质增强，它是一种最原始的造字方法。

指事：含有绘画中较抽象的东西。例如"刃"字是在"刀"的锋利处加上一点，以作标示；"凶"字则是在陷阱处加上交叉符号；"上""下"二字则是在主体"一"的上方或下方画上标示符号；"三"则由三横来表示。这些字的勾画，都有较抽象的部分。

形声：形声字由两部分组成——形旁和声旁。形旁是指示字的意思或类属，声旁则表示字的相同或相近发音。例如"樱"字，形旁是"木"，表示它是一种树木，声旁是"婴"，表示它的发音与"婴"字一样；"齿"字的下方是形旁，画出了牙齿的形状，上方的"止"是声旁，表示这个字的相近读音。

会意：会意字由两个或多个独体字组成，以所组成的字形或字义合并起来，表达此字的意思。例如"酒"字，以酿酒的瓦瓶"酉"和液体"水"合起来，表达字义；"解"字的剖拆字义，是以用"刀"把"牛"和"角"分开来表达；"鸣"指鸟的叫声，于是用"口"和"鸟"组成；还有我们中医的医字，整个是人受伤以后，被医生麻醉抢救手术的一个图形组合和会意。

汉字的发生发展经历了符号、甲骨文、金文、小篆、隶书、楷书、行书以及繁体和简体的变化，但是万变不离其宗，起到了帮助人类传神达意的作用，是由形象到抽象，以及由抽象到形象的重要媒介。

很多老年人在退休以后，开始学习书法，每天花费一定的时间练习书法，非常有利于修身养性，能够延年益寿。相反我们很多年轻人现在整天离不开电脑，打字速度倒是挺快，只是机械地上下敲打，等到书写的时候，往往出现提笔忘字，别说写毛笔字了，即便是写硬笔字，也是狗爬爬字，难看得很。

笔迹字体反映着一个人的情绪和性格，同样通过练习书法，改变字迹笔体也能潜移默化改变性格和情绪。特别是用毛笔写字的时候，需要全神贯注、凝心静气，用气不用力，这样才能用软毛笔写出字的力道和劲道，高手还能力透纸背。这无异于一场气功、静坐的练习。很多书法家长寿的奥秘也就在这里，所以我劝大家在电脑时代还是别忘了动笔写字。

春 茶

1. 绿茶

喜欢喝茶的人都知道，绿茶讲究明前茶、雨前茶。明前茶、雨前茶是我国江南茶区按照节气对不同阶段春茶的称呼。顾名思义，"明前茶"是清明节前采制的茶叶，"雨前茶"是清明后谷雨前采制的茶叶。明前茶细嫩品质好，雨前茶品质也不错，而谷雨后立夏前的茶叶一般较粗老，品质就相对差一些了。在"惊蛰"和"春分"节气，早发品种茶就开始萌芽了，这样的话，"清明"前就可采茶。明前茶由于伴随着春天地气的生发而萌芽，又蕴含了整个冬季闭藏和积蓄的精华，所以得天地之灵气，生命力是最旺盛的，这就是从中医角度来分析明前茶珍贵的原因。再加上清明前气温普遍较低，发芽数量有限，生长速度较慢，产量很低，物以稀为贵，明前茶就愈发贵重了。

乾隆皇帝下江南，在杭州观看龙井茶采制时，曾作《观采茶作歌》，诗云"火前嫩、火后老，惟有骑火品最好"，就是指"清明"前一日采制的龙井茶品质最好，过早采制太嫩，过迟太老。这个火就是指寒食节，也叫禁火节，其实和清明就差一两天。

雨前茶虽不及明前茶那么细嫩，但由于这时气温回升，天地的生发之气更盛，芽叶生长相对较快，因此雨前茶往往滋味鲜浓而且耐泡。明代许次纾在《茶疏》中谈到采茶时节时说："清明太早，立夏太迟，谷雨前后，其时适中。"这对江浙一带普通的炒青绿茶来说，清明后、谷雨前，确实是最适宜的采制春茶的季节。

除了江浙的西湖龙井和洞庭碧螺春，产于其他省份的绿茶，比如庐山云雾、太平猴魁等，由于海拔较高，天候条件各有不同，采茶时间一般在谷雨后至立夏间。无论是明前茶还是雨前茶，由于芽叶都比较细嫩，泡茶时水温不宜过高，一般85度左右即可，有些茶毫较多，条形更细嫩的茶还需要上投法，就是先注水，再投茶，以免破坏茶的鲜爽的感觉。

茶圣陆羽在《茶经》中第一句话就说："茶者，南方之嘉木也。"我们说一方水土养一方人，茶树既然是南方的树木，就更适合在燥热的南方饮用。而在北方，我们喝茶就尽量要选择发酵茶或者半发酵茶来喝了。《茶经》中说的茶之为用，味至寒，通过发酵这道加工工序，就可以大大减低茶的寒性。

现在很多成功人士，不管自己是什么体质，每天早上一起床先喝一杯上好的绿茶，认为这才是品质生活，却不知这里面也有隐患。这些人中就包括一些脾胃虚寒的人，他们甚至喝到拉肚子，喝出胃病来都不知道怎么回事。从另一个角度讲，上午是阳气生发的时间，大清早就拿性质阴寒的绿茶来打压上升的阳气，也是不利于健康的。

2. 乌龙茶

乌龙茶属于半发酵茶，通过部分发酵来适当降低茶的寒性。乌龙茶根据产地的不同分为闽南乌龙、闽北乌龙、广东乌龙和台湾乌龙。闽南乌龙的代表茶品是铁观音，主要产于福建安溪，以独有的"兰花香、观音韵"名扬天下。铁观音的发酵程度大约为30%左右，但是随着现代加工工艺的改良，铁观音的发酵程度降低，也就是说它的寒性依然很大。大家在饮用的时候，要根据自身体质来选择。

大红袍是闽北乌龙的代表茶品。闽北乌龙主要产于福建北部武夷山地区，很多茶树甚至生长于高岩峭壁之上，岩顶终年有甘泉细流滋润茶树，所以闽北乌龙天赋不凡。武夷山区的茶又被称为岩茶，发酵程度一般在40%左右。武夷岩茶的制作非常复杂，除了发酵还有焙火。焙火就是把茶置于炭火之上，小火慢炖，而且要多次重复。通过焙火，不但增加茶的香气，而且也可以大大消减茶的寒性。武夷山独特的自然生态环境造就了岩茶"岩骨花香"的品质，茶汤岩韵明显，香气浓郁持久，滋味醇厚。清代袁枚在《随园食单·茶酒单》中就详细记载了武夷岩茶的品饮方法，说三杯之后，令人释躁平矜，怡情悦性。好岩茶需要沸水急冲，而且不怕闷泡，有理气、消食、化积的功效，适合腹部胀满、消化不良的人来饮用。岩茶的劲力比较刚猛，所以切忌空腹饮用，以免引起低血糖反应。

广东乌龙是四大乌龙中较为古老和优秀的品种，以潮安县凤凰山区的最为有名，由于单株采收、单株制作，广东乌龙又被称为凤凰单枞。大家熟知的直接体现中国茶道精神的潮汕功夫茶，冲泡的就是凤凰单枞，它的发酵程度一般在40%左右。凤凰单枞茶具有天然花香，口感甘爽，回味滑润，种类繁多，常见的有蜜兰香、黄枝香、芝兰香、柚花香等。凤凰单枞自然的香气有打开心胸、令人心旷神怡的功效。鉴于它自身的生发开散的特点，凤凰单枞更适合在上午饮用。单枞所含的香味物质以高沸点的居多，所以冲泡时要用滚水，且要快速出汤，时间长了就容易把茶的涩味泡出来了。

台湾乌龙向来以加工工艺精良而著称，常见的有冻顶乌龙、文山包种、东方美人，及大禹岭、梨山茶等。由于产量不高，且价格较贵，寻常百姓不易喝到。但是可贵的是，台湾保存了传统的加工工艺，一般发酵程度能达到42%，其中东方美人的发酵程度更是达到70%左右，所以适合饮用的人群自然也就多一些。

找到了适合自己体质的茶，还要讲究喝茶的方法，首先喝茶要心静，其次不要贪多。焦躁不安时，茶只是解渴的饮料而已；只有静下心来，才能体会到好茶带来的身心方面的双重享受。辛弃疾曾说过，"物无美恶，过则为灾"，茶再好，也要饮用适度。几杯热茶下肚，喝到满口生津，后背微微汗出，两腋习习清风，就表示喝好了，喝透了。

3. 红茶

大家都知道秋天绿叶会变红，在北京人们都会去香山赏红叶。其实红茶的制作原理与绿叶变色有些类似，只不过是通过人为的影响，使春天的绿叶提前出现变化。红茶是一种全发酵的茶，茶经过发酵，对胃有刺激作用的茶多酚发生了酶促氧化反应，含量减少90%以上，所以红茶不但不会对胃肠有刺激，而且还能促进食物的消化，增加食欲，有养胃的作用。通过发酵，产生了茶红素和茶黄素等新成分，茶汤变得明亮艳丽，茶的香气也大大增加。

根据红茶形状来分，可以把红茶分为叶茶、碎茶和末茶。如果根据产地和品种主要有以下几种：

小种红茶：常见的是正山小种，由于在加工过程中有一道烟熏干燥的程序，所以正山小种茶汤带有松烟香气，中正雅致，滋味圆融甜润，似桂圆汤。

祁门红茶是工夫红茶里面最有名的，产于安徽省祁门县，条索紧秀，色泽乌黑泛灰光，俗称"宝光"，内质香气浓郁高长，似蜜糖香，又蕴藏有兰花香，汤色红艳，滋味醇厚，回味隽永。祁门红茶品质超群，被誉为"群芳最"，这与祁门地区的自然生态环境条件优越是分不开的。由于是全发酵茶，祁红的尾韵略带酸味，很多人喜欢加入糖或者奶调配饮用，这些都属于合理的搭配。

近年来，其他的功夫红茶也逐渐兴起，并为大家所接受。例如产于云南的滇红等。市面上常见的立顿红茶是采用斯里兰卡的锡兰红茶加工而成，属于红碎茶。

这里还要纠正一个误区，新茶并非越新越好，喝法不当容易伤肠胃。由于新茶刚采摘回来，存放时间短，含有较多的未经氧化的物质，这些物质对健康人群并没有多少影响，但对胃肠功能差，尤其本身就有慢性胃肠道炎症的病人来说，就会刺激胃肠黏膜，原本胃肠功能较差的人更容易诱发胃病。因此新茶不宜多喝。正确方法是放置半个月以后才用。此外，新茶中还含有较多的咖啡因、活性生物碱以及多种芳香物质，这些物质还会使人的中枢神经系统兴奋，有神经衰弱、心脑血管病的患者应适量饮用，而且不宜在睡前或空腹时饮用，饭后也不要立即喝茶。

4. 黑茶

黑茶是我国特有的茶类，属于后发酵茶，是利用微生物发酵的。黑茶一般原料较粗老，制造过程中往往堆积发酵时间较长，所以叶色油黑或黑褐，故称黑茶。黑茶是藏族、蒙古族和维吾尔族等兄弟民族日常生活中必不可少的饮用品。主要品种有湖南黑茶、湖北老青茶、四川边茶、广西六堡散茶、云南普洱茶等。其中云南普洱茶如今已经是蜚声海内外，被誉为"可以喝的古董"。

湖南黑茶主要集中在安化生产，茶叶条索卷折成泥鳅状，色泽油黑，汤色橙黄，叶底黄褐，香味醇厚，具有松烟香。湖北老青茶产于蒲圻、咸宁等县，以老青茶为原料，蒸压成砖形的成品称"老青砖"，主销内蒙古自治区。四川边茶分南路边茶和西路边茶两类。广西黑茶最著名的是六堡茶，因产于苍梧县六堡乡而得名，现在已有200多年的生产历史。六堡茶制成毛茶后再加工时需潮水沤堆，蒸压装篓，堆放陈化，存放越久，品质越佳，老茶具有特殊的槟榔香气。六堡茶在晾置陈化后，茶中便可见到有许多金黄色的"金花"，这是有益品质的黄霉菌，它能分泌淀粉酶和氧化酶。六堡茶汤具有红、浓、醇、陈的特点。

有人把普洱茶叫作再加工茶，因为普洱有生普和熟普之分。也有人把熟普称为黑茶。熟普是用滇晒青毛茶经潮水沤堆发酵后干燥而制成，颜色也是黑褐色。这种普洱散茶条索肥壮，香味醇浓，带有特殊的陈香。以这种普洱散茶为原料，可蒸压成不同形状的紧压茶——饼茶、沱茶、砖茶等。

黑茶有助消化、解油腻、顺肠胃的功效，我国西北少数民族人民的食物结构是牛、羊肉和奶酪，所以他们是"宁可一日无食，不可一日无茶"。离了茶，肉食民族就该胃腹胀满，消化不良，口舌生疮了。现在很多人通过喝黑茶来减肥，也是比较有效的。另外，我国民间还有利用老黑茶治疗腹胀、痢疾的传统。紧压茶在冲泡之前必须撬散，否则用开水冲泡难以浸出茶汁。茶具的选用当为粗犷古朴的陶制茶具，这样才更能凸显黑茶的厚重和沉稳。有些地方在饮用紧压茶时，先将砖茶捣碎然后放在锅或壶内烹煮。在烹煮过程中，还要不断搅拌，以使茶汁充分浸出。同时在烹煮时，大多加有佐料，采取调饮方式饮用。

初尝黑茶，往往难以入口，但是有些人就偏偏喜欢黑茶独特的浓醇风味。由于普洱茶近年来的大行其道，不光价格飞涨，同时也出现了很多假冒伪劣茶。有些人为了谋利，用极端的手法把新茶"速成做旧"，甚至把茶放到猪圈去发酵。所以，我们在喝黑茶时，一定要辨别真伪，免得喝茶喝出病来。黑茶有陈香，但是"陈"并不意味着是发霉。有些人在普洱中喝出霉味甚至农药"六六粉"的味道，还以为是正常的，这就颇有些迂腐和愚蠢了。

梦境与健康

你是否曾因梦境的离奇而百思不得其解？你是否了解不同的梦境还对应不同的脏腑问题？

1. 肝梦

春天是肝气生发的季节，首先说说梦境与肝病的关系。

中医五行中，肝对应木，木曰曲直，木的特点是能屈能伸。肝有问题的人，往往会梦到树木，但是根据病情的寒热虚实，梦中的树跟树也不一样。

如果梦到树木着了火，或者梦到特别郁郁葱葱的森林，这属于肝的实证、热证。首先说说实证是什么，张手就要打，抬手就要踹，这是实证，比如大家熟悉的《红楼梦》里的王熙凤就是典型的肝实证的表现。她待人狠毒，尖酸刻薄，寡恩薄义，这个就是肝火太旺。

还有很多人会梦见自己在树林里面走，而且一直在转悠，走不出来，这就是肝的虚证。也有些人梦到的是稀稀拉拉几棵树，而且不是青葱翠绿的感觉；肝气更虚的人还可能会梦见在草地上，不是树而是草。

和实证相反，虚证呢，就是把自己的怒气强压在心里，不发作出来。我们都看过电影《林则徐》，本来他看到贪官非常愤怒，但是抬头看到"制怒"二字，又把怒气强压下去。这就是儒家的思想，古代的士大夫要压抑自己的情绪，这其实是不健康的。

如果我们生气了，把它发泄出来就好了。可是在现实生活中，有很多好人把别人的感觉放在第一位，他宁可委屈自己，万事委曲求全。这样做的结果是什么呢？我们常说咽不下这口气，肝气压着点，就咽下这口气了。委曲求全，委屈的都是肝。但是这种开始是一口气，没有形状，它是个能量，也是个念头，时间长了以后，它就会变成无中生有，再加上身体里面其他的废物，就开始出个小瘤子、小块、肝内血管瘤，或者是女性的卵巢囊肿、乳腺增生等，甚至最后得了肝癌。这就变成了肝的实寒证。这些人都是脸色瘀青、铁青，大家一看就知道是肝病的脸。

《黄帝内经》里明确记载，"肝气虚，则梦见菌香生草，得其时则梦伏树下不敢起"。意思是说一个人肝气先虚，就是好像国家没有了防线，下一步敌人就进来了。所以一旦虚了，后边就长出很多阴寒的东西。大家看蘑菇长在什么地方？阴冷、潮湿、见不得阳光的地方，所以肝实寒证的人的梦境一般就是那种潮湿的森林里面，朽木上面长满蘑菇。

我们常说肝胆相照，中医讲肝胆是互为表里的，肝虚的人相应的胆子也小，而且优柔寡断。我们常说"酒壮怂人胆"，胆小怕事的人喝酒以后，肝的气血全上来了，胆子也就变大了。所以，对于优柔寡断的人，我们建议多吃一点辛辣的东西，可以鼓舞肝胆之气；相反那些脾气火暴的人，可以适当多吃一些酸味的收敛的食物。

最后教给大家一个疏肝理气的方法，按摩太冲穴，太冲穴的位置就在脚背上，沿大脚趾和二脚趾中间往上。如果肝火大，你就逆着它，按照从脚腕到脚趾的方向往下捋；如果有火发不出来，事事拿不定主意，你就顺着它，按照从脚趾到脚腕的方向往上捋。另外，我们在前面讲过开胸顺气的方法，大家不妨结合起来，一定会有不错的效果。

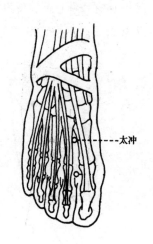

太冲

2. 心梦

中医五行理论中心属于火，讲到这里大家可能就会说了，心有问题的人会梦到火。回答不错，但是并不尽然，我有一个心脏病患者，心梗、冠心病，她每次只要梦到水，梦到在水里边游，第二天或者第三天准犯心脏病。这就是我们讲的物极必反，水克火，心气虚到一定程度，梦到的是相反的，这就是不祥之兆。

还是用中医的虚实寒热来分析，心气也有过虚和过旺之分。

"登高而歌，弃衣而走"，爬到很高的地方唱歌，然后脱光衣服裸奔，这就是心火太旺了。这种人的表现是几天几夜不睡，还不觉得困。这些人做梦不是梦见火，就是梦见飞。他们一伸舌头往往都很红，扁桃体经常肿大，还老爱发烧。

讲完了心火旺，再来说说心气虚。心气虚的人一般表现为干什么都没兴趣，对什么都不太热心，甚至觉得活着索然无味，吃东西没食欲，出去玩没意思，就整天在家里待着。我们熟知的黛玉葬花，是心气极度虚弱的表现。大好春天，阳光明媚，万物生发，草长莺飞，这都是让人兴奋、让人高兴的事情，可黛玉却悲悲戚戚地葬花，可见心气严重不足。这些人往往会梦到一些可怜的事情，还有些人会经常梦到已经逝去的老人或者亲友，甚至能从梦中哭醒过来，这种人的心气虚更严重，到了哀的程度。古人云：哀莫大于心死。待到心如死灰，就发展到抑郁症了。

对于这些心气虚的表现我们可以通过食疗的办法，就是吃些血肉有情之品。另外，心之母是肝，通过补肝，也能起到补心气的作用，也就是说可以适当吃些辛辣的东西。你看我们的毛主席就是爱吃红烧肉还爱吃辣椒。

还有一种心虚表现为虚火，打个比方，锅里的水已经熬干了，但是底下的火还着着。不是真正的火大，而是水少相对显得火大了。这样的人通常表现为已经很困了，但是躺在床上却睡不着，这是现在很多人的通病。这些人会梦到火，梦到锅里没水，吱吱冒烟，还有的会梦到自己光脚走在烧红的铁板上。这种情况就需要往锅里加水，要补一补心血了，这味补品很常见，就是人尽皆知的东阿阿胶。

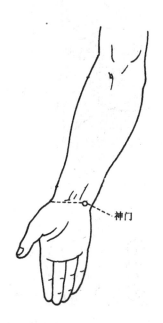

神门

最后说说心寒齿冷的人。所谓心寒齿冷就是阴寒负面的能量积聚到一定的程度，进而变成了恨。这些人话语恶毒，虐杀动物，还会在夜里磨牙。他们的梦境都是掉到特别肮脏的地方出不来。这些人往往已经达到极度抑郁的状态了，需要扎针、放血来系统治疗。

最后，教给大家一个自我关爱的小方法，心气虚的人不妨一试。这就是前面提到过的艾灸神门。神门穴位于手少阴心经，在腕部，掌腕横纹尺侧端，这儿有个小动脉搏动，就离它很近。点燃一根清艾条，对准神门穴，让这种类似冬日暖阳的热力慢慢透进去。有的人甚至能灸到涕泪交流，心里积压的委屈、不满、不痛快就随之发泄出来了。另外，艾灸结束一定要注意安全，一定要把艾条插入水中彻底熄灭。

3. 脾梦

脾在五行里面对应的是土。土爱稼穑，就是生长出庄稼和粮食，来供我们吃饭的。脾对应的情绪是思，除此之外，还有一个字叫想，思和想都会在梦境中表现出来。脾对应的颜色是黄色，你看我们吃的小米、黄米都是黄色。

很多人如果梦境中出现了反复的思虑，老梦见黄色，梦见土，梦见盖房子、拆房子，这些都跟脾胃消化吸收有关。我接触到有些患者的梦境，有道路中断的，也有地面开裂的。"地势坤，君子以厚德载物"，地应该是很稳定的状态。可是梦境中突然出现路断了、裂了，就说明地不厚了，地不厚就是指消化和吸收的功能差了。我的一个患者还梦见土坯房塌了，结果一做胃镜，发现胃溃疡，甚至还有些糜烂性胃炎。

脾胃功能不好，我们还是要从虚实两方面来看。脾虚分为气虚和阴虚。气虚的人表现是吃了东西消化不了，或者是酒肉穿肠过，能消能化吸收不了，顽固不化，吃什么拉什么。所以，这种脾虚的人一般都特别瘦弱。人在没有能量补充摄入的时候，他就会产生一种不安全感。所以这些人还表现出担心，担心了这个担心那个，担心了老公，然后担心孩子，整天就是考虑负面，想着将来老有点什么坏事。这就是我们说的忧愁的忧。

针对这种情况，养脾胃最好的办法，就是滋味要薄。什么意思呢？本身消化吸收功能不好的人，最忌讳上来就吃大鱼大肉。你看，大病初愈的人，就是脾胃刚刚恢复的人，他想吃什么？是小米粥。另外，要忌生冷、忌硬的东西。然后，用粥慢慢把胃气，就是土给培厚起来。我们常说的厚道厚道，脾胃就是要厚。

脾胃虚除了气虚以外，还有一种叫阴虚，就是阴液不足。这种人通常表现为嘴干，没唾液。嘴干，但是喝水却不解渴，甚至有的人嘴干，也不想喝水。或者吃饭的时候，吃一口饭需要同时喝一口茶，得往下送。

我们胃的表面有一层黏液来保护胃壁，如果阴液不足，黏膜就变薄，萎缩性胃炎就是胃的黏液几乎都干了。这样一来，胃酸慢慢就把胃壁腐蚀了，这就是胃溃疡。这些人到晚上他做梦就找水喝，四处找水，没有水，然后渴醒。这时候怎么办，喝水又不解渴。我教大家一个办法，可以把荸荠削好了，然后去嚼，嚼完以后把渣子吐掉。荸荠的水滋养胃的阴液的效果特别好。

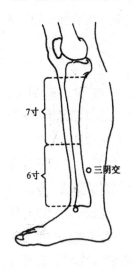

7寸

6寸

○ 三阴交

刚才说的是虚证，那么脾胃功能不好还有一种情况，就是脾实，实证。吸收的阴寒太多，还有就是消化功能太强。糖尿病病人消谷善饥，这就是脾实的一种表现。这些人晚上做梦就不停地找东西吃，吃了还想吃。还有的做梦找东西老找不着，这种情绪就是虑，所谓虑就是急切地期待有一件事要发生。我们说吃饭要细嚼慢咽，其实就是给胃的节奏和蠕动留一个空间，而这种脾气大胃火大的人，就是一股脑要吃。

临床上我们用一些凉性的、微苦的药物，比如银柴胡、胡黄连来治疗这种脾胃火大的患者。另外我再教大家一个按揉三阴交穴位的方法来疏泄脾胃的火。三阴交在内踝向上，我们用四个指头往上一比，就在胫骨的边上。三阴交是三条阴性的经络交汇的地方，揉三阴交就能泻掉脾胃的火，口臭自然也就缓解了。但是要注意，怀孕的女性不要揉，刺激这个穴容易堕胎。

4.肺梦

肺在五行中属金，开窍于鼻。五味中对应的是辛，七情对应的首先是一个悲，其次是愁，颜色对应的是白。所以如果梦境中有这些因素出现，就可能是肺有问题。

悲字上边是一个非，飞两个鸟，还是背靠背的。背向而飞，就是分离了，所以这个悲描写的就是分离的情感。有些人做梦老是不是跟亲人分手了，就是跟自己心爱的对象分手了，要么就看到断裂、开裂的东西，或者梦到一些砍砍杀杀的事情，有的人就在梦里面哭醒。按中医的寒热虚实来分析的话，这些都可能是肺虚的表现，并且是阴血不足的虚证。

比如《红楼梦》里的林黛玉，她得的肺痨就是属于那种阴血不足的虚证。表现在哪里呢？一到秋天看落叶飘飘，树叶枯萎、凋谢，她就发自内心产生一种悲凉的感觉。这种人，白天是哭哭啼啼，悲悲凄凄，到晚上不容易入睡，老干咳，没有痰，咳得睡不着。即便是睡着了，也会做一些分离的梦。

中药里面有一些，是针对这种悲离，就是肺阴不足的人。我们用合欢花、合欢皮，还有个特有名的中药，就是百合花。有个专门治这种病的方子，名字起得也特别有意思，叫"百合固金汤"，固是加固的固，金就是肺。就是说你这么咯血，你这么肺痨，我给你把它保护起来，稳固住，让它病好了。还有就是山药，学名叫薯蓣，它是白色的，味道酸甜，生吃或者熬粥吃，补肺效果也特别好。

除了阴血不足的虚证，还有一种常见的是肺虚是气虚。肺气虚的人首先说话气短，另外他睡觉的时候有个特点，必须得高枕，或者把上半身垫起来，这样才能睡，要不然他喘不上来气。这些人首先他喘，睡不着，另外，他睡着以后老做什么梦？就是心有余而力不足，就在那儿愁得不行。

我们经常说的补肺气的药就是黄芪，人们都知道黄芪是提高免疫力，补气的，其实黄芪真正的作用是补脾和肺的气的。吃完黄芪，好多人就觉得我这口气能下去了。还有一种叫山茱萸。山茱萸味道有点酸，这种酸的味道，能让你把这个气吸得深一点，所以有时候我们看这人气短得快绝了，就是快有出气没进气的时候，赶紧炖一点黄芪、山茱萸。

刚才说的虚证表现出来是干咳，咳不出东西；而实证呢，他一咳嗽，整个楼道都能听见。关于做磨刀杀人的梦，虚证的人是容易被人追杀，而且是被人拿着刀光闪闪的凶器追杀；而实证的人都是去砍杀别人，或者跟人砍杀过程当中，他占上风。这就是肺气过足，或者肺火过大的人，这些人都是白天咳得比较厉害。

老是咳嗽也伤害自己，像这种情况下，我们就用一些止咳、镇咳的药。我们中医还有个方子叫白虎汤，这里面有石膏、知母、甘草、粳米。生石膏是白色的，入肺，能清肺热，好多人这么燥、这么咳的话，喝点白虎汤，让肺凉一凉、镇一镇，就平静了。

实证还有种情况，就是肺的阴寒太重了。这种人会经常梦见死去的人，或者自己被人杀。而且这种人的痰或者肺里面已经产生一些积液，或者有些人得支气管扩张，有那种脓血，还有人得了肺的肿瘤，他就有一种压迫感，所以这种人还梦见什么？就是被石头，或者是其他的什么东西压着。如果出现这种情况，我们建议去做个胸透，提前预防一些有形占位性病变。

5. 肾梦

肾在五行里面属水，开窍于耳，对应的颜色是黑色，对应的情绪是恐。所以如果梦到有关水的梦，或者在梦中要不就从楼上掉下来，要么就被人追杀了，或者是很害怕的那种梦，或者是梦到黑的颜色，黑漆漆的，伸手不见五指等，都跟肾有关。

有些人做梦会梦见水熬干了，自己在沙漠中迷路、火上烤、火上走等，这就是肾阴虚的表现。常见的肾阴虚还表现在晚上睡着了就出汗，一醒来汗就停了。更年期的女性，白天烘热，哗一下就热起来了，到晚上以后，手心和脚心烫得不行，都想往墙上贴。肾阴虚的人表现出来还有个特点，就是干燥，眼睛干、鼻子干、唾液也没有，体液都干枯了，还有女性的阴道分泌的黏液也没有。所以这些人特别容易产生那种感染和瘙痒的感觉。治疗这种病中医都得用滋阴的方法。有一味常用的中药叫地髓，土地的地，骨髓的髓。其实它就是地黄，有填精益髓的作用。还有一个药也特别好，叫地骨皮，就是我们平常吃的枸杞的根皮。另外病到很严重的时候，我们有个方子叫"大补阴煎"。用的主要是猪脊髓一条，再配合上黄柏、知母等一些中药来起到滋阴的效果。

有的成年人可能有时候会做性梦，梦见入夜以后来个美女，然后云雨一番，遗精了，天天如此或者一周就有两三次。这也是肾虚的表现，是肾阳虚。阳气不足的另外一个表现就是早泄，或者憋不住尿，甚至一咳嗽尿就出来了。肾阳虚的人首先就是怕冷，太阳底下待着还打哆嗦，然后还裹得严严实实，别人不冷他怕冷。另外一个表现就是腰直不起来，这种人走路都得佝偻着腰。阳气再不足呢，就开始耳鸣，先鸣后聋，然后耳朵就开始背了。小孩有时候也会出现肾阳虚，他会梦见找厕所，找很久，然后尿，一尿是尿床了。

肾气虚了我们就要用补肾气的药给它补住，我们有一个非常好的中药，叫益智仁。把益智仁磨成粉，就给它装在胶囊里或直接吞服，可以让肾变得有力量。

还有一种人做的梦很有意思，他做梦划船，划着划着说是没水了，然后他下来推这个船。还有人梦着梦着就看见这湖水就干了，然后石头就出来了。还有人就梦见下冰雹。这就不是肾虚了，而是肾阴实，就是有了不该有的东西，比如肾结石、膀胱结石、前列腺肥大，或肾的囊肿、肾的癌症等。很多人就是因为老吃补肾药吃出了肾结石。治疗这种人就要把这个阴寒的东西给它要么手术切掉，要么超声波碎掉，要么用我们中药给它把那个石头化掉，然后让它排出来。中药里面有一味药叫鸡内金，可以把它晒干了磨成粉服用。

还有一种梦境，梦见在水中行船，翻船落水，惊恐窒息，这属于另外一种肾实的表现，就是肾火，这种人还可能会尿血。这和现在很多人吃壮阳药有关系。还有人就是因为吃东西吃得不合适，产生过敏。你看肾是主水的，吃很多海里面的东西，它都有直接或者间接补肾的作用，但是如果您补大发了，就会引起过敏。比如虾是发物，虾一过敏很多人就会出现血尿，还有人吃螃蟹过敏。现在有过敏性紫癜，还有紫癜肾。这种人除了要忌口以外，还可以吃一些甘寒利尿的食物和药物，比如西瓜、芦根、白茅根、玉米须等，都有效果。

夏季话养生

夏三月，此谓蕃秀，天地气交，万物华实，夜卧早起，无厌于日，使志无怒，使华英成秀，使气得泄，若所爱在外，此夏气之应，养长之道也。

——《素问·四气调神大论》

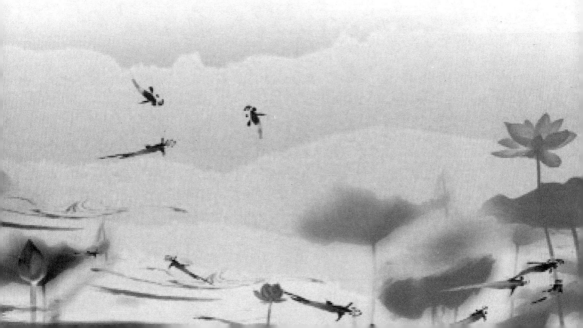

无厌于日

《黄帝内经》讲的夏天的长养原则——无厌于日，就是不要过分讨厌太阳。冬天的时候，大家都是喜欢冬日暖阳，喜欢晒晒太阳，不喜欢阴寒、晦暗的天气。可是，到了夏天，太阳就不那么招人喜欢了，人们都喜欢躲在屋子里吹空调。即便出门，也打个伞，爱美的女士还要涂上防晒霜，骑自行车的女性还戴一个长袖来保护自己的皮肤，防止被晒黑。就像我们不建议冬天去冬泳一样，夏天我们也反对暴晒。暴晒容易灼伤皮肤，造成脱皮，过分地晒太阳也是皮肤癌的诱因。这些都可以理解，但是凡事有度，不要太过。如果夏天不热，还叫夏天吗？

夏天的这种热其实是有利于动植物的生长和发育的。春天是开花的季节，夏天就是孕育果实的季节。人怀孕叫"孕"，植物结出果实，叫作"秀"。如果夏天不热，孕育果实的过程就很难完成，会出现到了秋天没有收获，就叫华而不实、秀而不穗。所以，农民最怕的就是夏天出现这种连阴天，阳光照射不够。人也是一样，我们人体的阳气，也就是所谓的活动力，都来源于太阳。所以，夏天呢，还是建议大家，选择适当的时机，选择适当的时间，去接受阳光的普照和恩赐。大家做艾灸也好，服用一些壮阳的药物也好，其实都不如晒晒太阳这样来得自然，来得方便。

晒太阳的方法，我们建议大家把头遮住，晒晒后背，这样可以鼓舞和振奋人体内的阳气，把体内阴寒的邪气驱除出去。所以，很多人晒太阳以后会打喷嚏，流出清水一样的鼻涕，有人还会流眼泪，其实这都是在排出阴寒凝滞的东西。还有人晒太阳会觉得腹内发热，肚子里咕咕响，这都是推动人体气血运行的结果。现代医学研究表明，晒太阳可以促进人体对维生素 D 的吸收、对脂肪的代谢，这都说明晒太阳是有益的。

现代社会出现的最大问题，其实就是空调使用的问题。夏天本来应该是热烈、奔放，使皮肤开泄、出汗的季节，但是，我们现在做了一些人为的蠢事，就是为了避暑，把屋子里的空调开得很大，温度降得很低。在香港、日本的一些城市，很多人为了保持正装工作的形象，都把办公室的温度弄到很低，这其实就是人为造成的一种不自然的状态。本来夏天应该要阳气外散、外越的这种状态被冰镇了。所以，很多人在夏天汗孔开放的时候，被冰冷的空调一吹，就造成了所谓的空调病。我们知道，冬天人的汗孔、腠理是闭藏的，所以即便受点凉，也不会太深入，而夏天这么一弄，就容易邪气深入。还有人晚上睡不着，喜欢开着风扇或者空调睡，这也是非常不健康、不自然的。中医讲的"虚邪贼风"，这时候就会乘虚而入，所以有些人会出现落枕、面瘫，甚至一些老年人会出现中风，都是在夏天皮肤开泄的情况下，受寒、受风、受湿引起的。

睡子午觉

我们经常说春天要养生，春天是生发的时候，要慢慢培养起这种生发之气；到了夏天，这种生发之气就变成热烈的生长的状态。所以，夏天要养长。

《黄帝内经》告诉大家，夏三月的时候，作息时间应该由冬天的晚睡晚起、春天的早睡早起，变成晚睡早起。道理很简单，因为日出的时间早了，日落的时间晚了，昼长夜短。人的气血也从潜伏在体内，完成了生发，宣泄到了体表，人也不会觉得太困太倦，有些兴奋，健康人是与太阳同步的。所谓早起，是在天亮五六点钟的时候起来，所谓晚睡，就是在晚上十点到十一点之间，但是睡再晚也不能超过十一点。

夏天的作息，除了晚睡早起以外，另外还要强调一个要睡午觉。大家都知道中医强调睡子午觉。所谓睡子觉，就是一定要在子时之前入睡，子时就是半夜 11 点至 1 点；而午觉，就是指中午 11 点到 1 点，要睡个觉。在秋冬，或者在春天，这个午觉可以不睡，因为人们还是睡得早，起得比较晚。而到夏天呢，必须要强调睡午觉，原因很简单，因为我们起得早。比如说，早上六点就起来，折腾到中午的时候，再突破这个极限，人就受不了了。所以，夏天很容易出现人在午饭以后，就觉得困，想睡。这时候你有两个选择，一个是强打精神，强撑着，克服这个困劲儿。结果中午倒是没睡，可是整个下午却处在浑浑噩噩之中。另外，就是顺其自然，小憩一会儿。究竟哪个更有益于身心健康呢？午饭后午睡，睡一小觉，对养护身心健康是非常必要的。

事实证明，午睡醒来以后，以充沛的精力重新投入到工作中去，不仅能使下午的工作效率提高，还能预防冠心病的发生。在地中海沿岸各国，从历史和传统上就有午睡的习惯，他们的心脏病发病率就低于其他的北欧北美这些国家。特别是那些晚间睡眠不足的人，如果能在午睡中适当补充，非常有利于身心健康。

中医强调一个观点就是中正平和，不走极端。也就是快到极限的时候人要有意识地刹车、减缓，避免乐极生悲。子夜和正午的时候都是阴阳各自发展到极限的时候，这时候如果你能安静休息，照顾自己的话，就能让人的气血顺利地度过这个坎，否则，长期处于过劳、过累的状态，不仅劳心、劳神，甚至会伤身殒命。

关于午睡，我们强调这么几点，一是午睡时间不宜过长，一般十一点到一点之间，半小时到一小时；另外，尽可能平卧，不要趴着或者歪着囚在那儿很不舒服地睡；还有，在吃完饭以后，感觉到困的时候，再稍微绷一会儿，不要刚吃完饭，饭还在嗓子眼那儿就立即去睡，这样的话，容易影响到脾胃的消化。

出　汗

夏天正常的情况下是人的阳气蒸腾在表，能够使自己的腠理和毛汗孔开放，人会出汗。我们应该顺应人体阳气走向体表的趋势，出几场透汗，尽情地把自己一些浊的东西排出体外，有利于我们的身心健康。如果你藏着、捂着、掖着，就会导致该收敛的时候不收敛，该宣泄的时候不宣泄，时间长了就会落下病根。

但是由于夏天空气中湿度比较大，人有时候会感觉到比较闷，出汗不畅，这时候人会觉得特别不舒服，有时候一天不停地洗澡、冲凉，这样做其实是有悖于自然之道。

建议大家还是要记住那句古训"心静自然凉"，其实健康的人是能够调和、调节人体的温度的。所谓调和，就是当外界冷的时候他会增温，外界热的时候他会制冷。所以健康的人到冬天的时候你一摸他的身体，会觉得很暖，到夏天的时候，他的皮肤却是凉凉的，这就是说他的这种阴阳平衡的功能在发挥作用。

夏天真正制冷的其实就是我们讲的肾水的功能，肾主水，水克火，能够让人把那种浮躁、火烧火燎的情绪或者体温给平复下来。肾的这个水就是我们讲的身体的体液，它充斥在我们身体的不同部位，在眼睛变成泪，在口腔内变成唾液，在鼻腔内是鼻涕和痰饮。所以当一个人的肾精充足，也就是肾水充沛的时候，即便是夏天也能够自动调节自己的温度，保持一种平衡。

我们现在有很多人都在透支着自己的身体，夏天拼命吃冷饮。其实往往是他们身体已经缺乏足够的水，就像一堆干柴，外面一点火就着。着了以后人就会出现很多焦渴、烦躁、不安、不定、不宁的表现。这种燥就像油着火一样，不能拿水去扑灭它，而应该用相应的隔绝氧气的泡沫，或者是专门的化学制剂去灭火。所以，在夏天这种焦躁的情况下，你无论怎么喝冷饮、吃冰棍都平复、缓解不了那种焦躁的状态。

在这种情况下，我们建议夏天焦躁出汗的人，应该学会自我慢慢调控情绪。调控不了，就应该用一些药物、食材，比如绿茶，辛香味苦，性寒，能够清心火，开畅毛孔，解表透汗，平复焦躁，使人平静下来。所以在烦闷焦躁、汗又出不来的情况下，冲一杯绿茶喝，一口一口地品，慢慢地把它咽下去，这时候首先会出现舌下生津，腋下习习生风，出点汗，顿时就会觉到一股清凉的感觉发自内心地出来了。如果喝绿茶还不管用的话，我建议大家喝一点苦丁茶，另外，莲子心很苦，也是一个不错的选择，能够清心火、润燥、生津。

还有一些人是另外一种情况，出汗比较黏，甚至有颜色。中医讲小肠的功能叫"泌别清浊"，能够将喝进去的饮料的精华吸收，把污浊排出去。小肠的功能出现了异常，就会出现清浊不分，体液污浊的现象。心肠比较冷的人，容易出现这种状况，这些人要注意夏天睡觉的时候对肚子的保暖。

还有一些人出汗是因为身体比较虚，这些人稍微干点体力活，或者稍微动一下脑子，就会觉得身上发热，就会出汗，一出汗呢就更没劲了。这种人我们一般用补气的方法，帮助他固摄自己的精气，因为出汗太多也会漏掉自己的精。一般建议他们用黄芪、山药炖粥去喝。

夏季饮食

冬天人的阳气收敛到了体内，肠胃功能会变得比其他季节要强一些，所以，吃进去的一些高营养的东西能够相对容易地得到消化和吸收。而到春天呢，人的阳气会逐渐从内脏躯干往四肢末梢走，阳气开始生发；到了夏天更是这样，毛孔腠理开放，表皮会出汗，这时候相对来讲五脏六腑的气血会相对不足一些。所以，到了夏天，人的胃口变得不是太好，老百姓称之为"苦夏"，或"疰夏"。

明白了这个道理，在夏天外面很热，自己感觉很焦渴的时候，更要注意饮食的温度和性质。也就是说，越到夏天，我们越应该少吃生冷的、性质寒凉的东西。听起来似乎是矛盾的，烈日炎炎、骄阳似火，温度这么高，我们为什么不灌一瓶冰镇的饮料喝呢？其实大家都有这个经验，当你特别渴的时候，究竟是喝冷饮解渴，还是喝一杯开水或喝一杯茶解渴？

真正解渴的叫生津止渴，就是当你把饮料或者汤，或者吃的食物中的水分转化成你自己的体液，也就是津液的津的时候，你才会感觉到不渴；如果喝进了水，转化不成你的津液，你会越喝越渴。所以，夏天喝冷饮，只是图一时之快，满足了口腹之欲，其实根本不解渴。当人年轻的时候，消化能力强，火力壮，能把吃进去的那些寒凉的食物转化成自己的津液。但是，很多人都是在年轻的时候不注意，落下病，到中年以后开始犯病，最后得不偿失。所以，到夏天一定要养成喝热茶、不吃冷饮的习惯。

夏天还要注意饮食生冷的问题，夏天人的肠胃的气血能量不太够，所以，尤其要注意少吃一些温度低的、性质寒凉的食物。老百姓讲"冬吃萝卜夏吃姜，不用大夫开药方"，所以，夏天一定要把姜作为一种常吃的和常备的食品和药品。到海边旅游经常会吃海鲜，海鲜这类水生的东西都是高蛋白的食物，你要消它、化它，化成你身体需要的氨基酸，需要消耗很大的能量。所以，很多人吃海鲜会拉肚子，上吐下泻，还有一种人是不吐也不泻，把这种阴寒的东西留在体内，形成了身体的过敏原，导致过敏。这时候，建议大家一个是少吃，一个是要熟吃，第三就是要伴着姜吃，或者吃完以后感觉到不舒服，就熬一些姜汤喝。

另外，建议大家外出旅游尤其到海边的话，吃海鲜的时候，要随身带着中药藿香正气水。藿香正气水就是用一些辛温的、芳香的、能够化寒化湿的中药，比如说藿香、佩兰、苍术、白芷等用酒精提炼而成。喝起来辛辣得很，但是这种辛辣正好能唤醒脾胃、胃肠的消化功能。很多人说，现在工艺改良了，我可以用藿香正气片或者软胶囊，我个人认为，那些制剂并不能很好地发挥中药的功效，还是难喝的藿香正气水功效更好。当然，如果出现了高烧、咽喉肿痛，藿香正气水还是要谨慎使用，应该先用一些清热解毒的药，比如仁丹把毒解了，再去温暖肠胃。

还要提醒一下：夏天出汗多，喝饮料时注意加点盐。

若有爱在外

春天对应人体的肝胆。而夏天对应的是我们的心和心包，还有他们相表里的六腑中的三焦和小肠。夏天是心肠热烈的季节，相对于的情感就是人会变得容易喜，容易乐，容易兴奋，不容易出现负面的阴寒的情绪。所以《黄帝内经》上讲，夏天要顺应它的成长、拔节的这么一个趋势，要"使志无怒"，不要压抑自己，要"若有爱在外"，尽情地流露、表达自己的爱心和爱意。春天是发情的季节，所谓情呢是青涩的，刚刚萌动的那种情感，到了夏天就让它表露出来，是一种热烈的爱。人的任何情感和情绪都有它的物质基础，爱也是一种能力。

很多人是处于一种爱无能的状态。所谓爱无能，是"心有余而力不足"，其实这用一个字来表达就是哀。这种爱无能的状态就是自己心气不足，这些人即便到了夏天，外面的天气很热，植物都在茂盛地生长，其他人的情绪很好，但是他却提不起精神，热乎不起来。这种情况下，我们就要用一些补益心气的方法，慢慢帮助他恢复自己的心气，心气恢复了人才会显得有情有义、有血有肉。有些老年人在年岁大了以后会出现一种消极厌世、不愿见人的状态，甚至会有一些人自暴自弃。这种人心率也比较慢，一般人会出现心率低于每分钟40次的这种情况，还有些人会被医生建议要去装起搏器。这种情况由中医来看也是属于心的阳气不足，需要振奋鼓舞。我们建议这些人在饮食当中可以适当增加一些咸的味道，吃一些血肉有情之品，另外要用一些中医的补益心气、心血的药物，比如说鹿角胶、阿胶，还有适当情况下我们会用到鹿茸，甚至会用到硫黄等。另外心气不足的人，还会表现在大便排泄的困难。健康的人心气足，可以把糟粕排出去，不健康的人会被糟粕封闭阻滞。心气虚，首先推动不了气血，甚至会被阴寒、污浊的东西把自己毒死、憋死。

我们说夏天应当"若有爱在外"，不过这也有方式方法的问题，当你流露自己对别人的一片爱意的时候，要选择适当的时间、地点、场合，也要分清对谁。当我们流露自己的关爱的时候其实是敞开自己的心扉，让自己处于不设防的状态，因此如果所遇非人，而被人家反咬一口，这时候就会对自己的心气和心神伤害很大。在被别人伤害以后，特别是被朋友、亲人伤害以后呢，要学会自我疗伤。中医讲"恬淡虚无"，这个恬呢，意思就是一种自我平衡、自我抚慰、自我疗伤的能力。有个成语叫"恬不知耻"，其实这个恬和那个舔伤口的舔有同根同源、异曲同工的效果。"人在江湖飘，谁能不挨刀"，挨刀以后呢不是说就敞着伤口在那淌血，也不是说要长起一道疤，把自己封闭起来，再也不见人。要学会"恬"，要学会疗伤，总结经验教训，伤好了再继续奋斗。

给大家推荐一个适合夏天，针对没有什么欲望、热烈不起来的人的一种粥，叫肉苁蓉粥。这个肉苁蓉是生长在沙漠里面的一种植物，一般我们到药店把它买来洗干净，每次用 30 克把它和小米、白米煮在一起熬粥，稍微加一点盐，一起来服用。它不仅能够提高人的心气，另外还有非常好的润肠、通便的作用。

夏天化湿

夏季气候明显的一个特点就是高温和高湿，温度很高，空气中的湿气也很大。同时空气缺乏流动，没有风，所以就形成了一种桑拿天，又闷、又热、又潮、又湿。这就成为外界气候变化导致人体发病的原因之一，也就是中医所说的"六淫"之一。

中医把湿气致病分为内湿和外湿，所谓外湿就是外界环境的潮湿对人体造成的影响，内湿就是由于饮食不当所造成的人体消化功能受到伤害，进而形成的湿浊和痰邪。这里我们主要讲讲夏天外界环境潮湿对人体造成的影响。

首先，湿是水汽，是阴邪。阴邪就容易伤害到人体的阳气，它和寒气是一类的。外面的湿气伤害到人体的阳气以后，就像乌云遮蔽了日月，造成了人的不明不白、不清不楚的这么一种症状表现。所以中医把它叫"蒙蔽清窍"，清是清爽、清楚的清，窍就是我们说的七窍。湿气是一种阴寒重浊的东西，在夏天由于受到阳气的蒸腾，本来属于地位卑微、低下的这种湿气被蒸腾了起来，通过人体向外开放的孔窍，伤害到人体，所以人就会出现一些相关的症状。比如说有人会出现头目不清楚，昏昏沉沉的，病人会说"我的头上好像裹了一层东西"，中医称之为"头重如裹"。另外他的眼睛老是会觉得"眵目糊"比较多，发黏，睁不开，即便睁开了，也总是觉得看东西不清楚。鼻子总是黏黏糊糊，流着很多鼻涕，总是洗不干净。而嘴里总是发黏，有人还会夹杂一些其他的味道，发苦、发涩或发甜。还有人觉得就是耳朵听不清楚声音，既不是耳鸣也不是耳聋，就是听不清楚。

其次，湿气侵入人体，它会恢复到它阴寒的本质，表现为重浊、黏腻。人体分泌的一些体液本来是很清澈的，但是受了湿气的侵害以后，特别是伤害到小肠的"泌别清浊"的功能以后，就会出现这种污浊、黏腻的东西。有人说我嗓子里有痰，但是总是黏的，咳不出来。有人会小便出现浑浊，甚至小便尿完了，会觉得发黏，还有人大便的时候总是拉不干净、不爽，拉出来的大便特别黏，冲马桶都冲不干净，还得去刷。还有人表现出来就是出黏汗，甚至会粘衣服。

另外一个趋势就是湿气往下走、下流，有些人就会出现烂脚丫子、脚气等。

湿邪致病的最后一个特点，就是缠绵难愈，中医形容它"如油入面"。就像把面和油裹在一起以后，摘不干净，分不清楚。很多人得了这种夹杂着湿邪的疾病以后，治疗周期比较长，不像受风受寒了，吃点药，发点汗，头天难受，第二天就好了。而感受湿邪以后这种病程就比较长，比较难以治愈。

所以从"上工治未病"的角度来讲，我们还是以预防为主，在潮湿闷热的季节，要注意对空气湿度的把握，比如说我们要注意通风，另外可以在家里多备一些能吸收湿气、潮气的东西，比如说木炭、草木灰、生石灰等，随时更换，这样有助于防湿。

漫话风湿

很多人一到天气变化的时候，就会感觉到自己的关节隐隐作痛，这些人像天气预报员一样，能准确地预报出降温、刮风、下雨。这里面的原因是什么呢？这是因为他的体内已经感受了风、寒、湿气，家里有内鬼，才能招来外贼，外面有风吹草动，有风的变化、湿的变化，或者有寒气的侵袭，体内就会有感应。

风和湿是两个概念，我说过风为百病之长，风就像小偷强盗一样，它先把你的门户推开，带领其他的邪气侵犯到人体。特别是在夏天，因为人体的阳气顺应季节的变化，蒸腾到了体表，人体的腠理和汗孔是开放的，当你门户大开的时候，最容易受到外邪的侵害。所以，很多人受风、受寒并不是在冬天，因为秋天和冬天，人本能地收缩自己的防线，穿一些厚的衣服。相反，正是在夏天，人们衣着单薄的时候，吹空调或者开车兜风，或者是开冰箱拿东西，在这时候容易受到外邪的侵袭。

风湿我们分为两种，一个叫风寒湿，还有一个叫风湿热，一个是夹杂了寒邪，一个是夹杂了热邪，它们表现的症状不一样。感受风寒湿气的人，容易在自己的关节处形成肿痛，但是你摸上去，局部却是发凉的；感受风湿热的人，他会出现红、肿、热、疼。这里我主要介绍风寒湿导致的关节痹痛。

湿邪重浊黏腻，在气血流通不畅的地方，形成结滞，湿气最容易在人体的关节处形成凝滞。凝滞以后，阻碍了人体的阳气。我们说湿邪容易伤到阳气，影响阳气的通过，所以它在局部会形成冷、痛，甚至一种麻痹的症状，导致人体的关节活动受限，当关节屈伸的时候，容易加重疼痛。如果在风、寒、湿邪气里面风邪又比较大，可能还会出现游走性的关节疼痛，就是在大小关节附近，一会儿这儿，一会儿那儿，不定时、不定处地出现这种痛。如果寒气比较重，会形成固定不移的剧痛。

湿气的凝滞会造成人体的体液循环出现障碍，在局部的关节处还会肿。寒湿的肿是阴阴的、不温不火的那种，不红、不热。这些风寒湿造成的关节的肿痛，中医称为痹症，是风寒湿三气的共同作用伤害到了人体。

针对这种情况，落实到中医的治疗上，就是要用一些祛风、除湿，还有温阳、散寒的方法，把侵袭到关节的邪气给它赶到体外。我们一般用一些辛温的药物，因为风伤到了筋，湿伤到了肌肉，而寒伤到了骨，所以，层次不太一样。一般除了内服药以外，还要用一些外洗的药物。内服的药物，我在这里不做详细介绍了，因为有一些毒性比较大。外洗的主要有一些藤类的药物，藤类的药物比较柔软，比较有弹性，类似于我们人体的筋，比如海风藤、络石藤、鸡血藤，加上一些祛风、散寒、除湿的药物，比如说怀牛膝、透骨草。这些药我们一般煎汤用来浸泡脚腕、手腕还有关节处。

湿热病

湿热病又叫湿温，也就是说人受了热邪以后又夹着湿气，这种病就比较复杂。

如果是光受热邪的话，我们管它叫温病。温是阳邪，它从上面侵犯人体，首先侵犯的是人体的肺，人会出现咳嗽、嗓子干、发烧，还有皮肤干痒这些症状。进一步，它会侵犯心包，会出现咽喉肿疼、发热加剧，还有抽搐的症状。最后它会侵犯到人的最后一道防线，就是心，入了血分，在高烧的同时还会出现神昏、谵语，还有出血，身上皮下会出现斑点。

如果受热邪的同时夹杂着湿气，就会出现一种比较复杂的，甚至是一些矛盾的症状，比如说，一般的发烧，不论是受寒，还是受热，我们微微用点发汗的药，出完汗以后热就会退掉。但是这种感受湿温的人，它有一个明显的特点，就是汗出不解，汗出以后，它照样还是那么烧，而且一般在午后烧得比较高。另外一个特点叫作身热不扬，就是摸上去体温不高，但是多摸一会儿就会感觉很烫很热，从内渗透出来。

湿温病的特点是有明显的消化道的症状，这些人表现为食欲不振，口中黏腻不爽，觉得口渴却不想喝水，舌苔特别厚腻，另外就是闻到油烟的味道总是觉得恶心、想吐。他老是觉得肌肉酸痛，胸口和心口窝还觉得堵塞沉闷，而且病势缠绵，病程比较长。进一步发展，这些人还会出现一些出血的症状，比如说会出现惊厥、便血，还有在胁下，特别是左边的相对于脾的部位就会出现痞块、硬块，身上还可能出现玫瑰疹，有的人身上还会出现白色的水疱。

湿温病一般好发于夏季，而且以青壮年和儿童居多。治疗它比较困难，比如说我们感觉到它是一种热证，要用一些凉的药，就会伤害到脾胃的运化功能，导致湿气更重。如果治疗湿气，用一些辛温的、芳香的药，又会加重热性的症状。要在夏天预防湿热病，就要照顾脾胃的阳气，不要吃冷饮，或寒性过重的海鲜类食物。

中医治疗湿温病，一般用一些苦温燥湿、芳香化湿、淡渗利湿的药物，抽丝剥茧，慢慢地解开这种胶着、黏腻的状态，分清别浊，各归其位。

我们经常用的一个方子叫"三仁汤"，里面用到了杏仁、白蔻仁和薏苡仁。薏苡仁有非常好的渗湿利湿的效果。而白蔻仁就是白豆蔻的种子，非常香，炖肉的时候可以放一些，它能够唤醒被湿邪蒙蔽的呆滞的脾胃的功能，让它恢复蠕动，特别是小肠，让它恢复起泌别清浊的功效，起到芳香化湿的作用。此外在这个方子中还用到了滑石和通草，它能够把停滞在我们体内的污浊的液体从小便排出去，起到利湿的效果。还用到了竹叶和半夏，竹叶能清心火，清解侵犯到心包经和心经的毒热，半夏能够把凝滞在心口窝处的寒痰、黏液给它化掉，叫作燥湿化痰。

煎煮三仁汤的水我们要用"甘澜水"，所谓甘澜水就是"活水"。一般古代取这个水就是把水放到木盆里面搅，用木勺去反复舀动，使它充满生机和活力，最后达到水走如珠，让水变成一颗颗小珠子。用甘澜水煎药，能起到分清化浊、泌别清浊的作用，最终达到湿去热清的效果。

湿　疹

北方人习惯了清爽、干燥的气候和环境，所以北方人初到南方，就会很难适应南方的这种夏天是潮湿闷热，而冬天又是潮湿寒冷的气候。尽管在南方的冬天温度不是很低，因为空气中湿度比较大，就有一种浸透骨髓的湿冷的感觉。

所以无论是在古代还是现代，北方人到南方因为水土不服而闹出很多疾病，小则影响个人，大到影响整体。比如说在三国的时候，赤壁之战，曹操统帅大军征伐东吴，其实在火烧赤壁之前，曹军中大半的北方兵士就因为不习惯南方的水土、气候，纷纷病倒，甚至还造成了瘟疫的流行，还未征战，先折损了很多兵士，这也是曹操兵败的原因之一。

在越南战争时候，解放军战士坚守在边境线上的"猫耳洞"里边，非常潮湿闷热，结果就造成了很多战士出现了湿疹。湿性的特点是阴寒，往下走，容易在人的足部出现脚气，还容易在人体的阴部，也就是男性的生殖器附近，出现湿疹，严重会渗出黄水，瘙痒难耐，挠破以后造成大面积的疮疡，很多人就会脱皮。实在是很影响人的身心健康，也影响部队的战斗力。

很多人不在南方，但是也会出现，因为体内积聚了过多的水汽，会阴部瘙痒、出汗，甚至有湿疹和溃烂。怎么办呢？最简单的方法叫晒裆，就是等到潮湿阴雨的天气过去以后，太阳出来的时候，在太阳底下晒。还可以用一些草药煎煮以后清洗或外敷，或内服一些草药，从内而外地去提高自己化湿除湿的能力。

我给大家推荐几种治疗湿疹、脚气、阴囊潮湿的草药。首先是蛇床子。蛇床子这味中药性温热，有着非常好的利湿祛湿的效果。它为什么叫蛇床子呢？因为蛇是一种变温动物，身体非常凉，它睡觉的时候喜欢找一个温暖的地方，老是在一种草的上面趴着睡觉。这种草叫"蛇床草"，它结的籽，我们叫"蛇床子"。

我们可以就用单味的蛇床子，也可以加上其他的中药，比如加上苍术、黄柏，再加上生薏苡仁。苍术、黄柏这两味药加生薏苡仁，我们叫"三妙散"，三妙就是说用了以后有非常奇妙的治疗湿气湿疹的效果。加上蛇床子，有时候还可以加点川牛膝，叫"四妙散"。这几味药我们把它打碎，特别是蛇床子，一定要把它研细、打碎，包起来煮水，去清洗、浸泡自己有湿疹、脚气的部位。要注意不要用温度太高的水，以免加重病情。

从内服的角度来讲，我们可以用一些芳香化湿的药物，去祛除体内的湿气，这里面我还是向大家推荐"藿香正气水"，如果症状比较轻的话，大家可以买一个叫"二妙丸"的药物内服，同样可以起到清利湿气的效果。

艾　草

过端午节的时候，我国有挂艾草的传统习俗，有的地方把艾草做成人形挂起来，叫悬挂艾人；有的把艾草做成老虎的形状，叫戴艾虎；有把艾叶泡上酒，喝艾酒；还有用艾草点燃了熏，有的地方就用艾草搓成长绳，作为驱避蚊蝇的一个手段。艾草本身有芳香的味道，含有非常丰富的挥发油，鲜艾草还有一种药香，芳香辟秽，如果戴在身上也能驱避湿气和瘴气，这是我们古代的一个习俗。因为端午节以后，天气逐渐变得炎热，蚊蝇开始滋生，五毒渐出。所以古人称五月为"恶月"或者"百毒月"。

采艾草一定要在它枝叶茂盛但是还没有开花的时候，所以五月端午采的艾草是最合时令。采了艾草以后，一般把它悬挂起来，晾干备用。另外我们也在五月端午采艾草之后用石杵把它捣碎，然后剪去粗大的枝和梗，留下细软的艾绒，用来制造我们针灸中"灸"用的那个艾卷、艾条。

在我国，各地都有艾草的生长，但是最地道的艾草应该是湖北蕲州出产的。当地有"家有三年艾，郎中不用来"的谚语。而李时珍的老家就是在湖北蕲州，他说艾叶"以蕲州者为胜，用充方物，天下重之，谓之蕲艾"。用蕲艾，而且是五月端午采的蕲艾，点着以后的穿透力特别强。

另外，在广州越秀山下出产一种红脚艾，制成艾绒，它的灸疗效果也非常好。在古代有一位女医生叫鲍姑，是著名的中医和道家学者葛洪的夫人。她陪伴葛洪在广东罗浮山炼丹、采药行医的时候，使用越秀山下采的红脚艾为广大的百姓灸身上的赘疣。所谓赘疣就是瘊子、痣，还有包括我们现在说的"鸡眼"，用这种艾叶灸的方法治疗效果特别好，尤其是在五月端午的时候灸，这种赘疣就能全部脱落。所以鲍姑被广大劳动人民群众喜爱，现在在广东越秀路三阳宫里面还有纪念她的殿和塑像。

艾叶的更普遍的应用，是用它来煎汤煮水外洗。比如说一旦受了风寒，人出现了感冒咳嗽的症状，就用艾叶煎汤洗脚，或者用艾叶加上点葱姜，一起来煎汤温服，出汗了就能治愈疾病。

另外我们还把艾绒加上棉花，一起制成兜肚、药枕和药垫子，特别对老年人的丹田气弱，或者是妇女痛经、腹痛导致的腹泻都有很好的治疗效果。

艾叶，除了有辛散、芳香的气味，艾灸产生的热还能够与人体的气产生共鸣、共振，起到非常好的通经活络的效果。

熟艾叶配合其他药物内服，有很好的温通气血、驱逐寒湿作用，还有安胎效果。《伤寒论》中常用的"胶艾四物汤"，就是用在妇女产后、出血不止的时候。里面有阿胶和艾叶，配合生地等其他的药物。

另外，还有一种药物，大家也熟知，叫"艾附暖宫丸"，里面就有艾叶和香附一起使用，治疗人体的寒证，特别是妇女的小肚子冰凉、不能怀孕等这些疾病。

菖 蒲

过端午节除了挂艾草以外，还挂的一种药用植物叫作菖蒲，主要生长在湿地、水边。因为它的叶子的形状像一把利剑，民间管它叫水剑，可以斩邪鬼，这就属于心理治疗的作用了。所以一到端午节，人们把菖蒲悬挂起来，芳香避邪。

菖蒲是我国传统文化中可防疫驱邪的灵草，与兰花、水仙、菊花并称为"花草四雅"。菖蒲剑叶盈绿，端庄秀丽，还是室内盆栽观赏的佳品。用菖蒲制作的盆景，既富诗意，又有抗污染作用。古人夜读，常在油灯下放置一盆菖蒲，原因就是菖蒲具有吸附空气中微尘的功能，可免灯烟熏眼之苦。

菖蒲生长在水湿、阴寒地方，有出淤泥而不染的天性，用菖蒲的根茎制成一种中药，服用以后能够帮助人把粘在消化道和呼吸道里面的痰涎、痰浊很痛快地排出体外。

端午节悬挂的菖蒲，其实叫作水菖蒲，它是天南星科植物水菖蒲的干燥根茎。性温，味苦，气味浓烈，煎煮服用能化痰开窍，健脾利湿。

外用芳香辟邪是用水菖蒲，而口服清理人体内部污浊环境我们经常用另外两种菖蒲，品种来源不同，效果也有差别。一种是节菖蒲，也叫九节菖蒲，它是毛茛科植物阿尔泰银莲花的干燥根茎。性温、味辛微酸而麻舌。能够开窍化痰，醒脾安神。第二种是石菖蒲，是天南星科植物石菖蒲的干燥根茎。性温，味辛、苦，能够化湿开胃，醒神益智。它是我们常用的一种理气化痰开窍的药物，能够把人体的湿毒和痰饮排出体外。民间经常说的痰迷心窍，也就是人突然陷入了一种癫狂状态，不省人事，胡言乱语的时候，我们就用这些化痰开窍的药物帮助他恢复神志。

另外，在五月端午的时候，古人还有喝菖蒲酒的风俗。菖蒲酒是用九节菖蒲泡的，过端午节的时候人们都知道喝雄黄酒，但别忘了，常喝的还有艾酒和菖蒲酒。菖蒲酒是一种配制酒，色橙黄微翠绿，清亮透明，酒香醇厚，药香协调，而不失中草药之天然特色，入口甜香，甜而不腻，使人不厌，醇和爽口，辣不呛喉，饮后令人神清气爽。酒度为 45 度，糖度为 12 度。菖蒲酒之所以珍贵，主要在于九节菖蒲生长在海拔 1994 米高的历山之巅，素有"无志者难以求取"之说，采集仅限于农历"小满"前后十天左右的时间内。过早菖蒲浆不足，质差；过迟，蒲苗枯萎，难寻。酿造菖蒲酒的水是历山脚下舜王泉水。据说，此泉是舜王亲手开凿的。舜王泉水为矿泉水，常饮能医治诸病，延年益寿。

五 毒

端午节还有一个习俗就是除五毒。在立夏以后，气候逐渐炎热，大地湿润，有利于有毒动物的滋生和繁衍，容易对人体造成伤害，所以，端午节要预防五毒。

这五毒是什么呢？蛇、蝎、蜈蚣及壁虎和蟾蜍。其中，壁虎本身是没有毒的，但是它出没无常，容易让人误解。端午节的传统，有时候在屋中贴五毒的图，用红纸印上五毒的图形，然后在每张图上面粘上五根针，含义就是五毒被刺死，不能再横行了。还有的把五毒做成剪纸，贴在门、窗、墙、炕上，或者缠在孩子的手臂上，意思也是一样的，就是驱毒、辟邪。

中医善于化害为利，化腐朽为神奇，尤其善于以毒攻毒。我们端午节避的这五种有毒的动物其实都是中医常用的动物药。

1. 蝎子

蝎子，中医的处方名叫全蝎或全虫，也就是头尾足俱全的蝎子。大家都知道蝎子是用自己的尾巴蜇人，一般雌性的蝎子蜇人排毒的量比雄性的蝎子要大，里面含有神经毒素，会让人产生局部的肿胀疼痛，严重的还会导致身体瘫软、心律不齐，甚至还会产生呼吸衰竭。尤其是儿童对蝎子毒特别敏感，所以被蝎子蜇了有时还需要用抗蝎毒的血清来治疗。

中医用蝎毒来治疗人体的一些疾病。一般在春末到秋初的时候捕捉蝎子，除去身体上的泥沙，然后放进盐水中煮熟，之后放到阴凉处干燥，这味药就叫全虫或者全蝎。首先，它能够开通人的经络血脉，治疗人体受了一些外在的风邪，外在的风邪侵入到人体很深的程度。在表面的话，我们可以用一些草木药，比如麻黄、细辛，把风邪散出去，如果入了淋巴系统、血液系统或者到了关节系统就会造成比较严重的后果，人就表现为面瘫或者肌肉收缩没有力量，还有人表现为子宫脱垂或者胃和肾脏的下垂。这都是受风以后产生的麻和痹的现象，我们用全蝎正好以毒攻毒，把风邪逐出体外，使人体的筋骨和肌肉恢复正常。

第二，蝎毒有散结的作用，就是把人体凝滞的阴寒结滞，比如脂肪瘤或者其他良性的肿瘤，包括淋巴的结节把它散开，特别是对那些淋巴出现的结核、结节、溃烂也有很好的效果。在古代，受伤以后引起的破伤风会让人出现高烧、抽搐甚至昏迷，必要的时候也要用到全蝎以及一些息风、镇痉的药物去治疗。

我们现在还用它来治疗严重的偏头痛，还有关节的疼痛，以及中风的后遗症。使用全蝎的时候需注意不要用水煮，而是研末吞服。

2. 蜈蚣

蝎子是用尾巴蜇人，而蜈蚣是用自己的嘴咬人，被蜈蚣咬伤以后，它的毒腺会分泌出毒液，顺着它的腭牙注入人的皮下，一般会在局部出现红肿疼痛。有一些比较毒的蜈蚣还会导致人体出现淋巴管的炎症和局部的组织坏死，如果蜈蚣的毒素侵入血液中，人就会出现头疼、发烧、眩晕、恶心、呕吐，甚至神志的错乱、谵语、抽搐、昏迷等症状。

被蜈蚣咬伤后就要赶紧找点碱性的肥皂水来清洗伤口，在局部用冷湿敷，也可以就地采一些鲜的鱼腥草和蒲公英，把它们捣烂外敷。同时也应该及时到医院去救治。要预防蜈蚣的咬伤，就要在野外行走或者游玩的时候注意自己的衣着、鞋袜的穿戴和保护，避免去蜈蚣经常活动的地方。蜈蚣是昼伏而夜出，喜欢生长在阴冷、潮湿、陈旧、荒芜、有缝隙的地方。

中医善于"以毒攻毒"，采集野生的蜈蚣，或者现在也有人工饲养的蜈蚣，在春夏捕捉，用两头尖尖的竹片固定插到它的头尾两部，把它绷紧，然后晒干了用，也可以用开水把它烫过了用。

中医使用蜈蚣治疗的疾病和全蝎有些类似，可以驱除人体深部的一些邪气，比如说人出现了面瘫、抽搐、半身不遂等。蜈蚣腿脚多，尤其善于祛除下肢关节的风寒、风湿痹痛。对中老年人出现腰膝酸软无力、屈伸不利、疼痛难忍等症状效果最好。

蜈蚣的力量还能深入到骨骼，比如说人得了骨髓炎以后，出现了骨质的破坏或者是坏死，中医称之为"附骨疽"，我们一般用蜈蚣研成碎末，然后装到胶囊里面吞服，慢慢就能使坏死的骨头分离、剥脱，还能促进新骨的生长。如果有瘘管，往里面放上研成细末的蜈蚣，能够促进瘘管的愈合以及新骨新肉的生长。

现在，蜈蚣被大量用在治疗癌症和肿瘤上面，充分发挥它以毒攻毒的效果。针对不同的癌症，我们用蜈蚣配上其他的药物，比如针对食道癌、胃癌配伍鹅不食草、莪术、鸡内金，治疗肺癌，配伍鱼腥草、冬瓜仁、生石膏等，治疗膀胱癌配伍白茅根、滑石、通草等。除了能抑制肿瘤的生长、扩散以外，蜈蚣还发挥了很好的止痛效果。

另外，我们老说"以毒攻毒"，当你被毒蛇咬了以后，能解除蛇毒的最好的药其实就是蜈蚣。这也是天地造化、一物降一物。

最后强调一点，怀孕的妇女一定要忌服蜈蚣，因为蜈蚣有非常好的通经活血的效果，很容易造成流产和堕胎。

3. 蛇

蛇同样是生活在阴暗潮湿的地方，不得已的时候，它也会攻击人畜。一些有毒的蛇，它的毒液往往含有血液循环毒素和神经毒素。一旦被咬伤，轻的会造成患处局部的疼痛、发热、肿胀甚至坏死；经过一段时间，蛇毒通过淋巴系统或者血液系统扩散，就会引起高烧、抽搐、战栗、心律不齐或者心动过速甚至呼吸困难、视物不清、昏迷，以至于心衰、呼吸衰竭而死亡。

唐代文学家柳宗元曾写过一篇《捕蛇者说》，里面提到一种剧毒的黑底白花蛇，把这种蛇晾干，制成药饵，可以用来治愈大风、瘘、疬等疾病；还可以去除坏死的肌肉，杀死人体内的寄生虫。当然，柳宗元提到的这种蛇是比较少见的。中医常用的是乌梢蛇、蕲蛇，还有小的白花蛇。这些蛇入药或者打成粉，有很好的祛风、祛寒、除湿的效果，我们用来治疗普通的草木药物达不到或者效果不好的风寒湿病。

在当代，提取蛇毒，经过离心、低温、冷冻、真空、干燥，来制成蛇毒粉，有很强的溶解血栓的作用，可以用来治疗脑血栓、冠心病、心梗等。

中医用蛇来入药并不是直接用的蛇毒，而是用蛇蜕，就是蛇每年褪下的蛇皮。这个蛇蜕和另外一种昆虫——蝉脱下来的蝉蜕一样，对很多皮肤病有很好的治疗效果。

蛇的全身都是宝，除了刚才说的蛇毒、蛇蜕，蛇胆也是大家比较熟悉的中药。蛇胆味苦、辛凉，有比较好的清热解毒的作用。特别在心火亢奋的人出现眼屎特别多、眼睛红肿、视物不清的情况下，可以用蛇胆来起到清心火、解毒的效果。另外，中医将蛇经过特殊程序加工以后，用来泡药酒。

另外，我们还用蛇毒和蛇肉来治疗一些过敏性疾病。所谓过敏性疾患就是对外界的尘土、螨虫、花粉过敏，其根源就在于体内潜伏有外来的风邪或者湿邪。特别是当人的消化功能不好的时候，容易把一些未经过很好分解消化的异体蛋白吸入体内，从而形成过敏原，造成俗称的鬼风疙瘩，比如荨麻疹，产生皮肤的麻木不仁。可以用蛇肉研末吞服，煎汤或者泡酒，起到祛风除疹的效果。

南方很多地方有"夏天吃蛇肉，一年不长疮"的说法，蛇本身对皮肤病有很好的治疗效果。另外，我们还用蛇来治疗现在常见的青春痘，有时还可以外用，比如把乌梢蛇烧灰以后研成细末，拌上一些油来调涂，这都是很好的治疗方法。

自　汗

夏天人们出汗也渐渐多了，平时就有出汗问题的人，表现出来的症状会更加突出，所以，我们来谈一谈汗出异常的问题。

我们讲过，汗是人体的津液，津来源于肾精，是体液之一。并不是说你喝了水就会出汗，而是你把喝进去的水先经过转化以后变成人体的津液，输布在体表，经过汗孔排出，这才叫汗。所以，《黄帝内经》讲"汗出溱溱，是谓津"。

正常的汗应该是清澈透明的，不黏不腻，无色。而不正常的出汗有几种可能：一种可能就是漏，也就是我们讲的漏精。古代武林高手比武，并不是要打到你死我活才能分出高下、胜负，一般的，谁的气息先乱了，谁先开始喘，或者谁先见汗了，这人就输了。意思是什么呢？如果人的阳气足的话，他对体表固摄得严实，津液不容易外漏；气相对弱的人，就容易出汗；而气特别弱的人，就是不活动，在那儿坐着也滋滋冒汗，这种情况我们称之为自汗，也就是说没有诱因就在那儿出汗。

自汗的人说明他的门户是开放的，所谓"篱牢犬不入"，可是家里的篱笆没扎紧，除了外面的犬进来以外，自家的东西也会流失。出现自汗最常见的原因就是受了风邪，感受了风寒、风湿、风热之邪，但又没有完全彻底的好，也就是邪风还在人的体内。我们讲过，"风为百病之长"，它善于洞穿人的门户，然后带着其他的邪气进来，如果风邪不从人体彻底清除的话，人的门户就总是洞开的，就表现出来动辄出汗，或者不动也出汗。

《伤寒杂病论》中提到，行走在我们血液里面的气，我们叫营气，固摄在体表的叫作卫气，保卫的卫。如果一个人的卫气失去了防守，邪气就会乘虚而入，使得我们体内的津液外泄。而我们用来调和营卫的著名方子就叫桂枝汤，又叫小阳旦汤，它主要的功效还是发散，也就是把深入到人体的风邪、寒邪散出来，不是关门打狗，而是开门逐寇，把敌人赶走，这样人体的门户自然就关上了。这桂枝汤相当于我们平常喝的酸辣汤，它里面的桂枝、生姜都是辛辣的，而白芍是酸寒收敛的，里面还加了甜的甘草和大枣，喝起来口感比较好。喝完以后最好再喝一碗热粥，以助药力，微微出点汗，不要让自己变得大汗淋漓，然后盖好被子，不要见风。这就是我们治疗常见的外邪引起的自汗的方法。

另外一种就是外邪驱走了，但还是自汗，同时表现为懒散、说话无力的状态，而且风吹草动经常会引起身体的不适。这种情况下，我们说敌人虽然被赶走了，但是自己的防卫体系还没有完全恢复，也就是邪气已去而正气未复，这时候就需要用一些补益的药。所谓补，就是把漏洞补上，把皮肤的腠理和汗孔收紧；所谓益，就是在体内增强正气。这种补益的药就是要补先天的元气和肺气，也就是卫气的主要成分。

还有一种更为严重的，就是气虚到了极点，除了自汗以外，稍微活动还伴有低烧，一活动就出汗，然后低烧，休息以后能够好转，这就是阳气虚弱到了极点。治疗这种情况，我们一般用些丸药，丸者缓也，缓慢地滋补，让他慢慢恢复自己的正气。这就用到了我们经常用的补中益气丸。

盗 汗

人在清醒的情况下出汗，我们称之为自汗，而当人入睡以后出汗，醒了以后汗就停了，这种现象我们称之为盗汗。这种汗像小偷一样，趁你熟睡、不注意的时候来了，等你醒了，它就走了，这种活动有点鬼鬼祟祟的状态。

现在中医知识比较普及了，一说起盗汗，大家就知道，说明身体虚弱到了一定的程度，比自汗要严重。在晚上出汗，说明已经伤到了人的阴血，一般是伤到了人的肾精。很多得了肺痨或者是其他的一些结核病的患者会出现盗汗现象。

还有一种情况就是常见的女性在更年期出现的白天烘热、出汗，到晚上手心、脚心、心口窝五心发烫，并且伴有出汗。这说明肾的阴精到更年期以后虚弱到一定程度，阴精又被虚火撩拨起来，不停地泄露，进一步加重了自己的问题。

针对这种阴虚的，特别是肾阴虚的盗汗，同时伴有口、鼻或者女性阴道干燥这种津液不足的情况，我们一般采取滋补肾阴的方法。采取首先要补，补他的漏洞，肾精的漏洞，第二要滋，就是往锅里面加水。

中医治疗这种肾阴虚的盗汗有很多方法，首先我们选用的药物就是大家熟知的生地黄，或者经过加工以后的熟地黄。以它为主制成的六味地黄丸，是滋补肾阴的著名方药。如果六味地黄丸滋补的效力不是很理想，我们可以往里面加药，比如伴有性冲动和亢奋的，也就是中医讲的相火过旺、欲望过强的，可以选用知柏地黄丸，里面加了知母和黄柏，增强了它的滋阴、润燥、清心火、除烦的功能。如果伴有鼻腔干燥、出血，并且有一点咳喘症状的，可以选用麦味地黄丸，它在六味地黄丸的基础上加上了麦冬和五味子。还有一种情况，我们讲的伴有眼睛干涩与视物昏花的，可以用杞菊地黄丸，里面加了枸杞子和菊花。

另外，还有一味药滋补肾阴的效果比较好，它用的不是枸杞子，而是枸杞子树的根皮，这个根皮叫地骨皮。这是一味非常好的滋补肾阴的药物，一般用单味药煎汤代茶饮，能够起到很好的滋阴、敛汗的效果。

如果这些草木药物满足不了需要，达不到滋阴、敛汗的效果，中医还有一个食疗的方子叫大补阴煎。我们用猪脊髓一条，加上知母、黄柏，蒸熟让病人食用。猪的性质寒，入肾，脊髓又是猪身上最寒凉、最能补肾、补精的这一部分。

这就是我们讲的滋补肾阴、治疗盗汗的几个不同的层次和方法。但是大家要注意，盗汗的原因不见得就是阴虚，还有其他的原因也会引起盗汗。比如青壮年或者过度肥胖的人，晚上睡觉会出现痰阻气道而呼吸暂停。呼吸暂停期间会长期处于一种憋气状态甚至心跳骤停，当他醒来，会发现自己大汗淋漓。这种汗也叫盗汗，但绝对不是阴虚导致的。这种人急则治标的话，应该戴一个辅助呼吸的器械，缓则治本的话，应该清沥存在呼吸道内的痰浊和瘀血，让他呼吸通畅了，消除憋气的症状，才能从根本上解除他的盗汗。

小儿盗汗

小儿盗汗为什么单独提出来说呢？因为小孩子的出汗异常的发病机理跟大人还是有所不同的。成年人以肾阴不足的阴虚盗汗为常见，而小孩子则以消化系统的问题导致的盗汗为常见。

小孩子是纯阳之体，新陈代谢比较旺盛，白天活动多，到晚上也困得早、睡得也早。身体健康的孩子睡觉比较安稳，不折腾，而身体出现异常的孩子，会以盗汗为主要病理特征。很多小孩子睡觉以后，出汗在上半夜为主，这些孩子往往不容易入睡，即使睡着了也不安稳。按中医的观点就是食火太大，饭吃得太饱，食材的性质又太热造成的。同时还有一个表现就是手脚心很烫，嘴里还有异味，嗓子经常红肿，扁桃体经常肿大。我们认为他有了食积，导致了消化和吸收都出现了障碍。现代医学检查往往是血钙偏低，而家长一听血钙偏低容易引起小儿的佝偻病，所以，马上就开始给孩子吃各种钙片补钙。

其实这是一种简单粗暴的思维，就是把人体当成试管了，一缺钙就慢慢加钙，就跟往田里施肥一样。就没有想过，他的食物中并不缺钙，问题不是出在外面，而是他本身的消化吸收功能出了障碍。人还会有一种转化的功能，或者自己生产合成的功能，这个功能被伤害了，所以，在这种本来就出现食欲不振的情况下，再给吃不好消化吸收的钙片，往往会加重疾病。

所以，从中医的理论来讲，碰到这种儿童出现的盗汗，我们往往从消食化积的角度入手，比如说控制孩子的饮食节奏和数量。心火旺的孩子吃饭速度也比较快，狼吞虎咽，还有的孩子是偏爱肉食，不愿意吃蔬菜，而蔬菜正是疏通、疏导人的消化功能的。必要的时候，对于嘴唇比较红、舌苔比较厚、口气比较重的孩子，我们要在他们的饮食中加入去心火的药，有时候会用到黄连，有时候会用到连翘。家长可以去药店买一些炒神曲、炒大麦芽和炒山楂一块儿给孩子煮水消食。还可以把鸡内金研成粉装在胶囊里面给孩子吃，每天吃一次，每次吃三到五颗。如果胃肠蠕动起来，消化吸收的功能恢复了，自然手心发烫、盗汗的问题就会解除。

还有一种小孩白天活动过度容易出汗，晚上还持续出汗，有点漏的情况下。可以到药店买些桑叶，研成末，煮粥的时候放一些进去，可以起到敛汗的作用。

手心出汗

　　很多人脸皮薄，心理素质相对差一些，见到陌生人或者到陌生的环境就会显得局促不安、手足无措，同时还会脸红、心跳、手心出汗。这种情况，中医讲就是保护心神的心包气血比较弱，需要经历事情，慢慢历练，也需要通过从内而外的调整，提高心包的气血能量，使自己的脸皮"厚"起来。提高自己心理素质有个方法，就是要捶胸顿足，揉一揉胸口正中、两乳头之间的膻中穴，因为它是心包的募穴，也就是心包的气汇聚的地方，揉它相当于增加了心包的气血的流量。

　　人的手心出汗还有其他的原因，我曾经治疗过一个厨师，二十多岁的年轻人，他手的皮色明显不同于正常人，手是肿胀的，而且发青紫，手冷，却不停地出汗。详细询问原因，他经常冷水洗菜、择菜、刷锅、洗碗，两只手经常泡在冷水里，慢慢就形成了这种现象。但他除了手冷出汗以外，没有其他症状，这就是典型的受了外面的寒邪的侵袭，造成了自己知觉的麻木。这不光影响到了手的温度，还影响到气，人体的正气过不来，进而影响到血的循环，造成皮色的改变。

　　给他治疗很简单，就是用中医的针刺方法，以针引气，引邪外出。扎针时，我们取的穴位也很有意思，手腕上有三个属于阳的穴位：大拇指后面有个阳溪穴；在无名指后面，腕横纹上有个穴位叫阳池；在小指外侧，腕横纹处还有个穴位叫阳谷。这就是三个阳的穴位，保护手的阳气的，外受寒邪的人一般都是属阳穴位被阴寒的邪气遮蔽或者占据，所以，我们选择这三个穴位。另外，在腕横纹上两寸有个穴位叫外关，很多手脚出汗的人，外关是个分界线，外关以下冰凉，外关以上常温。外关就是把邪气关在门外，我们想把真气引下来，把寒气驱逐出去，就需要打开外关这个关口。经过针刺后，手背上会渗出一滴滴的冷汗，手的温度逐渐回暖。经过两次针灸以后，他的手的温度和皮色都得到了改善，逐渐恢复正常。

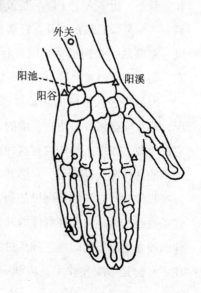

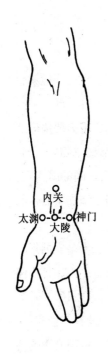

内关
太渊○-○-○神门
大陵

还有一个案例是正气不足。这个人是个警察，而且是个审犯人的警察，他手心总是出汗，都能把审讯记录弄湿了。我还跟他开玩笑，我说该紧张的是犯人，你怎么也紧张？他说我不紧张，但是这个毛病就克服不了。他手的温度是正常的，这种情况属于正气不足，特别是我们讲的心包、心气不足，没有封固住。给他针刺，我们用的穴位是内关穴，位于腕横纹上两寸，两个肌腱的中间，是心包经的第6个穴位。

内关是身心都能顾及的一个穴位，胃的不舒服能感觉到，心的不舒服也能感觉到，也能治。我们用内关穴，先封内关，然后取腕横纹上三个穴，太渊、大陵、神门，采用补法，经过两到三次治疗以后，这位警察的手心出汗就逐渐止住了。

脚 汗

到过我们诊所看病的朋友都有这么一个印象，都不用脱鞋，上床检查也不用脱鞋，因为我们用一次性的单子，大家可以穿着鞋躺上去，不用担心把它弄脏了。为什么呢？很多人是汗脚，一脱鞋，整个诊室就没法待了。

这就涉及我们经常碰到的汗脚的问题，或者脚特别臭。脚臭容易发生在青壮年身上，很多人老了以后是没有脚汗的，脚也不臭，但是却出现了干裂、皲裂，甚至是脚后跟都裂开。汗脚从中医的认识来讲，是身体自我保护，排除湿气、寒邪的一个通道，所以青壮年碰到这种汗脚的情况，不要想方设法去止它，而是应该经常换鞋、换袜子，穿透气的鞋，不要把它捂住。

但是很多人苦恼的是，就算是我经常换鞋换袜子，同样也会出现这种情况，那我应该怎么去治它？治的方法，我建议大家要因势利导，要从体内去找它的根源，如果人的体内有这种湿气、水饮、痰湿过重的话，我们帮助把他的体内的这种源头掐断了，自然就不会臭脚了。切忌用"关门打狗"的方法，用一些收敛的、止汗的特别燥的药，把脚给弄干了。大家记住，如果邪气失去了这条通路的话，它会在身体的其他方面表现出来，汗脚止住了，但是会出现其他的或是更严重的问题。我见过的很多病人是，买那种治汗脚的鞋垫，汗脚止住了，但是哮喘发作了，皮肤病发作，或者是转成了阴囊裆下出现潮湿、黏汗。所以治疗汗脚，一定不要用那种"霸道"的方法，要用"王道"的方法，要因势利导。有汗脚的人我建议少吃湿气过重的食品，比如说水果、不经烹制的蔬菜，或黏腻、油腻的食品。这种食品除了带着本身的邪气以外，还会更多地消耗人体的阳气，人体的阳气不足，就像太阳被云雾遮蔽住，太阳照不到的地方、阴冷潮湿的地方，就会出现苔藓和真菌的繁殖。

所以这种有汗脚的人，应该从内采取温化寒湿、浊痰的方法，去切断它的根源。我们建议大家经常吃一些芳香化湿的食品，如果不愿吃这些食材的话，可以吃一些力量比较大的药材，比如说二妙丸、三妙丸、四妙丸，或者是藿香正气片、藿香正气胶囊，最好的是藿香正气水，去化一下体内的寒湿。

另外，在平时洗脚的过程中，可以加一些燥湿药，比如说苍术、土茯苓、萆薢、藿香、佩兰等。总体来讲，就是脚汗虽然是表现在肢体末端的一种症状，但是治疗上还要从根和本上去下手，去调制他脏腑的功能。另外我们建议，大家可以煮一些炒制的薏米熬的粥，对治疗这种寒湿的脚气效果是非常好的。

西 瓜

西瓜不仅有很好的清暑、解渴的食用价值，而且还是一味很好的中药，中医把西瓜称为"天生白虎汤"。什么叫白虎汤呢？这是一个清热、生津、润燥的方子。它专门治疗"四大"的症状，就是大热、大渴、大汗、脉洪大。这个方子里我们用的药物有生石膏、知母和甘草、粳米。如果您身边不凑手，没有这些中药，可以用天生的白虎汤来治疗，其实就是去吃西瓜，吃完以后就会热退、津生、汗收，脉也能够得到平复。

很多人说吃西瓜容易上火，这种说法应该说没错，但它和我们之前说的清热、润燥的功效并不矛盾。因为西瓜本身是甘甜的，甘甜的食物有利尿的作用，所以很多人吃完西瓜就不停地小便，小便过多就会伤到津液，产生了一种阴虚火旺的症状，就是反而出现嗓子干、鼻子出血。这其实是西瓜吃多了的一种副作用。那么怎么避免这种情况呢？一个就是适当地吃西瓜，另外可以在西瓜上面微微洒点盐。因为中医认为咸能入肾，吃特别甘甜的东西容易伤肾，产生漏、尿。

吃西瓜还有一个讲究，就是千万不要吃冰镇西瓜。因为冰镇造成很重的寒气，渗透到西瓜里面，你再把这种本身寒性的西瓜吃到胃里面，就是更大地加重胃肠负担，伤害到胃肠功能，也就伤到了人体自身的阳气。这样吃西瓜开始可能伤的是胃，以后就会伤到肺，人就会出现很多过敏的症状，流稀鼻涕、打喷嚏，甚至会出现皮肤瘙痒。所以我是坚决反对夏天过度吹空调，一回到家里打开冰箱拿出冰镇西瓜就吃的这种行为。当然也有人说，西瓜在外面晒得那么热，不冰镇口感不好，其实很简单，大家可以把西瓜放在我们普通的自来水里面泡一泡，翻翻个儿，让它均匀受些凉。这种自来水的凉人体还能够接受，这样切出的西瓜本身又很水灵，又能保鲜，所以我们建议大家这样吃西瓜。

给大家再推荐一个常用中药——西瓜翠衣，就是西瓜皮。不是西瓜的外皮，是西瓜瓤和西瓜外皮中间的那部分，绿色的瓜条。把它晒干入药煎，能起到清热解暑的效果。其实我们可以把它作为一个很好的凉菜。吃完西瓜以后，把外面那层硬的绿皮削掉，内侧红色的瓤刮干净，然后把它切成细丝，用盐杀一下，杀完以后把水挤干净，再调点醋，放点蒜，一拌，就是一道很好的爽口、解暑、清热的凉菜。大家可以试试。

荷 花

盛夏时节，池塘和湖泊里的荷花都次第盛开了。荷花，又叫莲，自古被称为花中之君子，周敦颐说过，"水陆草木之花可爱者甚蕃，余独爱莲之出淤泥而不染，濯清涟而不妖，中通外直，不蔓不枝，香远益清，亭亭净植，可远观而不可亵玩焉"。中国人喜欢荷花由来已久，除了圣洁的寓意，更为重要的是它全身都是宝，从荷叶、莲子、莲子心以及它的根都可以作为药用。

荷叶从春天开始生长，"小荷才露尖尖角，早有蜻蜓立上头"，到夏天长开，出现"接天莲叶无穷碧"的壮观景象。到入秋以后荷叶开始残枯，"一叶绿荷霜剪破"，还能"留得残荷听雨声"。

荷叶作为药用，主要是取其芳香化湿和淡渗利湿的功效。就是说，荷叶本身带有的清香能够帮助食物的转化，甘淡能够帮助人体把体内多余的湿气排出体外。在南方有用荷叶包裹做饭的传统，这样做出来的饭带有荷叶的清香。荷叶的这种祛湿、化湿的功效现在被广泛地用在了治疗现代人普遍出现的血糖高、血脂高和肥胖症上面。

现代科学研究，荷叶中有一种碱性成分叫作荷叶碱，它能够有助于人的减肥，所以，我们可以在夏天选用最肥壮的荷叶，切成细丝，晾干收好，做荷叶粥或者泡荷叶茶喝。但是，请注意，这是对那些痰湿，偏于湿热型的人更有效果。

荷花结的果实叫莲子，秋天，我们经常看到有人一边剥莲蓬，一边吃莲子。莲子本身偏酸甘，是温性的，有收涩作用。莲子能治疗人的长期腹泻、漏气、漏精、漏血，还能帮助人收摄魂魄，有助于安眠，睡个好觉。平时我们熬粥的时候也可以加入莲子，只不过需要事先浸泡，才能熬得烂熟。讲究的人家可以用冰糖、莲子、银耳或燕窝熬成莲子羹，能起到美白皮肤、滋阴安神的作用。

莲子中间包裹的那个心，跟莲子的性质是完全不一样的，莲子偏酸甘，而莲子心偏苦寒，所以，莲子心是一味很好的清泻心包和心火的药。针对精神、食欲亢进，睡不着觉，躁动不安，甚至会出现口臭、流鼻血的人，我们一般给他用莲子心来泡茶喝。莲子心吃多了、服用久了，会伤害胃气，造成胃寒、胃痛、口中漾清水等问题，所以大家使用的时候一定要注意。

最后我们说说荷叶的根，就是我们常吃的藕，有个成语叫"藕断丝连"，藕内部中空，形同网眼，生活在淤泥之中，却能保持自己的洁净。藕偏酸偏寒，偏收涩，所以，我们一般用它来滋阴、润燥，大家常吃的莲藕炖排骨，可以起到滋补体液的作用。中医用的藕是藕节，也就是两节藕之间交接的那一块，一般我们不食用，把它切下来晒干，煮水服食，有非常好的收敛、凉血、止血的作用。中医用藕节治疗一些温病，如热入营血的出血症等，效果非常好。

荸　荠

荸荠，有的地方叫作马蹄。因为它的形状特别像树上结的栗子，所以有的地方也称它为"地栗"，也就是说是地下埋的栗子。荸荠的皮色偏紫黑，但是里面的肉色洁白，而且味道鲜美多汁，清脆可口，自古就有"地下的雪梨"之美誉，北方人称之为"南方人参"。荸荠既可以作为水果，又可以作为蔬菜，是大众喜爱的时令食品，而中医也把荸荠作为药用。

荸荠是植物的球茎，它并不是根。现代科学认为，在荸荠里面磷的含量是各种食物里最高的，所以它能促进人体的生长发育，维持一定的生理功能，特别对骨骼和牙齿的发育有很大的好处。中医认为，荸荠是一个非常好的清热生津、凉血解毒和通便的药物。同时，它还能够帮助胃的消化，是消食除胀的良药。

在古代，荸荠是作为一个清热解毒药来用。特别针对那些古代"五石散"一类的矿物药中毒以后，浑身燥热，脱衣裸奔的人，可以用荸荠榨成汁，帮助他消风毒，解这种丹石的毒，除胸中的实热。

在现代，我们用荸荠来解酒毒，很多人嗜酒，喝完酒以后半夜起来干渴，嗓子跟火上烤的锅一样。这种情况下，最好就给他准备鲜的、削好皮、洗干净的荸荠，放在他的枕边，等他渴醒以后，让他吃。这样又能解酒毒，又能保护胃黏膜。

我现在用荸荠来治疗一些慢性萎缩性胃炎的病人，这些人会出现饥不欲食，即使胃肠空了也不想吃东西，口渴但是又不想喝水，稍微吃点东西就会出现饱胀，还有就是会出现一些心理症状，比如说入睡困难、早醒、焦虑、焦躁，甚至有悲观厌世的情绪。我们认为它属于胃病里面的阴虚火旺证，需要滋补胃的阴液去保护它。一般用滋养胃阴的药物，比如说麦冬、天冬、北沙参、黄精和玉竹等。其实最好的就是用荸荠，煮熟的荸荠，让他慢慢地渴了就吃、饿了就吃。这些人不适合吃鲜荸荠，因为他们受不了它的那种寒凉。

慢性萎缩性胃炎的病人发展到后期会出现早期的胃癌或者食道癌的症状。即便出现了这种情况，如果他仍伴有上述所说的胃的阴虚火旺的这些症状，我们仍然建议他把荸荠当成饭来吃。在古代医典中记载的荸荠的功效就是能够消磨肿瘤，所以古代留下一个方子，就是治疗食道癌，用荸荠，带皮蒸熟了，每天吃。

对那些突然出现了咽喉肿，特别是由于食火导致的咽喉肿，我们就把荸荠绞汁，让他去喝。

另外，做菜也离不开荸荠，比如说我们做馄饨的时候，在肉馅里面可以拌一点荸荠末，做狮子头的时候也放一点荸荠，这样鲜嫩带脆，黏中有甜，口感非常好，吃进去也有非常好的助消化作用。

但是注意一点，就是大家吃荸荠的时候要蒸熟或煮熟吃。需要生吃的时候，一定要把它洗干净，把皮削掉，多削点肉去。因为荸荠生长在污泥之中，洗不干净的话对身体不太好。

槐　花

槐树是我们国家具有悠久栽培历史的一种植物，《天仙配》里面为董永和七仙女做媒的就是大槐树。很多人说起自己的老家，都来自于山西洪桐大槐树下。槐树还是首都北京市的市树。

老百姓称槐树刚刚萌生的叶子为槐芽，这种槐芽有一些清香。在过去饥荒、粮食不足的时候，人们都采下来吃。一般我们把槐芽摘下来，在锅里焯一下，多少去掉其中一些苦涩，然后放些盐和其他的食物搅拌在一起吃。但是大家要记住，槐芽是一种药物，并不是食物，是药就有三分毒。这种槐芽性偏凉，另外它有收涩、收敛的性质，如果吃多了会造成颜面浮肿。但是在那种饥荒的年代，大家顾不上这个。

到春暖花开以后，槐芽长大了变成了叶子，这时候，串串的槐花就会盛开。槐花在没开花之前它的花蕾中医称之为槐米，槐米的味道要比槐树的叶子槐芽好吃多了，做法也差不多。但是同样的，槐米性质也偏凉，吃多了能够造成人的肚子疼，但它不会让人脸出现浮肿。中医正是利用槐米的这种性质，治疗一些热性的出血，特别是表现在大肠和直肠，比如痔疮的出血和疼痛，我们就是用槐米或者是刚刚绽放的槐花去治疗。

每到阴历五月，在街道或田野或山里，槐花纷纷绽放，香气四处飘荡，于是就有了"五月槐花香"的说法。槐花开放以后香气袭人，引来蜜蜂采蜜，因此槐花也是非常好的一种蜜源。

槐花本身味道清香甘甜，也就是因为它本身性凉，所以有清热解毒的作用。它除了能治疗大肠的热性的痢疾和痔疮出血以外，还能起到凉血和润肺的作用。比如说嗓子干，突然失音，我们就可以用槐花来治疗。另外，对春天肝气过于亢盛，肝火过旺的人，血压过高，甚至会出现脑出血的人来讲，槐花是一个最好的食材和药材，可以起到清热、凉血、泻肝火、泻肝气、镇肝火、止震颤的作用。我们一般把槐花采下来以后做汤，也可以拌菜、焖饭，还可以做槐花糕，或者包饺子。日常生活中最常见的就是槐花麦饭，在我国不少地区都有这种习惯。一般做法也很简单，就是将槐花摘下来以后洗净加入面粉拌匀，再加入一点盐和其他的调味料，拌匀以后放在笼屉中蒸熟就行了。我们上山采药的时候，就是让农家把我们采的槐花拌在面粉里面摊成槐花饼。这样吃，能够起到平抑春天生发过度、肝火过旺、气血过于亢奋的作用。但是还要强调一下，槐花性凉，脾胃虚寒的人，或者是阴虚发热、虚火的人要谨慎食用。另外，我们可以把槐花炒得焦黑，或者炒焦了以后做成槐花炭，它的止血作用就会更好。

槐花开放以后结成的果实叫作槐角，槐角同样能够治疗出血症，如女性月经期的大量出血和漏血，还能治疗一些其他的吐血和衄血，对肝火导致的头痛和目赤肿痛，还有一些痈肿疮疡都有很好的治疗效果。我们常用的治疗痔疮、出血的中成药叫作地榆槐角丸，其中槐角就起到了清热、泻火、止疼的作用。

桑 树

中国以丝绸闻名于世，相传早在轩辕黄帝的时代，黄帝娶西陵氏的少女嫘祖为正妃，而嫘祖就是种桑养蚕抽丝编绢的发明人，也是我们华夏文明的奠基人之一。从古到今，男耕女织，农耕桑麻，这都是我们的立国之本。

说到种桑养蚕，不能不说桑树。桑树全身都是宝，从桑叶、桑椹、桑枝、桑皮，包括桑树上寄生的植物——桑寄生，都是很好的中药。桑叶是蚕宝宝的主要食物，桑叶味道偏酸，性质偏寒，有一种黏腻之性，蚕宝宝吃了以后能吐出丝来。桑叶本身就有很好的滋阴、润肺、润燥的效果。中医在治疗一些阴虚、体液不足的干咳、燥咳的时候，经常要用到桑叶，比如桑杏汤、桑菊饮。另外，桑叶还有很好的促进毛发生长的功效。有一个著名的中成药叫桑麻丸，就是用嫩的桑叶加上捣碎的黑芝麻，熬成稠汁，兑上白蜜，搅拌均匀，最后把桑叶的末加进去，做成丸药。早上用淡盐水送服，晚上用黄酒送服，用于治疗眼睛昏花、看不清东西，以及慢性咳嗽。另外，老年人的肠道津枯导致的便秘，有些人皮肤的干燥、粗糙，皮肤出现裂纹，鱼鳞病，包括脂溢性脱发和须发早白，这些症状都属于桑麻丸的主治范围。桑叶还入肝经，我们用它来收敛肝气和肝火，起到降压、明目、去烦、敛汗的作用。治疗女性更年期的烘热、自汗和盗汗，我们建议把桑叶洗干净，捣碎，拌在白米粥里面去吃，有很好的敛汗的效果。

每到公历的五六月份正好是桑椹成熟的季节，桑椹又叫桑果，它是桑树的果实。桑椹在成熟以前是绿色的，成熟以后变成白色或紫红色，熟透了以后就变成黑色。传统医学认为，桑椹性质酸寒，同样能够滋补肺的津液，生津止渴，润肠通便。中医认为，肺属金，金能生水，所以，它有很好的间接地滋补肾阴的效果。当我们碰到一些肺、肾阴精阴血不足的情况，就用桑椹作为一种很好的食材，用来辅助治疗经常出现的这种头晕目眩、耳鸣、烦躁、失眠，有些还表现为腰膝酸软、须发早白等症状。还可以治疗消渴、燥咳、虚劳、虚烦等。现代医学研究表明，桑椹还有降低血糖、血脂，促进血细胞生长的功效，特别是桑椹里面含有的一种叫白藜芦醇的物质，能够抑制癌细胞的生长，预防血栓的形成。所以，到了五六月份，采桑椹、吃桑椹也成了一个很好的应季的健身活动。中医把经过干燥以后的桑椹作为药用，中医大夫处方时可以很方便地用到它。

最后，我们说说桑枝和桑寄生。桑树的叶子和果实是酸的，但是，桑枝和桑寄生却是辛温、发散的，有通络、止疼的功效。特别能够治疗受风、受寒、受湿以后导致的关节痹痛，四肢抽搐，还有受风以后产生的肢体的瘙痒症状。桑寄生还补肝肾，止胎漏，治疗早期流产等。桑树的皮也是一味很好的中药，我们叫作桑白皮，它能够治疗咳嗽，还能起到利尿消肿的功效。

牡　蛎

牡蛎又叫海蛎子，在广东又被叫作生蚝。牡蛎是一种贝壳类动物，一般生活在江河入海口的附近。

牡蛎肉可以生吃，因为味道比较腥，一般人受不了，可以加一些柠檬来调味。但是，由于现在近海的污染、重金属的沉积，这种吃法已经具有相当的危险性。所以，我们建议大家还是要熟吃牡蛎。熟吃牡蛎比较好的方法就是放在炭火上把它烤熟；另外，还有牡蛎煎，可以配上鸡蛋、韭菜等食物一起煎。我们还可以用牡蛎来煮汤，加一点猪肉，切成薄片，放入沸水中煮熟，另外还可以加一点海带和紫菜。

中医认为牡蛎的肉具有很好的食疗价值，我们说过它的气腥，味咸，是一味非常好的滋阴、补血，而且还能鼓舞人的情欲的药物，特别适用于虚劳、虚损的病患，和那些阴虚、血亏、气血不足的人。特别强调一点，在国外，也有男女青年约会之前吃牡蛎的这种风俗，他们把牡蛎称为催情剂。吃牡蛎的时候最好配一些温性的酒，黄酒或者葡萄酒都可以，最忌讳啤酒。

中医开方子的时候会写一个生牡蛎，一般还要求先煎。这个牡蛎并不是牡蛎的肉，而是指牡蛎的壳。牡蛎壳具有重镇、潜阳、安神的效果。我们碰到那些心神外越、敏感、外界声音影响睡眠，稍有风吹草动就心慌心跳这些情况的人，就把牡蛎跟龙骨一起用，用来重镇、安神。另外，对那些肝阳上亢，比如高血压，气血往上冲，出现头重脚轻，面红耳赤，但是脚下跟踩棉花一样的这种状况，我们同样用牡蛎壳来平肝、潜阳。特别对那些面红耳赤、头晕目眩、烦躁不安，而且还伴有耳鸣的这些人，用牡蛎壳、龙骨加上龟甲、白芍一块来镇肝息风。

还有一些人是因为病了很久，比如长期发烧，自己的阴液不足，会出现虚风内动，动作幅度不大，力度也不强的那种抽搐症，我们还用牡蛎壳配上龟甲、鳖甲、生地黄，起到息风止痉的作用。常见的还有一些人会出现我们叫痰核的郁结，痰火，出现淋巴结或者是脂肪瘤，或者身上一个疙瘩、一个疙瘩的这种情况，中医用牡蛎壳来化痰散结，配上贝母、玄参、连翘，或者加上一些活血化瘀的药物一块儿用。

把牡蛎壳放在火上煅烧以后，它的性质会发生变化，变成温补、收涩的作用，我们常常用来治疗一些漏证、脱证，比如那些漏汗的人，遗精、滑精、白带过多、尿频还有崩漏的人。还有一些胃酸过多的人，我们也用煅牡蛎来起到制酸和止痛的作用。

海 虾

对虾主要产在我国黄海、渤海地区，南海也有少量的分布。由于中国北方常成对出售，所以称为对虾。对虾的营养丰富，蛋白质含量高，还含有丰富的镁元素，有助于保护心血管系统。中医认为，海水虾性质偏温，有补肾、壮阳，还有下奶的作用。治疗产妇产后缺奶的情况，以及气血不足的虚损证时，对虾是一道非常好的食疗药材。另外，它还有补肾、固精的作用，对于阳痿、遗精、早泄有一定的治疗作用。

虽然虾的味道鲜美，但是，吃虾是有讲究的，《随息居饮食谱》说："虾，发风动疾，生食尤甚，病人忌之。"也就是说，它能够勾起人的宿疾，就是老毛病。所以，对于很多有过敏性疾病的人，比如过敏性鼻炎、气管炎或者有皮肤病的人都不宜吃，它会成为引动人发病的媒介。吃虾的时候还忌吃含鞣酸的水果，比如葡萄、石榴、山楂、柿子等。虾里面含的蛋白容易跟鞣酸形成结石、沉淀，刺激肠胃，导致阴寒凝滞，出现恶心、呕吐、腹痛、腹泻等症状。

吃虾的时候要收拾干净，一定要把虾背上的虾线抽掉。另外很多人不爱吃虾头，其实虾头特别是虾的眼睛是最宝贵的东西，吃虾的眼睛有助于缓解吃虾带来的各种副作用。

《本草纲目》说："凡虾之大者蒸曝去壳，食以姜醋，馔品所珍。"现在市场上也有这种经过加工的干对虾，可以直接食用，还可以煮汤时加入调味。做虾的时候一定要注意的一点是放足量的葱姜，另外吃虾的时候绝对不能喝绿茶，因为海鲜是一种阴寒凝滞的蛋白，绿茶也属于阴寒的东西，吃完就会拉肚子。

还有一种常见的海虾是皮皮虾，学名叫作"虾蛄"，俗称虾耙子，由于肉质细嫩，味道鲜美，越来越受到大众的欢迎。食用皮皮虾一般以清蒸居多，食用的最佳时间是每年的四到六月间，这个时候，它的肉质最为饱满，膏黄也最为丰满。无论海虾还是河虾，一定要吃新鲜的。要挑选虾体完整、甲壳密集、外壳清晰鲜明、肌肉紧实、身体有弹性，并且体表干燥清洁的。至于肉质疏松、颜色泛红、闻着腥味很重的，一般是不够新鲜的虾，不宜食用。

吃虾一旦出现过敏症状，可以嚼食一些新鲜的紫苏叶，或者用紫苏叶煮水代茶饮。如果出现腹痛、腹泻症状，那就赶紧喝点藿香正气水。去海边避暑、吃海鲜，藿香正气水是必备药之一。

鲍　鱼

鲍鱼的名气比较大，很多人吃鲍鱼其实是吃一种身份、地位和感觉，山珍海味里面的鲍、参、翅、肚，它是排在第一位的。

因为第一，它量少，物以稀为贵，不可多得。

第二个原因就是它的肉质比较鲜美，营养丰富。

第三个原因就是它不容易保存，需要打捞起来马上吃，过时的鲍鱼就会变得腐烂、腐败、发臭。鲍鱼作为一种营养丰富，蛋白质含量极高的这么一个食物来讲，一旦它变质变坏了，那个味道是很臭的。在中国古代，孔子就说过："如入鲍鱼之肆，久而不闻其臭。"在历史上还有一个典故，就是秦始皇巡游全国的时候，死在路上，正好是夏天，他的尸体就腐烂了，发出恶臭。当时赵高和李斯就想了一个办法，为了掩人耳目、掩人口鼻，他们就在拉秦始皇尸体的车上装了很多鲍鱼，其实就是想用鲍鱼的臭来掩盖尸体的臭。正是因为鲍鱼的保鲜特别不容易，也增强了它的珍贵。

鲍鱼作为食品来讲，它的肉质特别细嫩，没有那种腻的感觉，本身营养丰富。而由它做出来的汤清，味道却很浓，用它烧菜、做汤，都是妙味无穷。鲍鱼有很好的滋补作用，能够补肝、补肾，进而达到养肝明目的作用。现代医学研究，鲍鱼中含有一种仙灵素和鲍灵素 2，有比较强的抑制癌细胞的作用。

撇开鲍鱼的肉不说，我们来单说一下鲍鱼的壳。鲍鱼的壳，中医叫作石决明，古代人还把它叫作"千里光"，因为它有非常好的清热平肝、滋阴潜阳的作用，而且还能让眼睛变得明亮，把眼睛上长出的翳膜给退掉，所以我们用石决明来治疗现代的很多病证，比如高血压和头目眩晕症，另外还治疗一些由高烧引发的惊厥、手足抽搐等症，也就是中医所说的肝风内动。肝风内动的原因就是人的肝火升腾过旺，我们用这种平肝潜阳的药去给他中正，达到安神的目的。

海 参

海参是的山珍海味里的一种，"旧时王谢堂前燕，飞入寻常百姓家"，以前被认为是很奢侈的食品，现在经过人工饲养，大面积的捕捞，也成为普通百姓餐桌上的食品。

海参自身有一种酶，不太容易保存，很容易化成水，活的海参上最忌沾上头发和油。以前因为保鲜技术不成熟，大家只能吃到干的海参，吃干海参还要提前经过泡和发制，而现在可以吃到新鲜的海参了。

《本草纲目拾遗》中记载，海参能够补肾阴、益精髓，还能固涩小便，壮阳，治疗阳痿，其性温补，足抵人参，所以叫海参。海参富含胶原蛋白，胶原蛋白可以美容，所以很多人就把海参当成了滋补佳品，甚至有人是天天要吃海参。很多人为此还吃出病来，所以，我们今天讲一讲如何健康地食用海参。

海参是一种最阴寒的食物，就是说如果你的胃肠不够热，或者消化酶功能不够强，吃了海参很容易出现穿肠而过，不吸收，吃了直接拉出去；还有一种可能，就是你化不好它，把它化成一种半成品就吸收了，吸收进去以后，一个是作为异体蛋白而存在，形成过敏原，造成人体出现严重的过敏症状，第二个就是变成中医讲的痰饮、黏液，非常顽固地、非常阴晦地留在你的身体当中，停留在某个部位，时间长了就会形成现在所谓的脂肪瘤或者纤维瘤，中医称之为痰核。

那么，怎么用其利、避其害呢？吃海参一定要讲究节奏、时令和数量。海参再好，胶原蛋白含量再丰富，那都是它自己的事，和你能不能消化吸收它是两回事。所以，特别是对于内陆的人来讲，海参不宜天天食用，要根据自己的消化能力去吃。

另外，吃海参一定要用热性的作料去反佐它，去平衡它的阴寒的属性。大家都知道，海参最著名的是鲁菜的做法，叫葱烧海参，里面除了要放大量的葱白以外，还要放姜。这种葱烧海参呢，就是用葱白的辛热、温通的性质去平衡海参的那种阴寒、不化。做葱烧海参，里面还要加料酒，也是起到这个作用。

对于老年人由于精血不足，或者妇女由于产后气血亏虚，出现的大便干燥，可以通过适当吃海参达到润肠通便的作用。而那种本身有腹泻、痢疾的人，最好不要食用海参这种寒性的食物。

很多人会问，你不是说海参是阴寒的吗，为什么我吃了以后发热呢？老不吃海产品的人，经常会出现这种情况，少量食用，如果你把这种高蛋白的食物消化掉以后，它会变成一种能量，所以，很多人会出现这种吃了海参以后发热的情况，但这只是开始，以后再吃就不会发热了。

鱿鱼和乌贼

首先说说鱿鱼，以前，在食物匮乏的年代，大家只能吃到干鱿鱼，然后再用碱水泡发，切成鱿鱼卷，做熟了就能卷起来，这是以前的普遍做法。那会儿能吃到干鱿鱼，就已经觉得很不错了。现在随着经济的发展，沿海养殖业的发达，人们可以很容易地吃到鲜的鱿鱼了。

鱿鱼也和鲍鱼一样，虽然被称作鱼，但它并不是真正的鱼，而是生活在海洋里的软体动物。鱿鱼的营养价值很高，除了具有丰富的蛋白质以外，同时也有海洋食品中富含的钙、磷、铁以及其他微量元素。少量、适当地食用非常有益于健康，特别对于骨骼发育和造血功能非常有益。中医讲是髓生骨，髓还能造血，所以，吃鱿鱼还能治疗一些贫血症。

中医认为鱿鱼能滋补人的肝肾，有明目的作用，还能使筋骨变得强壮。但是吃鱿鱼也有禁忌，现代医学认为，鱿鱼里面含有一种多肽的成分，如果没把它完全灭活的话，就会导致胃肠功能紊乱；中医则认为，鱿鱼属于阴寒的、寒凉的水产品，如果你不把它做熟的话，吃了以后就会造成严重的腹泻。所以，本身脾胃虚寒的人就应该少吃。另外，这种高蛋白的食物，如果消化不当，很容易被吸收到体内，造成过敏和感染。所以，本身患有湿疹、过敏性哮喘、荨麻疹的人，尤其要慎食鱿鱼。

还有跟鱿鱼长得很像的另外一种鱼，就是老百姓所称的乌贼鱼，或者叫墨斗鱼，或者直接简称为墨鱼。这个墨鱼虽然长得跟鱿鱼很像，但是它们是有区别的。首先，从形状上来讲，鱿鱼长了一个类似标枪的头，因此鱿鱼也叫枪乌贼。而乌贼鱼的外形长得比较宽。另外，当你拿手摸鱼的身体时候，鱼的身体中部有一块坚硬的、形状像船一样的硬骨头的，这个是乌贼鱼；鱿鱼没有硬骨头，体内只有一层透明的薄膜。

乌贼鱼比鱿鱼产量要大，所以，价格相对便宜。做乌贼鱼的方法大家都知道，就是用韭菜一起炒着吃。韭菜辛、热，能够平衡乌贼鱼的寒性，这种吃法对于性质阴寒的乌贼鱼来说，效果最好、最健康。

为什么叫乌贼鱼呢，就是因为它体内有个枪，在逃跑的时候，可以喷出墨汁，扰乱敌人的视线，起到保护自己的作用。所以，吃乌贼的时候，一定要把墨汁彻底清洗干净。

最后，我们来讲一讲乌贼鱼的骨头，也叫乌贼骨，是常用的一味中药，它的学名叫作海螵蛸。乌贼骨研成末，直接撒到出血的部位，能起到止血的作用。对于胃溃疡出血、反酸和胃痛的人，研末吞服，能制酸、止痛，促进溃疡面的愈合。我们还用它来治疗由于体内瘀血导致的女性不孕症，以及月经淋漓不止的漏血等情况。配合其他的中药，还能除湿、敛疮。

中医治上火

普通人都知道中医有寒者热之、热者寒之的治疗原则。上火的人似乎都要用寒凉的食物和药物或疗法去治疗，其实不尽然，没有那么简单。

比如说有人发烧了，蹬被子、扯衣服，口渴，想饮冰卧雪，我们是不是就给他物理降温，敷上冰袋，灌上冷饮呢？只有极少部分可以这样，而且只是暂时可以这样。大多数人这样做的话，非但起不到寒热平衡的作用，反而让病人同时感受热邪和寒邪的两种刺激，可能会加重病情，加速死亡。电视连续剧《雍正王朝》有这么一个情节，雍亲王为了推辞康熙委派给他的差事，先坐在炭火边上烘烤，然后跳到冷水中浸泡，结果当晚就高烧起来。这种先桑拿后冰水浴的方法，能激发体质特别好的人潜能，置之死地而后生，对于体质普通或本身就有宿疾的人，只能诱发加重病情。

中医治疗火邪讲究定性、定位、给出路。

所谓定性，就是认定火邪的来源和性质。我们知道普通的火可以用水来扑灭，而化学试剂着火了就不能用水，得用沙土掩埋或用泡沫覆盖隔绝空气。同样人体的火邪不能一味地用水来化解，光喝水可能会导致尿频、水液潴留等严重问题。中医擅长用寒性的药物来平衡火邪。简单举例来说喝绿茶就比光喝白水解渴，更能解除烦躁。

所谓定位，就是要搞清楚火邪凝聚侵害的主要脏腑。广义上火邪是侵犯心包和心，但是在不同的发展阶段，火邪侵害的经络脏腑会有所不同。中医治疗就要集中选择不同的药物和经络腧穴来治疗。不能大撒网、打散弹，为了不放过一个，宁可错杀三千。中药都有归经，同样是清热泻火的药物，石膏清肺火，黄连清心火，钩藤清肝火，银柴胡清脾火，大小蓟清肾火。所以，一觉得自己上火了就随便吃下火药这都是比较盲目的。

所谓给出路，就是专门针对外感火邪说的，让它从哪里来就回到哪里去。中医的治疗方法叫作清热泻火，泻是指把火邪从大小便中排出。还有刮痧、放血疗法，直接把火邪热气从血里面排出。放血的部位，一般选在十指的末梢，快速刺破，挤出一两滴血就可以。也有选择在肘窝或委中放血的，由于是刺破静脉，出血量大，需要医生来操作。

还有发散但不是发汗疗法，叫作火郁发之，其实老百姓讲脓包熟了以后，给它挑破就没事了，热毒起来给他扎针放放血，把劲儿泻了。森林着火的时候，我们可以用水去浇灭它，同时也可以用鼓风机吹它，鼓风机吹就是把它的热劲带走，带走以后，低于它的燃点，它就着不起来了。我们用辛凉发散的药把他的郁火解开，这也是一种方法。

老百姓熟知的疗法叫清热解毒，所谓清热就是用一些凉性的药，去平衡抑制热性的毒火。解毒其实是稀释凝聚的毒火，我刚才讲了火是热的凝聚，当你把热给他打散以后，这个火就灭了。

关于火对人体的总的影响我们就说到这儿，下面我们分别讲一下各脏腑上火以后的症状以及相应的清热泻火解毒的方法。

1. 肝胆火

肝胆的火可能会因为饮食比较辛辣而引起，比如说老吃辣椒、喝烈酒，也可能因为情绪激动，肝火旺盛而引起。而我们今天讲的是六淫邪气里面外感的火热邪气引发的这种肝胆的火，病因和病机与七情和饮食引发的肝胆火有所不同。

这种火容易发生在春夏之交，大家都知道，春天属于木，夏天属于火，而木和火的关系又是木生火。肝胆火的表现就是很多人早上起来会觉得口苦，刷牙的时候会有干哕，虽然没有碰到咽喉，但是有干呕。之所以变得这么敏感就是因为肝胆的热气带来的这种邪火上冲，严重的刷牙的时候会有牙龈出血。这些人应该晚饭少吃油腻、避免过饱，可以辅助吃酸寒性质的药物，平复收敛肝胆火气，比如山楂丸和乌梅汤。

肝胆开窍于目，风吹眼睛容易引起眼睛痒和迎风流泪，而有了毒火以后，会出现颜色的改变和形状的改变，出现肿胀，甚至出现剧烈的疼痛，有时候还会伴有结膜的充血。有些人因为游泳得了红眼病，我们也把它归结为外邪所致的肝胆火。这些人可以采用火郁发之的方法，用辛凉解表的薄荷、冰片、木贼、浮萍等中药煎汤外洗熏蒸局部患处，还要忌食辛辣热性的食物。

春天肝胆火的另外一个表现就是我们常见的带状疱疹，老百姓叫作缠腰龙。得了带状疱疹以后会出现这样的症状：发病部位的皮肤出现绿豆粒大小、张力很大的丘疹、水疱，沿神经分布，集簇状排列，呈条带状。如果发生在胸部、腰部，多自脊柱的一侧斜向前下方，极少对称发病。患此病者，轻者每簇可间隔有正常皮肤，病情严重者可融合大片的带状分布，数日后由澄清透明的水疱变为混浊的脓疱，部分可破溃形成糜烂。老年人多表现为大疱、血疱，甚至出现坏死。轻者三周左右即可自然干涸、结痂，脱落后不留瘢痕，重者病程可延长到一个月以上。老年患者常出现剧烈疼痛，影响睡眠，如果治疗不及时，在皮损消退后，仍遗留疼痛，数月不能完全消退。这是毒火没有完全发出的结果。

如果带状疱疹出现在头部、颜面，要警惕侵犯头面部神经而出现头痛、面瘫。如果眼角膜被侵犯，还可能导致失明。年龄大的、体质弱的及患有肿瘤等慢性疾病者，病情会更为严重。值得注意的是，临床上还常见一种不全型带状疱疹，病人除自觉发病部位剧烈疼痛外，水疱不出现或出现得很少，很容易被误诊。

治疗带状疱疹中医遵循这么几个原则：对于严重的带状疱疹，有疱疹的溃破、感染、流脓的必须要清热解毒泻火，因为这时候毒火已经入心，我们一般常用的方剂就是龙胆泻肝汤或者黄连解毒汤。另外一种方法就是我们讲过的火郁发之，我们常用的药就是一些清轻上扬的药，比如说薄荷、蝉蜕，或者是白僵蚕，因势利导帮助人体把毒火发散出来。还有一个方法就是治疗轻度的带状疱疹，用凉润甘缓的药物，缓解病痛，有个著名的方剂叫作瓜蒌红花甘草汤，效果很好。

最严重的肝胆火就是现在流行的甲型、乙型、丙型肝炎，容易在春夏爆发，严重的会出现黄疸、出血和神志不清等症状。

2. 肺和大肠火

肺和大肠的火也容易在春末、夏天和秋初发生。中医认为火能克金，这种火热邪气鼓舞起来心火以后，很容易欺负他的下家，就是金，也就是伤害到人的肺和大肠。

首先，这种火邪会耗伤肺和大肠的津液。我们都知道，肺对应手太阴，有司呼吸的功能，另外一个功能就是推动全身的津液、体液的循环。当它被火热邪气伤害以后，首先出现的症状就是干燥干咳，这种火热邪气会把肺、支气管、鼻腔的黏液消耗掉，人就会出现鼻子发干、咽痒、喉痒、干咳的症状。有的人还会出现皮肤的干燥、瘙痒，以及红疹、瘢痕等，这都是火邪的伤害。

对于这种火热邪气伤害肺导致的干咳，用一些酸甘化阴润肺的药物，另外加上一些辛凉、发散、解表的药物，一方面滋润保护我们的肺，另外，可以泻掉这些火热邪气。辛凉发散解表的药物一般会用到菊花、桔梗、薄荷、蝉蜕，润肺的药物我们会用到桑叶、麦冬、天冬、沙参等，这时候切忌用一些辛温的、燥烈的、伤阴的药物。

火邪伤肺的另外一个表现是鼻子出血。轻度的鼻出血，其实就是因为鼻腔黏膜干燥，稍微触碰抠挖导致渗血，不久就会结成血痂。中度的鼻出血，可以用凉水拍拍脑门、塞个棉球止住。严重的鼻出血，奔流喷涌不止，而且发作频繁，就需要通过手术或药物来治疗。用白茅根煎汤煮水代茶饮用，对于预防和治疗火邪克肺引发的鼻出血有很好的效果。

火邪侵犯到大肠以后，会造成大肠津枯便秘，就像河里的水被烧干以后，船就不能行走了，病人会出现大便干燥，有的人会十多天没有大便。出口闭塞了，这种邪火就会往上冲，人就会出现夜不能寐，甚至看东西出现重影，中医称之为目不了了，睛不和。热邪再往里走，侵犯到心包和心以后，就会出现更严重的抽搐痉挛、神昏谵语这些症状，中医描述为撮空理线、循衣摸床。

治疗这种肺和大肠的火热邪气造成的津枯便秘，中医用通腑泻热的方法，也就是所谓的釜底抽薪。就是说，当我们看到锅里的水开了以后怎么办？赶紧把灶底下的柴火给抽出来，让这火降下去。这种抽薪的方法其实就像拔开塞子一样，把在体内的这种燥屎排出去，也就缓解了上面的高热危急的症状。我们经常用的方剂有大小承气汤，用量和煎煮方法都有所区别，需要在医生的指导下使用。

如果出现了津枯肠燥的情况以后，也可以用灌肠的方法，用香皂、肥皂，或者甘油灌到肛门里面，帮助那些数日甚至十数日不大便的人排出大便。这样能缓解患者的一些症状。

肺和大肠的火邪如果不加以控制的话，它会进一步发展，就会转向手厥阴心包经。所以我们不能忽视火邪在肺的阶段，应当及时治疗，御敌于城门之外。

3. 心包和三焦火

由外感六淫邪气中的火邪导致的心火，容易发生在夏天，但是有时春末或秋初的时候也会发作。中医称之为温病，这个温是三点水的温。如果这个病出现大面积流行传染的话，我们就把它叫作瘟疫了，这个瘟是病字旁的瘟。

心包是保护心脏的门户，也就是说，突破心包以后，它就会直接伤害到人的心神，就会影响人的精神状态。火热邪气侵犯到心包以后，有什么样的症状呢？这个门户具体在哪儿呢？其实就在我们的哽嗓咽喉，也就是大家现在所熟知的扁桃体。

五脏在体表都有开窍，肾开窍于耳，肝胆开窍于目，肺开窍于鼻，脾开窍于口，唯独心开窍的地方是舌。舌没有孔，不是窍，那么心包开窍于哪儿呢？就是我们的咽喉，而扁桃体就是守卫咽喉的卫士。所以，当心包感受热邪以后，就会出现咽喉的肿和疼，严重的会出现吞咽困难，吃饭喝水都咽不下去，还有的干脆就水米不进。这种咽喉肿疼一般都会伴有高烧，这种高烧是属于喜欢吹凉风、喜欢凉快地儿，不怕冷的那种高烧。

当然现代医学对于这个症状的治疗方法是抗生素，大剂量的青霉素或者其他抗生素，实在不行就手术切除，眉毛胡子一把抓。在古代，中医认为应该清除进入到心包的这种热毒，否则就会引起心律的紊乱，让人高烧同时伴有严重的心慌和心跳，另外，也容易患上现代医学所指的心肌炎。

中医怎么办呢？我们用内服药，就是非常厉害的苦寒、清热的药，比如说黄连、黄芩、黄柏、栀子等大剂量的苦寒药，需要的话还可以加入牛黄、羚羊角这些有透解功能的辛凉药物。有人会问，我咽喉肿痛灌不下药怎么办？中医还有外治法，一般我们用冰硼散，吹到咽喉，这样人就会不停地流出一些痰涎，痰涎流出来以后，肿胀就会消。古代还有挑脓、刺破脓肿的办法，就是把扁桃体的脓肿挑破了，让脓排出来。排出来以后，热毒泻掉了，体温也就下来了。只不过现在的医疗环境不太认同中医的这种治疗方法，大家都做扁桃体手术去了。我个人认为，不要轻易切除自己的扁桃体，它除了生理上保护自己的心神以外，还有一种心理和精神上的保护。很多后期得了抑郁症、焦虑症、躁狂症的病人都有扁桃体切除的病史。

心包对应的腑是三焦，受了火热毒邪以后，容易出现的症状就是淋巴结的肿大。淋巴结一般分布在我们的下颌、腋下、大腿窝等处，这些地方突然出现了红肿热疼的感觉，很大程度上是因为淋巴结附近有了伤口、破溃或者病菌，比如有了口腔溃疡或者牙龈的感染以后，就会在下颌淋巴出现肿疼，有的泌尿生殖系统感染会容易在腹股沟附近的淋巴结出现肿疼，这都是热毒侵害到了三焦的表现。

中医一般用一些清热解毒散结的药物来治疗，效果非常好。这些药物我们常见的有夏枯草、连翘，还有时候会用到玄参和生牡蛎、浙贝母。毒火比较重的，我们要用蝎子和蜈蚣等虫类药，以毒攻毒。

4. 脾胃火

首先我们还要强调一下，我们这里讲的是六淫外感导致的脾胃火。

脾开窍于口，其华在唇，脾胃受了火邪首先表现在口唇干燥、脱皮，甚至有些人口唇干裂出血。其实很多人已经注意到了，这与人所处的地域环境和气候变化都有关系。南方尽管热，但是比较湿润，北方热而且还干燥，所以南方人到了北方，容易出现口唇干裂。很多人会抹唇膏来缓解，反复涂抹，但是治标不治本，只能掩盖症状。现代医学会把这种症状诊断为唇炎，也就是口唇上火，有了炎症，适当涂抹一些外用药，这样做效果也很好，但是容易复发。应该把脾胃的火热邪气驱赶走，让脾胃自身产生的津液能够滋润濡养到这个地方。

中医的治疗方法就是清除脾胃的火邪，一般我们用的是辛凉入脾胃的药物，比如说，秦艽、银柴胡、胡黄连，这些药物能够帮助消化掉人体的食积，另一方面能够宣散或者驱赶脾胃中的邪火。当然，我们建议本身就患有唇炎的人，一定要注意饮食清淡、凉润，不要吃过于辛热、辛辣的食物。

脾胃火的另一个表现是口腔黏膜容易出现溃疡，就是口疮。导致口疮的原因有很多，如心火过于亢奋，人会出现食欲亢进，吃的东西多，而且特别愿意吃那些滋味厚重的东西，不吃不解馋。这种心火会造成脾胃的火，因为他们是母子关系。这种口疮我们应该用一些苦寒的、清心火的药物，像黄连、栀子、茵陈等。

另外一种火，是我们吃的东西引起的胃火导致的，这种胃火也不完全是真火，它是一种吃进去的东西不消化，在胃里停滞过久，就好像把一堆东西渥堆、发酵，产生的热一样。简单说，就是食积导致的这种反复出现的口腔溃疡。这些人往往会表现为腹部比较坚硬、比较凉，而上半部分又是一副火烧火燎的样子。这种情况应该用消化食积的方法，通腑泻热，把胃里面的积滞解除了，把胃的功能恢复了，口疮也自然会痊愈。

我们今天说的这种脾胃的火，与季节变化有关，而且有时候与女性的生理变化周期有关，每到来月经的时候，会定期出现口腔糜烂。这种情况其实也是一种火热邪气潜伏在脾胃里面，到了月经期来的时候，肝气一旺，肝木克伐脾土，脾土一弱，火就表现出来。治疗这种与月经有关的口腔糜烂，我们一般用升阳散火、固摄脾土的方法，用偏于芳香，偏于辛、微温的药物，帮助脾胃把这种湿气、火气散出去，就是所谓的火郁发之。所用的方剂叫作升阳益胃汤，或者用逍遥丸。

5. 肾火

很多懂一点中医的朋友会问，肾在五行里面属水，怎么会有肾火？其实中医把任何脏腑都分为阴阳两个方面，肾本身有肾阳也有肾阴。制造人体的津液、体液输布到全身，帮助人平静、降温的功能我们叫肾阴；另一方面把这些阴液化开输布到身体的动力或者能量我们叫肾阳。我们知道肾阳不足的人往往会出现阳痿早泄，或者是遗精和遗尿。那么如果肾阳过亢，我们就把它称为肾火。很多人知道，到了更年期的女性会出现烘热、出汗、手脚心发烧的这些症状，其实这都是肾火的表现。而我们今天讲的是由外来的邪气激发起人的肾的阳气和能量过于亢奋导致的疾病和症状。它最大的表现是什么？其实就是我们经常说的青春痘。

现代医学认为，青春痘跟人体到了青春期性成熟，激素水平高低和分布的部位有关系。中医认为，外来的这种火热邪气把人的肾火肾阳鼓舞起来以后，同样会引起人的肾阳，就是刺激人的生殖功能的阳气出现了亢奋，就会导致痤疮。《黄帝内经》说过一句话，"劳汗当风，寒薄为皶，郁乃痤"。什么意思呢，中医讲的劳有的时候特指房劳，也就是性的生理活动和心理活动。当人出现这种情绪感情，涉及性的波动以后，人会出现脸红、心跳、出汗，而当这时候又被外界的风热风寒邪气一刺激，容易郁闭在皮下和肤内，出现郁结而形成痤疮。

很多老百姓管痤疮叫"骚疙瘩"，什么叫骚疙瘩呢？就是人在动心发情的时候，会在体液汗液里面分泌出自己特有的那种激素和味道，而这种味道和激素如果不得宣泄，就会郁闭在体内，形成一种红包，这种红包如果不能很快得到消除，它出现感染，有的会变黑变紫，有的抠破以后，还会留下永久性的瘢痕。那么怎么治疗这种外来邪气勾起人的肾火？我们有两个方法：第一我们要从内部制约它。我们知道土是能够克水的，也就是说人的脾胃功能如果正常的话，可以平衡和抑制肾的阳气，不让它乱动。为什么有些人会长痤疮，有些人不长呢？差别就在这，就是说这些人的脾胃功能好，那些人脾胃功能差。我们经常看到那些把自己脾胃功能伤害的人，反而会出现大面积的痤疮的爆发，有人会长在脸上，有些人还出现在后背，他们是怎么破坏自己脾胃功能的呢？无外这么几点：暴饮暴食，或过度节食，或饮食生冷。

所以治疗这种痤疮，我们首先就是要帮助人恢复它的脾胃功能，也就是恢复制约肾火的土的功能，脾胃功能一弱，就像家长管不住自己的孩子一样，孩子就在那乱跑乱跳、探头探脑，脸上就会老鼓起红包。把脾胃功能恢复以后，我们就会用一些帮助人收敛肾精，宣散外来邪热的方法，用一些比较温性的中药来治疗这种痤疮。我们治疗痤疮，切忌用苦寒伤胃的药。很多人一见痤疮就是火，然后用凉药，一吃凉药把胃伤了，结果导致痤疮此起彼伏，越治越多。所以我们建议大家，到了夏天，容易出现痤疮的季节，要喝热饮。

还有就是，有了痤疮以后，我们切忌去为了顾及自己的面子，去挤去抠去挠去刺激它，一定要通过内部的调理来达到根本上治疗的目的。

小暑——话解暑

在外感六淫邪气——风、寒、暑、湿、燥、火中，唯独暑是个复合邪气。因为夏天温度和湿度都高，所以火邪和湿邪组合起来侵害人体，就导致了中暑。我们来看看暑字，上面一个日，代表毒热的太阳当头照，下面也有一个日，代表被太阳烘烤灼热的大地，中间的土，代表脾胃消化吸收功能。所以造成暑病的原因，首先是伤害了脾胃的消化吸收功能，然后又感冒了火热邪气。

因为"暑"是复合邪气，所以它的表现也兼有火邪和湿邪的特点：首先它会出现火邪致病的高热、惊厥、抽搐、昏迷的症状；同时也伴有湿邪致病的胸闷、纳呆、呕恶、腹泻、黏腻、污浊、缠绵胶着的症状。按说湿气是阴邪，似乎应该能平衡火热邪气，但是恰恰相反，就像人在大海中航行一样，尽管周围都是水，但是无法饮用，缓解不了焦渴。这样一来，火热邪气本身就大量消耗人体的津液，加上脾胃被湿气困厄，又无法消化吸收外界补充的水液，就像把锅放在火上干烧。所以暑病的危重程度有时候比单纯感受火邪要严重得多。

暑病既然复杂，治疗暑病就如同抽丝剥茧，要分轻重缓急，标本兼顾。

首先要给外感邪气以出路。对中暑高烧的人，切忌用冰袋冷敷，那样做的结果就是把火热邪气遏制在体内，伏邪内窜深入，到了心包和心，就会变成危重症。应该用酒精，或金银花露等酒精制剂擦洗体表，利用酒精挥发带走热量的原理宣散热毒。

其次，要恢复小肠泌别清浊的功能，打开膀胱的通道，把水饮痰浊湿气排出去。这种治疗尤其适用于中暑以后尿闭、尿少、小便短赤、淋漓涩痛，但是腹中胀满，甚至有水鸣音的人。中医经常使用的方剂叫作六一散，成分也很简单，滑石和生甘草，比例六比一。方剂不仅得名于此，还有一个原因就是根据易经理论，天一生水，地六承之。这个方子能帮助化生津液。"六一散"的应用很灵活。如果兼有心烦不安的情况，可以加上少许朱砂，这叫"益元散"；如果是目赤咽痛，口舌生疮，可以加少许青黛，名为"碧玉散"；如果有轻微的发热、头痛等症状，可用鲜薄荷叶煎汤或捣汁一同服用，名为"鸡苏散"。这些方剂，都是夏季治疗暑病的良方。民间还有一种用法是以"六一散"给小儿洗完澡之后涂撒，既可防止痱毒，又可以预防湿疹，可谓价廉而疗效显著。

把湿气排出去之后，还要振奋恢复脾胃的生机和功能。大多数中暑的病人，脾胃都被阴寒湿气伤害，出现呕吐、腹泻的症状，其实这是人体自我恢复自救的表现。医生不应该粗暴制止，而是要因势利导，及时补充体液，同时用一些芳香化湿、振奋中焦阳气的药物，比如藿香正气水、十滴水等。十滴水的作用要比藿香正气水更强烈，适用于那些除了有呕吐腹泻还伴有阴寒凝滞腹痛的人。十滴水具有健胃和祛风的作用，在临床上常用于治疗因中暑而引起的头晕、恶心、腹痛、胃肠不适、过敏瘙痒等，还可以外洗治疗小儿痱子和冻疮。

急救三宝

说到急救很少有人会想到中医和中药，事实上中药里面也有急救三宝，就是"安宫牛黄丸""紫雪丹"和"至宝丹"，主要治疗外感温热、火毒，它能够清热、凉血、镇痉、开窍，人们又叫它"瘟病三宝"。

但是这三个药的药性不同，主治的症状也各有侧重。比如安宫牛黄丸性质最凉，适用于高烧不退，把人烧得神智昏迷、稀里糊涂的患者。紫雪丹或者叫紫雪散，它擅长息风镇痉，专门治那些高烧烧得人出现抽风的症状，比如会出现惊厥、烦躁、抽搐，而且会胡言乱语，发出响声的患者。至宝丹对于高烧以后出现昏迷沉闷、九窍闭塞，你跟他说话他听不见，你让他喝药他嘴张不开，大小便也没有，这种不声不响的患者更适用。综合这些特点，中医口口相传，把这个诀窍归结成了"呼呼啪啪紫雪丹，不声不响至宝丹，稀里糊涂牛黄丸"。

安宫牛黄丸这个方剂出自清代，中医认为，心在人体内像个皇帝，而心包是保护皇帝的外围的宫殿和宫城，所谓安宫是指服药以后能使心包的血热清除出去，使得我们心神得以安居其宫。现在的安宫牛黄丸因为动物保护有些药不能用，所以它的配方就有了一些变化，原来用的天然牛黄，现在改成了人工合成的牛黄。犀角不能用，改用水牛角的浓缩粉代替。这么一改疗效比传统的制剂确实差了一些，但是还有一定的效果。而且我们现在中药中药制剂又把剂型改变，还是用安宫牛黄丸的主要成分，但它不是丸药，而是做成了口服液和注射液，名字改成了清开灵，很多人用过这个药，它对于高热的退烧效果依然不错。

紫雪丹在急救三宝里历史最悠久，它是粉状，有的做成小丸药，颜色是紫色，紫色的原因是里面用了朱砂和一些性质特别凉的矿物药。里面用的药物有生石膏、寒水石、滑石，在古代还用了犀角，现在用水牛角来代替。还有羚羊角、木香、沉香、玄参、升麻、甘草、丁香、朴硝、麝香等。紫雪丹最擅长的就是清热开窍，对伴有惊厥、四肢抽搐的高烧、昏迷的患者特别适用。如今很多幼儿都因为高烧，迅速引起扁桃体发炎、化脓，高烧和抽风，这时候用紫雪丹就有很好的退烧止痉的作用，所以有幼儿的家庭，不妨在医生指导下准备一些紫雪丹，在必要的时候给孩子服用。

至宝丹里面有很多名贵的药材，再加上它疗效卓著，得到它的人如获至宝，所以起了这么个名。至宝丹古方原先不仅有犀角、麝香和琥珀等名贵药材，另外还要加上金银箔各50片，就是把金银都打得特别薄特别碎加在中药里面。金银都是非常好的重镇安神的药，我们是把它当药来使的。以前制这些名贵中药的时候特别强调用什么金锅银铲，其实就是把金属中的一些成分渗透到药里面，起到一些重镇安神的效果。里面还有琥珀和朱砂，它也是有镇静安神的功效。

至宝丹经常用来治疗那些经过高烧，比如说被诊断为乙型脑炎、脑脊髓膜炎，还有一些人是因为一些内伤，冠心病、心绞痛、尿毒症、中暑，还有癫痫发作，后期出现的不省人事，窍道闭塞，怎么叫都叫不醒，中医称之为痰热内蔽心包的这种病证。现在至宝丹的配方也出现了一些变化，原来犀角变成了水牛角浓缩粉，剂型也有了改变，找到原来的至宝丹比较困难，现在市面上常用的叫局方至宝丹或至宝丹散。

现在很多家庭知道安宫牛黄丸作为急救的药所以也备了一些，但是大家记住不要轻易乱用。尤其是有些人出现中风以后不问症状，不经医生指导就自行服用，觉得它能起死回生，其实这是不对的。中医讲究辨证施治，对症下药，否则的话救命的药可能就会变成毒药。我们今天介绍这急救三宝都是寒性特别大的药，如果你本身是阴寒内盛出现的脑梗，血脉不能流通，再吃上这些凉药，不仅救不了命，反而会影响自己的身体健康，甚至会丧命。

泄 泻

夏天是容易出现"上吐下泻"症状的季节，原因在于，夏天人的阳气发散在外，对肠胃的照顾就显得比较弱。所以在夏天尤其要注意饮食卫生，讲究饮食寒热平衡，不要吃阴寒，不好消化、不好吸收的食物。老百姓讲"冬吃萝卜夏吃姜"，就是要注意肠胃的保暖，而且姜本身就有一种能止吐、止泄的食疗效果。

我们先来认识两个字，平常我们中医老说叫"泄泻"，一个是三点水，一个世界的世，以前呢，写成一个三点水，一个摇曳的曳，这两个字通假；另外一个是三点水加一个写字的写。这两个字有什么区别呢？

人们经常说"好汉禁不住三泡稀"，意思就是说好汉一天拉肚子三次的话，也会显得乏力、瘫软，提不起精神了。从物质层面上来看，他也就是拉了一些大便，那么人为什么会没劲儿呢？其实我们应该看到，这个人损失的不光是一些有形的物质，还损失了无形的能量，我们就管它叫泄，平常我们说泄气了，或者说宣泄、发泄，其实说的是什么啊？无形的能量，包括人的情绪，这种情况我们叫泄。另外一种能够看到的有形的物质的流失，像水一样的流出来，这个有形能量的流失，我们管他叫泻。如果这个人既有无形能量的气的流失，又有有形物质的流失，这就叫泄泻。

第一个泄的通路不光是大肠、肛门，比如说从汗孔，从眼神，从口腔，从其他地方，都可以泄。比如我们说泄露天机，古人也讲"睛自目泄"，你的眼睛，你的眼神，泄露了你内心的秘密。

而泻，只能是从肛门里流出。这就是它们俩的一个区别，这也说明我们中医对疾病认识的深刻。所以治疗起来，是去补他的泄气的漏洞，还是补他流失物质的漏洞，都不大一样。

那么，对泄泻要怎么去认识呢？我们认为泄泻本身，同人的感冒发烧一样，有时候它是人体的一种自我保护反应，所以一定要询问病史。意识到这一点以后，就应该不去人为、粗暴地打断他腹泻的过程，而是给予支持和辅助疗法。不要一看到拉肚子就不分青红皂白给止吐药、止泻药或者消炎药。世界卫生组织向医生们推荐也都是用支持疗法，碰到腹泻的病人一定要给予服用糖盐水，希望人体通过完成排毒以后的自愈功能，来恢复到正常。

另外，我们中医要来观察他是中了什么样的毒导致的腹泻。除了给糖盐水之外，还要帮助他尽快地恢复自愈功能。比如说中了一些阴寒凝滞的这种阴性的寒性的毒物以后呢，我们一般服用甘草，大家都知道甘草能解毒，它解的是寒性的毒，用甘草熬成水，可以加点糖或盐给病人服用。如果中的是热性的食物的毒，出现了腹泻，我们一般要熬绿豆汤，帮助病人恢复。对于长时间的、不停的腹泻，已经成为漏精漏气的这种慢性的腹泻，要根据病情给予一些强制性的收敛、止泻的药物，比如豆蔻、白果、山药等一些止泻的药物，这一定要根据具体病情来定。

五更泻

五更泻的特点就是具有明确的时间性，在早晨的五更（jīng），也就是现在所说的凌晨 3 点到 5 点的时候，病人就会从睡梦中醒来，冲向厕所，拉肚子，有的人还伴有腹部的一种阴寒凝滞的冷痛，腹泻以后这种情况得以缓解。平时这些人摸上去整个肚子尤其小腹冰凉，有的人还出现形体的、四肢的冰凉，平时夜尿也比较多，小便比较频，看看舌头，还会出现水滑苔或者是胖大舌。

这种病的另外一个特点就是具有持续性，病人基本上固定都是这个时间出现腹泻。这种病一般发生在中老年人的身上，我们都知道正常人也会在早上起来排便，一般排便都是没有痛苦的，排出成形的便，而得了五更泻的人就不是这样。

中医把五更泻又叫作"鸡鸣泄"，五更天，也就是 3 点到 5 点，是鸡叫的时间。还有人把它叫作"肾泄"，因为很多中医认为，这种泄是因为肾阳不足，导致了命门火衰，命门之火不能温煦脾土，不能帮助脾胃腐熟水谷、消化吸收，致运化失常。五更时分正当阴气最盛而阳气未复之际，虚者愈虚，因而形成五更泻。

所以预防和治疗五更泻的基本思路，就是要温暖肾阳。中医一般用艾灸，选择的部位一般在后腰。有五更泻习惯的人，应该在后腰上缠裹一些皮草或棉布，避免凌晨阳气虚弱，寒气入侵。

治疗五更泻，我们一般针灸后腰上的肾俞和大肠俞。肾俞是足太阳膀胱经的第 23 个穴，在第二腰椎棘突下旁开 1.5 寸。大肠俞是足太阳膀胱经的第 25

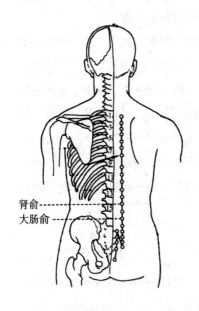

肾俞 ┄┄┄┄
大肠俞 ┄┄┄

个穴，在第四腰椎棘突下旁开 1.5 寸。一般用温补手法针刺，然后加上艾灸。很多数十年腹泻大便不成形的人，经过针刺和艾灸结合治疗以后，都能顺畅排出成形便。

中医还有通过内服中成药来治疗五更泻的方法，这个方剂叫作"四神丸"。中医认为在四个方向——东、南、西、北各有一个神兽，东方青龙、南方朱雀、西方白虎、北方玄武，四种动物同时代表四种不同的颜色，东方青绿，南方赤红，西方白色，北方黑色。四神丸就由四个药物来构成：吴茱萸，属于青色，代表温暖，代表东方；补骨脂，代表黑色，代表北方玄武；肉豆蔻，红色，代表南方；五味子，是酸温、收敛的，代表西方的肺金。当然在临床治疗的过程中，我们还要根据病人的具体情况，使用、调整四味中药的比例。

这里面唯一不用的就是甜味黄色的药物，因为中医认为脾是土，能克肾水，五更泻本身就是肾阳不足，就更不能用补脾的药物。我们也建议有五更泻的患者，少吃寒凉和甜味的食品。

情绪性腹泻

我们来讲一种由于情绪或者情感问题导致的腹泻。很多人注意到了这样一种情况，就是当人在生气或生气以后，就要出现腹痛，表现为两胁的胀痛，还会有人感到气的窜痛，这时候就会急着上厕所，上厕所以后马上就腹泻，腹泻以后疼痛就会缓解。

还有一种情况是女同志在月经前，会变得情绪急躁，脾气暴躁，经常无故发怒、发火、找茬，除了生气易怒以外，同时还会出现腹痛，同样会出现先痛后泻，泻了以后疼痛能够缓解，有的还会在月经开始的几天，月经一来就会出现连续性的腹泻。有少数病人是因为子宫后倾，月经期间子宫充血压迫大肠造成的。

以上情况的大多数，中医统称之为肝脾不和导致的腹泻。我们都知道，肝是木，脾是土，肝在正常情况下制约和克伐脾土，不要让人吸收的营养成分太多、太过，让自己肥起来，胖起来，血脂、血糖高起来。但话又说回来，如果一个人的肝气、肝火太旺，过分地克伐脾土，就会导致脾的消化吸收功能特别是吸收营养的功能衰退，出现营养物质的流失，我们把这种情况叫肝乘脾，乘就是过分克伐、克制的意思。所以治疗这种疾病，问题不在脾上，而是在肝上。我们从心理上疏导，要劝别人，应该是柔和一点，不要太嚣张，不要太发火。

另外，在治疗上，我们用泻肝补脾的方法，就是调和矛盾，缓解冲突。所谓泻肝，就是让肝柔和一点。我们都知道吃辛辣的东西可以让肝气、肝血旺盛，而吃酸寒、收敛的东西可以让肝气、肝火沉潜下来，降下来，柔和起来。

中医有一个著名的方剂，叫"痛泻要方"，就是专治这种生气腹痛然后就拉肚子。这个药方里面主要用药一个是白芍，白芍是酸寒、收敛的，能够使肝变得比较柔和；还有一个叫陈皮，陈皮也有柔肝、化痰的作用；另外一个用到炒白术，炒白术苦温、燥湿、止泻；最后是用了一个佐药叫作防风，就是怕我们收敛肝气太过，"按下葫芦起了瓢"，出现另外一种情况。痛泻要方就用到这四味药，一般我们把它们磨成粉冲服，也有煎汤。容易出现这种腹痛腹泻的人，我们一般在月经来之前就给她服用。

还有一种方法，就是我们经常讲的柔和疏泄肝气的方法，就是按揉足厥阴肝经的期门穴。期门穴的位置在第六和第七肋骨中间，相当于乳头正下方两肋间。我们知道生气以后或者肝区胀痛的人习惯用手或者用硬物顶着肋叉子，这其实就是自我点穴，疏泄肝气。泄掉肝气以后，就不会克伐脾土，不会产生乳房胀痛、腹痛，也就不再有腹泻。

现代医学发现慢性溃疡性结肠炎、肠易激综合征等疾病都与情绪变化有关，并且与长期情绪剧烈变化、情志不遂，感情伤害进而影响伤害人的免疫功能有关。中医历来倡导身心合一的治疗理念，心病要先治身，

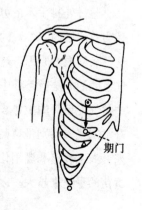

期门

心病要调身。而且中医有经络气血理论，把人的身心完美地联系在一起。

中气下陷

长期腹泻的病人，除了会流失营养物质以外，不可忽视的一个问题就是它在默默地流失自己的能量，也就是我们中医讲的气。"人活一口气"，这个气是推动我们身体运动、运化的根本的能量。

气的流失会导致人体出现一系列的病证，最重要的一个情况就是会出现中医所称的"中气下陷"。这个中是指脾胃，就是我们的后天之本，气血生化之源。脾胃功能的削弱，中气的流失，会产生如下一些情况：

脾胃之气有一个升提的作用，能够使人的气血达到心脑，达到高处。中气下陷首先就会出现头昏、头晕，或者目眩，也就是眼前发黑，类似于现代人所说的低血压、低血糖的症状，突然站立起来就会晕倒，会眼前发花，有的还会同时伴有出虚汗、冒冷汗这些症状，当你给他一杯热水、热糖水，或者嚼一块巧克力的时候才能恢复。

第二种中气下陷的表现就是脏器功能的衰弱，人的胃肠蠕动慢了，没有力量，表现得饭量也小，吃点东西就堵得慌，下不去，很长时间以后打个嗝，还能闻到自己吃饭的味道，甚至是昨天吃的饭的味道。

第三个，也是最重要的表现是搂不住，就表现在腹泻上，吃了就拉，一天腹泻几次。中气对人的身体的脏器起一个固定的作用，中气一旦弱了，人的脏器就会下垂，甚至是脱垂。主要表现在，长期腹泻的人会出现直肠或者肛门的脱落或者脱垂，肠黏膜的脱垂，这些人排便以后就会出现这些症状，还得需要人工用手把肛门复位。有人表现出来的是胃下垂，还有人表现为肾下垂，还有一些妇女表现为子宫的脱垂。

通过外科手术的办法去给这些脏器复位，不是一个解决问题的根本办法。其实肛门括约肌、胃的平滑肌，都是肌肉，肌肉失去了动力和弹性，才是导致这种病的根本原因。这种动力和弹性，就是我们中医讲的气。中医治疗这种中气下陷的方法就是补中益气，我们经常给病人建议小剂量频服补中益气丸。补中益气丸里面的主要成分就是黄芪和党参，这两味药色黄味甘，入脾胃，能够升举阳气，特别是黄芪具有很好的提升血压、升举脱垂脏器的作用。但是近年来，人工栽培和滥用化肥、农药，黄芪的效果越来越差，所以导致我们现在用黄芪的量越来越大，以前我们一般用30克就有效，现在可能要用到60克。

黄芪的地道药材又叫北芪，也就是从古北口进来的，比如说在山西的浑源和内蒙一带。党参最佳的产地是在山西的长治、上党地区。

已经患有这种子宫脱垂或者脏器脱垂的病人，尤其要注意饮食的寒热，少吃辛辣，多吃一些甜味的、温补的食材。中医还有一种外洗治疗脱肛的方法，用灶心土和鳖头，还有五倍子煎汤外洗，效果也很好。

阑尾炎

夏天人们容易腹痛腹泻，今天我们来讲一种常见的导致腹痛的病证，就是阑尾炎。阑尾是附着在盲肠上的一小段肠子，长大约为 10 厘米，它的一端和盲肠相通，另一端是封闭的，是一个盲管。

以前，人们有两种错误的认识。一种是认为阑尾炎就是盲肠炎。实际上，盲肠和阑尾不是一回事，阑尾是附着在盲肠上面的。

第二种错误认识是，阑尾是一种人类进化中退化的器官，没有什么生理功能，结果就流行了婴儿一出生，就捎带手儿把阑尾给切了。事实证明，不是阑尾没用，是我们的认知浅薄，它其实和人体免疫功能相关。阑尾具有丰富的淋巴组织，会参与机体的免疫反应，它担负着机体细胞免疫和体液免疫的两大功能。现代医学研究还证实，阑尾自身具有消化细胞，能够分泌一种消化酶，能促进大肠的蠕动，所以以前这种动不动就切除阑尾，是一种很愚蠢的行为。

中国古代人就认识到了阑尾，中医学认为，在古代人们茹毛饮血的时代，会吞食一些动物的毛发，阑尾具有一种分解消化动物毛发的作用。当然，随着人们饮食结构的改变，很少吃到毛发了，所以，阑尾的功能也随着退化了。

阑尾炎的主要症状，一般是突发的，转移性右下腹疼痛，位置不固定，有时候表现的是胃疼，有时候脐周疼，最后会固定在右下腹部。同时会伴有恶心呕吐，还有人会出现发烧，有的表现为腹泻，而有的则表现为大便不是很通畅。医生检查的时候，会在右下腹探查到有压痛，有的会有反跳痛，就是压迫它的时候它不疼，你把手一移开，它会很疼。

出现这种急性症状的时候，应该及时就医，拖延下去有可能会出现阑尾壁组织的坏死，进而引起胃肠道的穿孔，合并成为局限性的腹膜炎，这时候人的白细胞会很快增高。单纯急性阑尾炎，可以用非手术疗法来治疗，多数人也可以治愈。特殊情况下应该及时手术，避免出现恶化。

中医治疗阑尾炎，一般采取针刺和艾灸的方法。今天给大家介绍一个穴位，这个穴位就是阑尾的反应点，它在我们经常用到的足阳明胃经的穴位足三里的下面，上巨虚的上面，上巨虚代表大肠，而足三里代表胃，也就是在大肠和胃之间，我们按压会找到一个反应点。这个点就是阑尾的反应点，针刺以后会缓解阑尾炎的症状，消除阑尾内出现的炎症。

另外用中药的方法治疗阑尾炎，有个著名的方子叫作"大黄牡丹皮汤"，治疗效果很好，一般都是一剂药就能够治愈。但是一定要在医生指导下使用。

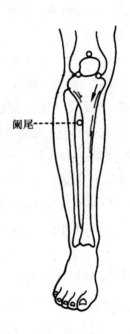

阑尾----

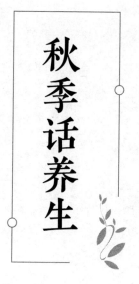

秋季话养生

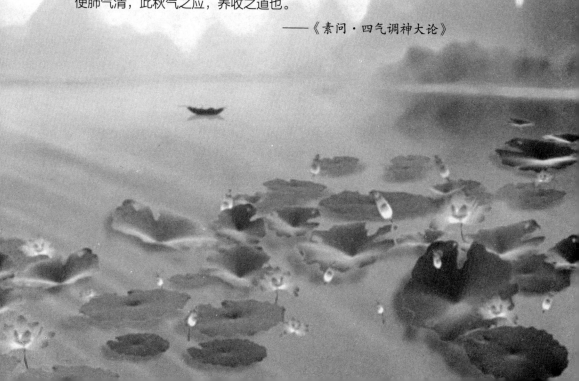

　　秋三月，此谓容平，天气以急，地气以明，早卧早起，与鸡俱兴，使志安宁，以缓秋刑，收敛神气，使秋气平，无外其志，使肺气清，此秋气之应，养收之道也。

——《素问·四气调神大论》

立 秋

转眼到了秋天，在甲骨文里面，秋字是个象形文字，形状像个蟋蟀，意思是秋虫鸣叫，禾谷成熟。秋字还有另外一个写法，就是在秋的边上还有一个革命的革字，发音也是秋，但它的意思是在秋天捕获猎物，宰杀剥皮，在火上烹饪享用。秋字的发音又和成就的就相近，也就是说经过了春生、夏长，到了秋天，是收获庄稼的时候，有所成就。

狭义来讲呢，在不同的季节，有不同的养生之道。春天养生、夏天养长、秋天养收、冬天养藏。秋天养收，是说要人为的有意识地顺应天地的变化来收敛自己的精气神，为即将来到的冬天做一个准备和铺垫，是说到秋天要调整我们的身心和生活节奏。在中医经典著作《黄帝内经》中说"秋三月，此谓容平"。什么叫容平呢，容是从容的意思，平是平和、平静的意思。也就是说，当我们在经历了春天的播种，夏天的辛勤耕作以后，到了秋天有所收获的时候，这时候人的心情是从容、平和、平静的。

换句话说，如果春没有生，夏没有长，到了秋天就会出现愁和悲的感觉，也就是会出现一种不健康的心理。同样，对于人生，如果年少的时候没有打好基础，年轻的时候没有奋斗，到老一事无成，这个人也不会过上一种从容平和的退休生活。

另外，即便是到了秋天，我们没有收获，大家还可以等待下一个轮回，等待来年，在秋天去收敛自己的心情、神气，去总结一下经验教训，以待另外一个势头的到来。否则，如果你在秋天还是太嚣张，激烈奔涌开放的话，这时候你的自然之气就会受到天气，也就是自然界能量的伤害。

那秋天的作息该如何调整呢？秋风清、秋月明，秋风刮在人的脸上，虽然和春风是同样的温度和同样的力度，感觉却大不相同。从人来讲，到了秋天，人的腠理和汗孔会逐渐闭缩、回收，人的阳气不再蒸腾在外，而是回缩到了体内，夏天那种失去的食欲也会逐渐恢复。另外，秋天的作息规律也要从夏天的晚睡早起，无厌于日，改变成为早卧早起，与鸡俱兴。鸡睡觉就比较早，天一擦黑，"倦鸟归林"，早早睡了，而到了早晨的时候，天刚蒙蒙亮，这个鸡和其他的鸟儿，就起来叫了。所以到了秋天应该早睡早起，去符合这个规律，所以建议在都市生活的人应该由以前的十一点之前睡觉提前到十点以前就睡觉了，这样你才能与天地同步。立秋以后，天气也逐渐变得凉爽，不像夏天那样暑热、潮湿、闷热，熬得让人睡不着，人们睡眠的质量也会提高一些，如果作息与天地保持一致的话能够起到事半功倍的效果。

丝 瓜

丝瓜是人们夏秋季节常吃的一种蔬菜，它还有一个名字叫"吊瓜"。它的食疗和药用价值在李时珍的《本草纲目》中就有记载，性寒，味甘、淡，所以它的治疗作用是能够除热，利肠，祛风化痰，凉血解毒。这是什么意思呢？就是说丝瓜作为蔬菜来吃的话，它有一种非常好的化痰和祛热的功效，所以专门治痰火证。

痰火证的表现有哪些呢？举个例子大家看一下。很多人早上起来或者平时老觉得嗓子不舒服，有个东西堵着，有的人老是觉得咽喉里面干燥，有的人睡觉打呼噜，早上起来以后就感觉口干舌燥，因为他无法用鼻腔呼吸，而是用嘴呼吸。这种人到医院检查往往给诊断成急性或慢性咽喉炎，每天吃各种润喉片，吃一下管用，但是不吃马上又不行了，这种人的病根在于胃里面有食积，有痰，不能化，上面又有浮火、虚火往上攻，这种情况，正好就是丝瓜的适应证。

还有一种人，表现为咳嗽，或者是流浓鼻涕，咳出来的都是黏腻成块的痰，这个中医也称之为痰火。像这种人我们就可以用两种食疗法：一个就是鲜嫩的丝瓜去皮以后清炒，不加任何调料吃。另外一个就是用鲜嫩的丝瓜绞汁，稍微加一点冰糖，每次一勺，每天喝上几次，就会起到很好的清理痰火作用。

另外，丝瓜有通利大便的作用，很多老年人，或者是小孩出现食火过重、大便干结的情况，也可以通过吃丝瓜来达到润肠通便、泻火解毒的目的。

普通人吃丝瓜，就要考虑到它的寒性和滑性，中医讲的所谓滑利的性质，就是说它能让我们拉肚子。所以我们一般清炒丝瓜的时候，可以在出锅前撒点白胡椒，一个是提提味，再一个是利用胡椒的热性平衡一下丝瓜的寒性，这样吃下去就不会拉肚子，不会出现胃疼。还有一种办法，就是用蒜茸炒或者蒸丝瓜吃，这样也能起到寒热平衡的效果。

中医用丝瓜是用老丝瓜，也就是丝瓜老了以后，把它风干，这时候它的肉质部分都去掉了，留下的是一个密织的网状的这么一个丝瓜囊，中医称之为丝瓜络。丝瓜络的性质就不再偏寒，是偏平性。另外它的效果也不只是化痰，化这种痰在消化道的堵塞，而是能深入到经络当中，去治疗那些阻滞在我们细微的腠理间的黏痰或者是黏液，中医称之为络，经络的络。比如说治疗产妇有奶，出现乳房红肿热痛，但是奶却出不来，我们就用这种丝瓜络煎汤炖鲫鱼，或者猪蹄，给产妇食用，能够下奶。

古代人洗碗刷锅不用"钢丝球"，也不用塑料的物品，都是用丝瓜络，它有很好的去油腻的效果，力量虽然比不上皂角刺，但是也有一定的去污化油腻的效果。一般洗澡的时候也用丝瓜络来搓洗皮肤，不仅清洁，还有通经活络的作用。

丝瓜络我们一般把它煎汤，配上其他化痰散结的药物，能够治疗一些常见的皮肤出现的痰核、纤维瘤或者是脂肪瘤，具有很好的化痰和通经活络的作用，中风或者是面瘫以后出现经络不通，肌肉瘫痪，语言含混不清，痰声辘辘的情况，我们也同样要用到丝瓜络去治疗。

另外现在流行一种美容，大家在脸上贴上黄瓜片，其实我推荐给大家，把丝瓜切成薄片，或者用丝瓜绞汁，敷在脸上，效果要远远比黄瓜好。因为丝瓜里面含有丰富的胶原蛋白和果胶等有效的药用成分，这种滋润美白、抗皱的效果是最好的。

冬 瓜

冬瓜个头比较大，形状像个枕头，所以又叫枕瓜。冬瓜主要出产于夏季，为什么这个出产于夏季的瓜的名字叫作冬瓜呢？是因为冬瓜在熟的时候，它的表面会长出一层像霜雪一样的白色的东西，如同冬天结出来的白霜，所以被人称为冬瓜或者白瓜。

冬瓜的性质和丝瓜一样，偏寒，味道是甘淡，所以平常脾胃比较弱，经常拉肚子，或者吃点凉东西就胃疼的人是不太适合吃冬瓜的。而且女性在月经期间，或者本身有寒性痛经的人，我们都建议不要吃冬瓜。

相反，到了夏天，外面热，自己也热，心烦气躁，口干舌燥，焦渴难耐的人，或者是出现了热病，发烧，口渴烦躁，小便又不通的人，正好适合吃冬瓜。

我们平常做冬瓜，主要是做汤，也有清炒的。它的药用价值，主要是利尿、消肿。类似于现代人的肾病综合征、急慢性肾炎，出现了突然的小便不出来，这种小便不出来，不是膀胱、小肚子胀有尿不出来，而是肾脏的功能出现了衰退，泌尿、解毒的功能出现了问题，时间长了会引起全身的中毒。在身体出现了水肿、小便不利的情况下，古代就是用冬瓜，不拘多少，榨汁服用，或者用冬瓜煎汤吃，帮助肾脏利尿消肿的功效特别好。

另外就是当暑天出现发烧、口渴，还有一些糖尿病病人出现干燥口渴症状的时候都可以用，比直接喝水清热除烦、止渴的效果要好得多。如果热的程度非常高，可以给他喝冬瓜汁，热的程度不高，也可以煎汤代服。也有人生吃，像吃西瓜一样嚼着吃。

很多人都知道冬瓜能够减肥，这个问题一定要辩证地去看，因为冬瓜有利尿的作用，不管什么人吃完了以后，都会去小便，小便多了就会减轻身体所含的水分，体重自然就减得快；但是老这么吃，就会造成人体脱水，流失身体宝贵的体液，中医称之为肾精。所以老是这么吃冬瓜的话，一个是会伤害到脾胃的消化功能，再会流失体液，所以不建议大家采取这种恶性的减肥的方法。

中医用冬瓜更为重要的是用它的籽，即冬瓜籽，中医称之为冬瓜仁，在古书上称为瓜瓣。冬瓜仁有非常好的清热、排脓的效果。它入肺和胆经，用于治疗肺痈、咳嗽、咳脓痰、胸痛，甚至有咯血症状，也就是现代人出现了肺炎，葡萄球菌、链球菌感染的这种病。"苇茎汤"记载在唐代孙思邈的《千金方》里边，所以也叫"千金苇茎汤"，就是用到了冬瓜仁和苇茎，也就是芦苇的地上茎，有非常好的清热、化痰、排脓的效果。另外就是在治疗急腹症、急性阑尾炎的时候，中医同样也用到了冬瓜仁，配合大黄、牡丹皮、芒硝等一些药物，也能起到非常好的清热、通腑、泄热、排脓的效果。

苦　瓜

苦瓜是一年生的草本植物，因为表面疙里疙瘩的，像个癞蛤蟆，所以有的地方也叫它癞瓜。还有的地方管苦瓜叫作凉瓜，就是因为它吃进去以后清热祛火，带给人清凉之气。

苦瓜味道偏苦，性质偏寒。最初只用作观赏，后来作为食用。苦瓜本身有苦味，但是它与别的鱼、肉等同炒同煮，绝不会把苦味传给对方，所以有人说苦瓜"有君子之德，有君子之功"，誉之为"君子菜"。现代营养学分析，苦瓜里面维生素含量高，其中维生素 C 含量仅次于辣椒。中医认为，少量适量进食苦瓜能增进食欲，帮助消化，还能够清热解毒，同时具有利尿的效果。

所谓增进食欲，就是夏天容易出现食欲不振，苦夏的情况，人会烦渴、没有胃口，这时候稍微吃点苦味的东西，能够除烦渴、开胃。所以，我们夏天经常做凉拌苦瓜或者清炒苦瓜。这就跟我们吃点苦味的东西，或者喝苦味的茶一样。需要注意的是，苦瓜性质偏寒，吃得过头，不仅不会增进食欲，反而会败坏胃口。所以吃苦瓜就既要利用它的优势，又要平衡它的寒性。我们就用辣椒爆炒苦瓜，辣椒里面维生素C的含量是最高的，两个寒热平衡，有利于消化吸收。

苦瓜也具备一定的药效，有发烧、口渴、心烦症状的人可以用苦瓜干加上适量绿茶泡水喝；身上出现红肿热痛的痈肿疔疮的时候，也可以把苦瓜切片贴敷在患处表面。还有的出现目赤肿痛的，也可以把苦瓜榨汁或者煎汤服用。夏天容易长痱子，用苦瓜煮水擦洗皮肤表面，可以清热、止痒、祛痱。

在中医古籍《滇南本草》中特别记载，苦瓜可以解毒，治疗丹火毒气、恶疮。所以我们现代人常得的带状疱疹，也可以通过外敷苦瓜或者食用苦瓜来达到清热、解毒、止疼的功效。在清朝王孟英《随息居饮食谱》里面说："苦瓜清则苦寒，涤热，明目，清心。可酱可腌。"但是，本身身体中寒的人不要吃。

现代医学研究苦瓜汁有降血糖的作用，所以很多糖尿病病人就去吃苦瓜。我个人认为，糖尿病的早期，偏火热证，有食欲亢进、口渴、烦躁的人可以吃苦瓜；但是糖尿病的中后期，病人出现阳气衰微，阴寒内盛以后，这时候再吃苦瓜，就适得其反了。

大量食用苦瓜，能够清泄心火，降低食欲，严重的会抑制食欲，造成抑郁和厌食倾向。脾胃虚寒者，会出现吐泻腹痛。这是苦瓜的副作用。所以要强调，脾胃虚寒的人一定要慎食苦瓜。很多年轻爱美的女性，长期大量吃苦瓜粉做的胶囊来减肥，到头来脾胃受到伤害，没有食欲，减肥没成功，反倒成厌食症了。

怀孕的妇女不要吃苦瓜，因为苦瓜里面含有一种叫奎宁的物质，会刺激子宫收缩，引起流产。因此说苦瓜治疗男性的阳痿、早泄，也是同样的道理，它能刺激生殖功能。

南 瓜

南瓜的原产地不在中国，而是在北美和欧洲。在国外，南瓜也主要作为蔬菜，很多人在美国和加拿大吃过南瓜馅饼，这种馅饼是感恩节、圣诞节、万圣节餐后的主要甜点。特别是在美国，南瓜是万圣节的主要装饰品。

南瓜成长期短，产量大，饥荒年代成为主要的充饥食品，也因此在中国得到了大面积的推广种植。根据《滇南本草》记载，南瓜性温、味甘，没有毒性，入脾、胃经，润肺益气，也能化痰排脓，治疗咳喘，还能利尿。现代医学也发现南瓜有很多的药用价值，比如说国外医学研究说吃南瓜能够治疗前列腺肥大，预防前列腺癌，防治动脉硬化。现代医学还认为南瓜含有很丰富的维生素和果胶，果胶有很好的吸附性，能够粘附和消除体内的各种细菌、毒素和有害物质，比如说重金属的铅、汞和放射性元素，所以，它能够起到解毒的作用。

南瓜比较好吃的做法一般都是蒸，还有就是咸蛋黄炒南瓜。在我国湖南邵阳地区的一个苗族村，村民们世世代代有常年吃南瓜的饮食习惯，这个村居民很少患贫血病。因为南瓜不仅含有丰富的糖类、淀粉、脂肪和蛋白质，还含有人体造血必需的微量元素铁和锌。所以，民间流传的南瓜补血是有一定道理的。

南瓜能够保护胃肠黏膜免受食物刺激，并且能促进溃疡面的愈合，所以，比较适于那些本身有糜烂或溃疡的胃病患者食用。南瓜本身还能促进胆汁的分泌，加强胃肠的蠕动，帮助食物的消化。

中医对南瓜的利用主要是用南瓜子，南瓜子有很好的驱虫作用，在古代，我们是把它作为驱虫药和杀虫药来使用的。如果孩子或者大人患有蛲虫病或蛔虫病，可以把南瓜子炒熟、炒香，在早餐前空腹细嚼，既是一种食品，同时又有很好的治疗效果。

现在中医主要用南瓜子来化痰、散结，特别是对前列腺肥大的患者有很好的食疗作用。大家都知道，前列腺肥大的药物治疗或其他疗法效果都不太理想，较好的方法就是坚持食疗，多吃南瓜子。现代医学研究，南瓜子含有大量的磷脂，能够防止矿物质在体内积聚形成结石。所以，吃南瓜子能够散结，其实就是预防胆结石、肾结石。

还有一种说法是南瓜能治糖尿病，这也成为南瓜的一个卖点。我个人认为，此说法有待进一步的医学观察。无论如何，南瓜是属于瓜果蔬菜类的，只能对人的饮食起辅助作用，如果不分青红皂白，天天吃南瓜，反而会加重糖尿病的病情。加上南瓜本身就含有很高的糖分，天天吃南瓜能治糖尿病这种说法有待商榷。

南瓜含糖量比较高，吃多了会引起腹胀，这是它的副作用。《本草纲目》中提到，南瓜多食发脚气、黄疸。在《随息居饮食谱》中说，如果出现了食积、疟疾、黄疸或者痢疾，肚子胀或者长脚气，或者产后中暑、水痘等都不应该吃太多的南瓜。

苹　果

秋天是各种水果集中上市的季节，中医营养学强调吃水果要顺应天时，所以要吃应季的水果。另外，要讲究因地制宜，要吃当地产的水果。所以，秋天是我们吃当地出产水果的最佳季节。

中医饮食讲究五谷为养、五畜为益、五菜为充、五果为助。所谓助，就是吃完饭菜以后帮助消化，所以水果绝对不是主角，它只是个配角。但是很多人现在是本末倒置，把水果当饭吃，反而把主食弃之不用，这从大方向上就错了。这么吃的结果，会使自己的精血、精气得不到补充、滋养，时间长了就会导致先伤精、后伤气，最后伤神，会出现严重的厌食或者抑郁倾向。

水果本身虽然含有各种维生素、矿物质、糖类、大量的纤维素，但是说到根上，水果是果不是实。水果的果肉并不是植物里面最精华的东西，植物最精华的东西都在它的种子里面，也就是果核里面。少量吃水果可以滋阴，滋补自己的体液，吃多了就会导致比较严重的腹泻，会把自己本身的营养成分、没来得及消化的食物、体液排出体外。所以很多人吃了水果以后会造成营养流失。很多人说吃水果能减肥，那只是暂时的，短期有益，长期有害。这就是我们对水果的一个总体认识和评价。

我小时候吃的主要是国产的叫作"国光"的苹果，个头很小，酸且甜。现在人们吃的苹果都个头偏大，品种也有很多。

中医认为苹果味酸、甘，性偏寒凉，吃适量的苹果可以生津、止渴、润燥。平常喝烧酒或白酒吃点苹果，可以缓解或平衡酒的热毒；如果少吃苹果，发挥它酸性而不是寒性，那苹果还有止泻作用；但是如果吃得太多，或者吃的不得当，就会导致严重的腹泻。现在很多人盲目学外国人，外国人说每天一个苹果可以健康长寿，这是很错误的。人种不一样，饮食习惯不一样。如果我们不考虑自身的情况，盲目照搬西方饮食模式，天天吃一个苹果，很容易先伤到胃，再伤到小肠和大肠，最后伤害到整个身体。

苹果的酸味有一个收涩、收敛的作用。收敛的作用能够平衡、缓解辛辣给胃肠道带来的刺激。我们都知道韩国人爱吃辣的泡菜，但是要记住韩国人做的泡菜里面除了有很多辣椒以外，还有用来平衡辛辣味道的新鲜的苹果丝。所以对那些肝火旺盛或者是血压很高、易怒的人，或者那些饮酒过度的人，用苹果汁或是嚼一些苹果都能起到很好的缓和的作用。

另外，还可以把苹果切碎、捣烂、绞汁，熬成稠膏，加点蜂蜜服用，能够缓解脾、胃、肺和大肠阴液不足所导致的口干舌燥、大便干燥等症状。

山　楂

山楂，又叫"山里红""胭脂果"，蔷薇科落叶小乔木，五到六月份开花，而果实成熟是在金秋十月。

成熟的山楂酸中带甜，风味独特，直接食用，生津止渴，深受大家喜爱。另外，北京比较有名的特色食品中冰糖葫芦和炒红果，都是用新鲜山楂制作的。

除了鲜食以外，山楂还可以制成山楂片、果丹皮、山楂糕、红果酱、果脯等。山楂片和果丹皮相信大家都不陌生，山楂糕还被称为京糕。京糕梨丝是京菜里面的一道美味鲜爽的经典凉菜。

山楂制作的食品这么普遍，是因为山楂有重要的药用价值。自古以来，山楂就是健脾开胃、消食化滞、活血化痰的良药。中医里面对山楂的利用，主要是用果实。中医认为，山楂性微温，味酸甘，入脾、胃、肝经。有消食健胃、活血化瘀、收敛止痢的功能，对食积、胀满、泻痢、产后恶露等均有疗效。山楂还有散瘀、止血、防暑、提神的作用，所以在中成药中，山楂被广泛应用。目前有50多种中药配方中有山楂，其中常见的开胃健脾的药比如山楂丸，就是以山楂为主要成分的。

山楂加麦芽、神曲制成的炒三仙或焦三仙，可用于治疗消化不良、饮食停滞的腹满、嗳气、不思食等症；与枳壳相配能消积散痞，用于食滞、脘腹饱满；与木香相配能消食积、治疗腹满胀痛；与川芎相配能行血止痛，加当归能散瘀止痛；山楂打碎煎汤，红糖调味，空腹温服，可用于治疗产妇恶露不尽、血瘀腹痛；山楂与决明子一起煎汤服用，能降低血压和胆固醇。

山楂能消肉食，所以在我们日常煮肉时，加几颗山楂同煮，肉特别容易烂。

山楂有这么广泛的疗效，但是食用山楂还是有几点需要注意：

首先，孕妇不要吃山楂。孕妇早期妊娠反应，喜欢选择味道酸的水果，但不要选择山楂，因为山楂有破血散瘀的作用，能刺激子宫收缩，可能诱发流产。

其次，山楂含有大量的酸性物质，空腹食用，会使胃酸猛增，对胃黏膜造成不良刺激，容易胀满和泛酸，加重原有的胃痛。生山楂中所含的鞣酸与胃酸结合容易形成胃结石，很难消化掉。因此，应尽量少吃生的山楂，尤其是胃肠功能弱的人更应该谨慎。

另外，山楂不宜与海鲜、人参、柠檬同食。如果你服用滋补药人参的话，这样吃也会抵消人参的滋补作用。

石　榴

石榴是一种落叶灌木或者是小乔木，原产于中亚，也就是现在的伊朗、阿富汗一带，汉代张骞出使西域之后传入我国。

石榴一般在阳历的五到六月开花，石榴花色彩鲜艳，红得像火一样，是夏季非常好的观赏花木。石榴花的颜色也跟中国的服饰文化有密切的关系，梁元帝在《乌栖曲》中有"芙蓉为带石榴裙"的填词，古代女性着裙，多喜欢石榴红色，而当时染红裙的颜料，也主要是从石榴花中提取出来的。久而久之，石榴裙就成了古代年轻未婚女子的代称。男人被女性的魅力所征服，我们经常说拜倒在石榴裙下。

中医把干燥的石榴花研成细末，留着备用，碰到急性出血，比如鼻衄、女子崩漏等情况服用，能够快速止血。急性烫伤，用石榴花末调上香油涂抹患处，能促进伤口愈合，不留瘢痕。

石榴的果实在秋天成熟，因为它色彩鲜艳，籽多饱满，经常被我们用到喜庆的场合，象征着多子多福、子孙满堂、家族兴旺。而石榴成熟的时候，正逢阴历的八月十五中秋节和国庆节，所以，石榴也是我们秋天经常食用的水果。

成熟的石榴体色鲜红或者粉红，经常裂开，露出宝石一般晶莹剔透的籽粒。好的石榴颗粒大，核小，酸甜多汁，虽然吃起来有点麻烦，但是那种鲜美是回味无穷的。石榴籽的果汁有非常好的滋阴润燥的功效。中医认为石榴的性质不像梨和苹果那么凉，因为它开花在夏季，花色又鲜红，加上味道酸甜，所以，脾胃虚寒，吃一般水果容易拉肚子的人，倒是可以适量吃些石榴。另外，石榴虽然味美，但是其性质属温性，吃多了容易助火生痰，所以要适量食用，不可贪多，正所谓"物无美恶，过则为灾"。

我们中医用石榴，主要是用它的皮，也就是包裹这些籽粒的石榴皮，有时也用石榴树的根皮、树皮。中医认为，石榴皮性温，味道酸涩，有很好的收敛、固涩的作用，甚至能起到止泻、止血和杀虫的效果。所以，石榴皮经常被中医用于长期腹泻、慢性腹泻，或者长期慢性的咳嗽、上气不接下气，便血以及女性的崩漏、大量出血或者少量的淋漓不断的出血等病证。

有关石榴皮的内服和外用的使用方法有很多，我们一般磨成粉或者煎汤服用。对于长期腹泻的病人，一般用石榴皮 15 克，加点生姜、红糖或者白糖，饭前喝；有时候，还可以把新鲜的石榴皮捣烂捣碎，敷在肚脐上，用胶布固定，一般连续敷 24 小时，可以治疗成人或者儿童的腹泻。对于便血的人，我们一般把石榴皮炒干研末，温开水送服，有的时候，还会把石榴皮炒到有些焦黑，炭化以后加红糖服用，或者装胶囊吞服。对于那些老拉肚子，中气不足，甚至出现脱肛的人，一般用石榴皮加上五倍子煎汤熏洗患处。对于女性出现白带过多的，一般用石榴皮磨成粉，装胶囊吞服。我们还用石榴皮煎汤外洗治疗神经性皮炎或者牛皮癣等皮肤病。石榴皮以及石榴树根皮均含有石榴皮碱，对人体的寄生虫有麻醉作用，在古代可以驱虫杀虫，尤其对绦虫的杀灭作用更强，可用于治疗虫积腹痛、疥癣。

柿　子

柿子是我国的特产，已有 3000 多年的历史，又被称做米果、猴枣等。柿子味甜、汁多肉细、适口，古人赞它"色胜金衣，甘逾玉液"。柿子营养成分很高，既可生食，也可加工成柿饼、柿糕，还可以用来酿酒、制醋。

中医认为，柿子味甘、涩，性寒，有清热去燥、润肺化痰、止渴生津、健脾、治痢、止血等功能，可以缓解大便干结、痔疮疼痛或出血，对于干咳、喉痛、高血压等症也有一定的治疗效果。

我国历代医家对柿子的作用均有著述。梁代陶弘景所著《名医别录》中说柿清热、润肺、化痰止咳。《本草纲目》记载："柿乃脾肺血分之果也，其味甘而气平，性涩而能收，故有健脾、涩肠、止血之功。"《随息居饮食谱》中说："鲜柿甘寒，养肺胃之阴，宜于火燥津枯之体。干柿甘平，健脾补胃，润肺涩肠，止血充饥，杀疳，疗痔，治反胃。"

柿叶有止血作用，用于治疗咯血、便血、吐血。西医认为柿子和柿叶有降压、利水、消炎、止血作用。用柿子叶煎服或冲开水当茶饮，也有促进机体新陈代谢、降低血压、增加冠状动脉血流量及镇咳化痰的作用。

柿子上面的小把手叫作"柿蒂"，这可是一味常用中药，有降逆止呕的作用，能治疗多种原因导致的呃逆、恶心。一般把柿蒂研末，让病人吞服效果最好。柿蒂对百日咳及夜尿症等有较好的治疗效果，原因在于它有强烈的收涩作用。

正常的柿子饼上有一层白白的类似白面的东西叫作柿霜，柿霜是晒制柿饼时随着果肉水分的蒸发而渗出的含糖分的凝结物，为淡黄色或白色。现在市场上很多人用石灰粉或面粉来假冒柿霜，买的时候一定要小心，一抖就掉粉的绝对不能买。柿霜有润燥、化痰、止咳的作用，能治肺热燥咳。柿霜10克，薄荷5克，冰片0.5克放在一起磨细，涂擦，可治口疮、口角糜烂。

柿子虽好，也不能多吃，更不能空腹吃。下面我们再来说一说什么样的情况下不能吃柿子，什么样的人不适合吃柿子，还有柿子不能与什么食物在一起吃。

柿子性寒，凡脾虚泄泻、便溏、体弱多病、产后及外感风寒者应忌食柿子。

生柿子味道酸涩，具有较强的收敛作用，食之过量，易致口涩、舌麻、大便干燥；柿子中含有的单宁酸还会与体内的铁结合，阻碍对铁的吸收，故缺铁性贫血患者禁食；食柿后忌饮白酒、热汤。

大家都听说过吃柿子会得"结石"，这是因为柿子中含有较多鞣酸、单宁和果胶，这些物质遇到胃酸就会凝成硬块沉淀留在胃中，形成"结石"。结石愈结愈牢，不易粉碎，长期留在胃里会引起胃黏膜充血、水肿、糜烂、溃疡，严重者可引起胃穿孔，使人感到饱胀腹痛，严重时会引起消化道出血、胃穿孔、肠梗阻。另外，要注意不要吃未成熟的柿子，因为鞣酸在未成熟柿子中含量高达25%左右，而成熟的柿子只含1%。

下面教大家几个给柿子去涩的小方法：将涩柿子放在陶瓷盆里，喷上白酒（两次即可），三四天后，涩味可清除；或者将涩柿子和熟梨、熟苹果等水果混装在容器里，密闭，一周后涩味也会消除。把新涩柿子浸泡在50℃左右的水中，一天一夜，亦可除涩。

当然最好吃的是隔年窖藏的柿子，稍微冰镇一下，在秋冬食用，那简直就是天然的冰激凌。

大 枣

大枣，又名红枣、美枣、良枣。因枣树的枝条上布满刺，故又称为刺枣。

大枣味甘，性温，入脾、胃经且主入血分，可以补脾和胃，益气生津，滋心润肺，养血安神，悦颜色，通九窍，助十二经，和百药，久服轻身延年。民间还有"每天吃枣，郎中少找"之说。由于经血过多而引起贫血的女性常喝红枣水可改善面色苍白、手脚冰冷等症状。所以，人们历来就把红枣视为极佳的滋补品。我国民间流传的"天天吃仁枣，一辈子不见老"和"五谷加小枣，胜似灵芝草"等谚语，充分说明了红枣的营养价值。

正因为大枣有以上各种优点，以致许多人认为，红枣作为补品，女性多吃一定有益补身。其实不然，比如在月经期间，一些女性常会出现眼肿或脚肿等现象，其实这是湿重的表现，这类人群就不适合服食红枣。这是因为红枣味甜，多吃容易生痰生湿导致水湿积于体内，而加重水肿症状。同时，有以服用红枣进补而又属于燥热体质的女性，也不适合在经期服食，因为这极有可能引起经血过多而伤害身体健康。此外，由于红枣糖分丰富，尤其是制成零食的红枣不适合糖尿病患者进补，以免血糖增高。

另外，大枣味甘，能助湿壅气，多食易出现腹部胀满，凡痰浊壅盛、腹部胀满等症者要慎用。有湿痰、积滞、齿病、虫病者，小儿、产后及温热、暑湿诸病前后，黄疸、肿胀等都忌食大枣。

我们中医经常说分析利弊，有一利就会有一弊，大枣甘甜能滋补脾胃。中医五行理论认为，脾胃属土，土能克水，也就是说吃甘甜的东西多了，补益脾胃太过，就会削弱肾水的功能，损伤骨骼和牙齿。这和吃糖多了会导致龋齿的道理是一样的。

中药中所用的枣都是经过加工的，选料以色红、肉厚、饱满、核小、味甜者为佳。加工过的熟枣的性质是温的，而生鲜枣性凉，"生食损脾作泻"，也就是说过量进食生鲜红枣，易产生腹泻并伤脾。因此，由于外感风热而引起的感冒、发烧者及腹胀气滞者，都属于忌吃生鲜红枣的人群。即便没有什么不适症状，一次也不宜吃得过多。

另外，吃大枣也是有讲究的，一般来说，水煮吃枣是明智之举，既不会改变进补的药效，也可避免生吃所引起的腹泻。红枣皮不易消化，伤胃，吃枣的时候要尽量吐皮吃。

荔　枝

荔枝，是我国最具代表性的南方水果，因其风味绝佳，深受人们喜爱，被称为水果之王。荔枝古名"离枝"，意为离枝即食。荔枝有"一日色变，二日香变，三日味变，四日色香味尽去"的说法，因此保存起来非常困难。现代人一般常用的保存方法是挑选易于保存的品种，以低温高湿保存。

中医认为荔枝果肉味甘、酸，性温热，入脾、胃经。具有补脾益气、升阳助火、温中止痛、安神之功效，尤其适合产妇、老人、脾虚久泻、气虚胃寒、体质虚弱者、病后调养者食用。现代研究也发现，荔枝所含的天然葡萄糖特别多，天然的葡萄糖对补血健脾有特殊功效，对血液循环、产温机能有特殊的促进作用。荔枝还含有非常丰富的维生素，可促进微细血管的血液循环，防止雀斑的发生，令皮肤更加光滑。

因为荔枝属湿热之品，民间有"一颗荔枝三把火"的说法。大量食用鲜荔枝，会导致人体血糖下降、口渴、出汗、头晕、腹泻、皮肤过敏甚至出现昏迷和循环衰竭等，医学上称为"荔枝病"，即低血糖症。

如果正在长青春痘、生疮、伤风感冒或有急性炎症时，就不适宜吃荔枝，否则会加重病情。本身火气大的人也不适合多吃，否则会出现咽喉干疼、牙龈肿痛、烂嘴巴或流鼻血等症状。痛风患者和糖尿病患者尤其不宜多吃。

另外，吃荔枝要讲究方法。首先，充分浸泡和清洗荔枝外皮表面。其次，注意一次食量不要太多，一般不要超过五颗，也不要空腹吃荔枝，最好是在饭后半小时再食用。再次，如果吃的稍微多点，可以把荔枝壳煎汤煮水喝，用来平衡荔枝的热性。民间流行着喝适量的淡盐水或蜜糖水的解决方法，或者吃性寒的西瓜，喝一碗荷叶冬瓜水、绿豆汤等，都可稍降过盛之火。

荔枝在中药中的应用是荔枝核，其味甘、微苦，性温，可以行气散结，祛寒止痛，用于治疗寒疝腹痛、睾丸肿痛；还可止呃逆，止腹泻，是顽固性呃逆及五更泻者的食疗佳品。

荔枝蜜是上等蜂蜜，颜色为琥珀色，芳香馥郁，带有浓烈的荔枝花香味，味甘甜，微带荔枝果酸味，既有蜂蜜之清润，又因为蜜蜂酿蜜时添加了各种蜜蜂自己特有的成分，故无荔枝之燥热，因其特殊的生津、益血、理气功效，成为岭南特有的蜜种。

木 瓜

木瓜分为两种，一种主作药用，另外一种可以直接作为水果食用。

先说说直接作为水果食用的木瓜，这种木瓜叫作番木瓜，大概17世纪由东南亚传入中国。番木瓜是长圆形，熟时橙黄色，果肉厚，内壁着生多数黑色的种子。在中国素有"万寿果"之称，顾名思义，多吃可延年益寿。究其原因就是木瓜所含的酵素，这种酵素近似人体生长激素。番木瓜素有很强的分解蛋白质的能力，可制造健胃药、驱虫剂，还可作酒类、果汁的澄清剂和肉类的软化剂。美国人在煮食牛肉时，喜欢将番木瓜素掺和或注射到牛肉中，这样，牛肉很快就会煮烂，而且吃起来鲜嫩，容易消化。热带美洲土著居民自古以来一直利用番木瓜的绿叶包裹肉类过夜后再蒸煮，或将叶与肉类共煮，使肉类的质地变软。在西双版纳，半成熟的番木瓜经常被人们当作蔬菜食用。常见的有两种吃法，一种是煮汤，清香微甜，十分鲜美；另一种是将其切成细丝，放入醋、酱油、辣椒粉、味精等佐料凉拌生吃，清脆酸辣，略有回甜。

成熟的番木瓜是一种比较理想的饭后水果。早在15世纪，哥伦布就曾发现，加勒比海地区的土人常在进食大量的鱼肉之后，吃一些番木瓜果甜点，以防止消化不良。

中医认为番木瓜味甘，性温，主入脾、胃经，能补养后天气血，可以帮助消化、催奶。果肉中含有的番木瓜碱还可以缓解痉挛，具有抗肿瘤的功效。番木瓜尤其适宜慢性萎缩性胃炎、早期胃癌、肌肉筋挛、跌打扭挫伤患者食用。

距今3000多年以前的《诗经》中就有"投我以木瓜，报之以琼琚"的诗句。这里的木瓜就不是番木瓜了，这种木瓜叫作川木瓜，也叫宣木瓜，原产于我国，它是蔷薇科植物贴梗海棠的干燥果实。川木瓜味道极酸，鲜果中含有很高的维生素，做成蜜饯，酸甜可口，风味独特。

历代中医都认为木瓜酸涩而温，能入肝胆、肺和大肠两套系统。酸甘化阴，能滋补肺和大肠的津液，润燥止咳，润肠通便；还能舒缓肝胆过度升发的火气，可以舒筋活络、缓急止痛。

《本草拾遗》中说：木瓜配合其他药物可以下冷气，强筋骨，消食。《本草新编》中说木瓜"气脱能固，气滞能和"。在治疗风寒湿气凝滞在关节骨骼导致的痹痛症的时候，必须要用到一些辛热发散、有毒的药物，比如乌头、附子、细辛等，容易出现出血、耗散气血、损伤阴液等问题，这时候我们必须加一些平衡反佐的药物来制约它们，木瓜就是不二的选择。

对于那些上吐下泻体液流失过多，或者剧烈运动出汗过多的人，很容易出现肌肉筋挛，中医称之为转筋，老百姓叫作抽筋，这时候用喝水补充体液，就不如用木瓜煎汤服用来得快，效果好。

然而，食用木瓜也有相应的禁忌，《食疗本草》：木瓜不可多食，损齿及骨。就是说，木瓜吃多了会对牙齿及骨骼带来损伤，这其实就是酸倒牙了。《本草经疏》：下部腰膝无力，精血虚、真阴不足者不宜用。

龙 眼

金秋时节，桂圆陆续上市。因它的外形浑圆，宛如"龙"的眼珠，所以它有一个漂亮的名字叫龙眼。桂圆肉又叫龙眼肉。

龙眼鲜品味道甜美，还有很多吃法，一般可以生吃、蒸煮和泡茶。生吃是最简单的一种方法，但是可能会引起消化不良和腹胀；和其他补品一起蒸煮食用，不仅味道鲜美，还可以提高补益的效力；第三种方法就是泡茶，需要长期食用者一般采用此法。

中医认为，龙眼肉无论是干果还是鲜果，味甘性温，主入脾胃经，能温补气血，生肌长肉，安魂定志，是治疗先天不足、后天失养导致的虚损证的良药。

在食疗方面，适量的龙眼配合枸杞子、红枣、粳米煮粥，有养心安神、健脾补血等功效。龙眼和大枣炖甲鱼则滋阴生血。

清代中医王孟英就曾经用"集中神品、老弱宜之"来形容龙眼，认为它可以提高人们的记忆力，对神经和脑组织有很高的营养作用；除此之外，还可以治疗外伤，有很好的止血止痛功效。龙眼和荔枝、红枣相比，在补血益智方面，还是龙眼略胜一筹。10克龙眼肉配合5克人参和5克茯苓，开水冲泡，可当醒脑益智茶来饮，尤其适合精神倦怠、注意力不集中、心神不宁的考生饮用。

我们再来说一说龙眼核，龙眼核是龙眼树成熟果实的内核种子，有止血、理气、止痛之功。单用龙眼核烘干研末外用可治癣疥疮毒、创伤肿痛、水火烫伤；单用龙眼核10～15克水煎服可治胃寒冷痛及寒凝腹痛。

龙眼壳也是一味中药，它是龙眼树成熟果实的外壳，性温，味甘涩，有收敛、止泻、止咳作用。单味龙眼壳 10 ~ 15 克水煎服，可治久咳、久泻。

龙眼虽然具备较高的医药价值，但也不可随意多食，一般每天食用鲜龙眼不宜超过五颗。因为龙眼属温热食物，多食易滞气。另外，龙眼具有敛邪的作用，使邪不外达，所以温病初期患者和有上火发炎症状患者不宜食用。这些都是我国历代中医根据临床实践得出的宝贵经验，需要我们在食用时多加注意。

橘　子

橘子，有人把它简写成"桔"，字不同，说的是同一个东西。橘子原产于我国，是芸香科柑橘属常绿乔木，因为它对温度、湿度和土壤环境要求比较高，所以主要产自长江中下游和长江以南地区。一般说来橘子都是红色和金黄色，而绿色的、黄色的多属于柑类。柑橘相近，皮肉容易分离，皮肉中间有橘络，而橙子则不是这样。

中医认为，橘子性温，味酸甘，适量进食能滋补脾肺津液；过多食用则会上火生痰，引起口角糜烂，咽喉肿痛，口腔溃疡，舌苔增厚，痰声辘辘，大便干结，小便色黄。酸敛过重还会诱发结节、肿瘤。橘子含有大量的胡萝卜素，如果一次吃得过量或连续摄入过多，血液中胡萝卜素浓度过高将会导致皮肤发黄。

橘子可谓全身都是宝：不仅果肉的药用价值较高，其皮、核、络、叶都是"地道药材"。

橘皮入药称为陈皮，是中医常用药物之一。橘皮刮掉白色的内层，单留表皮称为"橘红"，主入肺经，具有理肺气、祛痰等功效，临床多用于治疗咳嗽、喘憋等症。完整的橘皮兼入脾胃经，能治疗食积、痰饮导致的嗽。所以说橘皮是既能治咳，又能治嗽。

陈皮最地道的产地在广东新会，所以，中药里面常用新会皮来代指陈皮。存放得当的陈皮，年头越久药用价值越高。在广东，陈皮用途最多的是食疗，大家日常煲汤、炖肉、做菜都会放陈皮，用的就是陈皮的芬芳、理气、消食的功效。

橘叶气味芬芳，具有疏肝理气、消肿散毒之功效，用于治疗胁痛、乳痛。橘子的果核叫"橘核"，有散结、止痛的功效，临床常用来治疗疝气腹痛、睾丸肿痛、乳腺炎引起的肿痛等症。茴香橘核丸在药店一般都能买到。橘皮和果肉之间的网状橘络，有通络化痰、顺气散结之功效，除了常用于治疗痰滞、咳嗽以外，还用于预防和治疗高血压、高血脂、脂肪瘤和神经纤维瘤。橘络治病的主要原理是能疏通经络、稀释黏稠的血液和体液，消解郁结。除了煎药服用以外，我们还建议患者每天用橘络泡水代茶饮，效果明显。

柚　子

柚子外形浑圆，有象征团圆之意，所以也是中秋节的应景水果。更重要的是柚子的"柚"和庇佑的"佑"同音，柚子即佑子，被人们认为有吉祥的含义。过年的时候吃柚子象征着金玉满堂；另外，"柚"还和"有"谐音，是大柚大有的意思，寓意可以除去霉运，带来来年的好运势。

现代医学和营养学认为，柚子中含有高血压患者需要的天然微量元素钾，几乎不含钠，因此是心脑血管病及肾脏病伴有低钾血症患者最佳的食疗水果；此外，柚子中含有大量的维生素C，能降低血液中的胆固醇；柚子的果胶不仅可降低低密度脂蛋白水平，而且可以减少动脉壁的损坏程度；柚子还有增强体质的功效，能帮助身体吸收钙和铁质；含有的天然叶酸，可以帮助孕妇预防贫血、促进胎儿发育。

中医主要使用柚子皮来做中药，柚子皮经过加工，也变成了橘红，以化州出产的最为地道、有名，所以中医开方经常写化橘红。

化橘红味辛、苦，性温，归肺、脾经，能散寒、燥湿、利气、消痰。主要用于风寒咳嗽，喉痒痰多，食积伤酒，呕恶痞闷。化橘红应用比较广泛，化痰散结力量比陈皮强大。在二陈汤中化橘红配合半夏能燥湿化痰，理气和中，治湿痰咳嗽；在导痰汤中配合茯苓，燥湿祛痰，行气开郁，主治痰涎壅盛，胸膈痞塞，或咳嗽恶心，饮食少思，以及肝风夹痰，呕不能食，头痛头晕，甚或痰厥者；在贝母瓜蒌散中配合贝母，能润肺清热，理气化痰。在涤痰汤中，涤痰开窍，治中风痰迷心窍，舌强不能言。当人出现癫痫昏迷、睡觉打呼噜憋气，需要用强大力量把痰排出来，这时候我们用化橘红配合桔梗、皂刺来开窍，甚至抢救中风、痰迷心窍、舌头僵硬、不能说话的人。

化橘红药性温，治疗风寒咳嗽、支气管炎、咽炎均有好的效果。体虚、肺热和长期抽烟燥咳的朋友都不适合吃化橘红。肺热咳嗽的朋友吃化橘红只会加剧咳嗽，应该用其他凉性的有点润肺效果的药物治疗。

香橼和佛手

香橼又称香圆、枸橼，是一种典型的南方水果，主要产自云南，是云南丽江纳西人家喜种的果树。它属芸香科，春季开花，呈白色，果实为椭圆形，大的一个有两公斤左右。成熟的香橼既可观赏，又可食用，纳西人家常将其加工为蜜饯，用以待客。其果实皮肉还可入药。因香橼的外皮内含有大量的挥发油，闻起来清香淡雅，因此也有将香橼用作室内空气清新剂和闻香果品赠送或出售。香橼也是美容佳品，用香橼的汁液护肤，不仅有杀菌止痒作用，经常使用还能使肌肤变得光滑细腻润泽。

佛手其实是香橼的变种。它与原种性能相似，形态不同之点为果实有裂纹如拳，或张开如指，果肉完全退化。裂纹如拳者称拳佛手，张开如指者叫作开佛手。

佛手是形、色、香俱美的佳木。佛手的花有白、红、紫三色。白花素洁，红花沉稳，紫花淡雅。佛手叶子色泽苍翠，四季常青。佛手果实色泽金黄，香气浓郁，形状奇特似手，千姿百态，让人感到妙趣横生。

香橼和佛手的根、茎、叶、花、果均可入药。中医认为，香橼和佛手性温，味辛，两者性质和功能完全相同，可以互相替代使用。临床上我们经常同时开具两位中药，相须为用，协同奏效。

香橼和佛手主入肝胆和脾胃两套脏腑和经络，有疏肝解郁、理气和中、燥湿化痰、止咳消胀、健脾和胃、解酒等多种功效。其主要作用是调和肝胆和脾胃两大系统的关系，简称调和肝脾，也就是调和木和土的关系。

大家都知道，正常人的五行及脏腑关系是木克土，也是肝胆制约脾胃。而当人饮食过度过量，脾土蓄积的饮食、痰湿过于沉重的时候，不仅肝胆制约疏导不了脾胃，而且脾胃会倒打一耙，反侮肝胆，削弱抑制肝胆正常的疏泄功能。人会呕恶，口苦，舌苔厚腻，肥胖，胸胁胀痛，月经过少，优柔寡断，具体就表现为脂肪肝、胆结石、高血脂、高血糖、肥胖、肿瘤等病证。

香橼、佛手能鼓舞生发肝气，芳香醒脾，能帮助脾胃代谢痰湿，推动开导被壅滞的气机。

在临床应用中，与柴胡、香附、郁金等同用可治肝郁胸胁胀痛；与木香、香附、砂仁等同用可治脾胃气滞之脘腹胀痛、呕恶食少等；与丝瓜络、瓜蒌皮、陈皮等配伍还可治疗咳嗽日久痰多，胸膺作痛，肿瘤结节等。

香橼、佛手的特点是不粗暴不燥烈，既能舒畅肝气，又不会引起气血暴涨、逆流，能消食化积，但不至于戕害食欲和吸收功能，所以有谦谦君子之风，是当今柔和治疗富贵病的良药。

槟　榔

在我国南方，人们大都有嚼食槟榔的习惯，因嚼食槟榔能够提神和让人心情愉快，有时会产生飘飘欲仙的快感，让人感觉体力充沛，工作效率提高，反应更为灵敏。另外，槟榔有一股清凉香甜的气味，令人陶醉。同时，槟榔能够生津止渴，在寒冷的天气嚼食槟榔还可以御寒，让人感觉温暖。不过初次咀嚼者会出现面红、胸闷的现象，少数人吃完后会打嗝、腹泻，这都属正常。吃槟榔过量，会产生中毒症状，轻则表现为兴奋、眼神呆滞、全身发抖、走路不稳、行为怪异或粗暴，重则流涎、呕吐、昏睡及惊厥，甚至发生急性精神病，包括幻听、自我膨胀、被迫狂想、谵妄乱神等。出现这些情况要及时到医院就诊，不可贻误病情。

在临床上我们使用槟榔的主要目的是杀虫消积、行气、利水、截疟。

我们先来说一说杀虫，槟榔可以治疗多种肠道寄生虫病，对绦虫、蛔虫、蛲虫、钩虫、姜片虫等肠道寄生虫都有驱杀作用。用于治绦虫症疗效最佳，可单用，亦可与木香同用。现在我们治疗时多与南瓜子同用，其杀绦虫疗效更佳；与使君子、苦楝皮同用，可治蛔虫病、蛲虫病；与乌梅、甘草配伍，可治姜片虫病。

现在寄生虫并不多见了，我们用槟榔主要是发挥它消食积、破气滞的作用。大家都知道中药里面有个三仙：炒麦芽、山楂和神曲。其实还有个四仙，就是炒槟榔，槟榔入胃肠经，善行胃肠之气，消积导滞，兼能缓泻通便。常与木香、青皮、大黄等同用，治疗食积气滞、腹胀便秘等症，在药店里可以买到木香槟榔丸。

槟榔在古代还用来治疗疟疾，疟疾被认为是由于山岚瘴气直接导致，会让人出现寒战与高热交替发作的症状。槟榔常与常山、草果等同用来治疗疟疾，如截疟七宝饮和达原饮。

槟榔的一般用量为3到10克，煎汤服。驱绦虫、姜片虫要用30到60克。生槟榔力强，炒槟榔力缓；新鲜的比陈久的治疗力量要大。脾虚便溏或气虚下陷者忌用；孕妇更要慎用。

枳 实

《晏子春秋》中说:"橘生淮南则为橘,生于淮北则为枳。"

但事实上,橘、枳是同科不同属的植物。即便在淮南也有枳的生长和分布,不过就算水土再好,长出来的果实也是酸而苦涩的。

枳实是芸香科植物酸橙及其栽培变种或甜橙的干燥幼果,阳历五六月间人们会收集那些散落在树下自落的果实,晒干或低温干燥。用时洗净、闷透,切薄片,干燥,生用或麸炒用。这种未成熟的小的果实,就叫枳实。而等到阳历八九月果实成熟以后采摘下来制作成的中药,就叫枳壳了。

早期中医用药并不分枳实、枳壳,统一称为枳实,认为它味酸,性温,归脾、胃、肺、大肠经。《神农本草经》记载其功效为"主大风在皮肤中如麻豆苦痒,除寒热结,止痢,长肌肉,利五脏,益气轻身"。枳树的果实虽然不如橘子酸甜可口,但是天生万物,各具其性,酸涩的枳实入药能治疗外感邪风,风行皮肤中造成的瘙痒,类似于目前流行的过敏和荨麻疹。同时枳实还能配合消食药,治疗饮食不当造成的寒热错杂,食积结滞。因其本身味酸涩,能治疗腹泻下痢,经常服用还能提高肠胃平滑肌和四肢肌肉的弹性和张力,身体也会变得轻盈。

虽然张仲景的《伤寒论》中也用枳实的名称,但是临床处方已经开始区分枳实大小和炮制方法,比如在治疗轻度便秘使用小承气汤的时候,选用大黄、厚朴开泄大肠积滞,选用枳实反佐避免腹泻过度,这时候用的枳实张仲景特别标明用大者,所谓大者用的就是枳壳。而在治疗重度便秘,神昏谵语的时候选用的大承气汤中,为反佐大黄、芒硝的剧烈泻下作用,选用就是小枳实。总体说来枳实是橙的未成熟果实,行气力量比较大;枳壳是成熟的果实,作用较缓和,长于行气开胸,宽中除胀。

中医使用枳实、枳壳入药,是直接用它作为主要药物来使用的。在药店里,我们还经常能看到用枳实命名的中成药,比如治疗小儿胃肠积滞,湿热泻痢的,一般就将枳实和黄芩、黄连同时使用,叫作枳实导滞丸;治疗心下痞满、食欲不振,可以将枳实与半夏曲、厚朴等同用,叫作枳实消痞丸或枳术丸;在治疗痰阻胸中,出现前胸满闷、疼痛的时候,利用枳实来化痰消痞、破气除满,从而止痛,这时候是和薤白、桂枝、瓜蒌等同用,方子叫作枳实薤白桂枝汤;而治疗产后瘀滞腹痛、烦躁,则是用枳壳与芍药等同用,如枳实芍药散。

枳实、枳壳和橘皮一样，都是越陈久者，效果越好。但是将枳实、枳壳入药的时候要注意，由于它有促进肌肉收缩的作用，所以孕妇要慎用。

富贵病

说是富贵病，其实有点用词不当，应该是富人病，而不是贵人病。现在很多人是"富而不贵"。富是指有钱，而贵是指有品味，孔子说"人贵有自知之明"。了解自己的身心状况，了解食物的寒热温凉，了解天时，了解自己所处的地域环境，调整自己的饮食、作息、起居，这才叫贵。

现在人们生活逐渐富裕，有钱了，但是有钱也给纵欲、妄想提供了条件，这也是富贵病的原因。我提倡有钱以后去掌握一些科学、哲学、医学知识，中医讲"上工治未病"，就是人为保健，不得病，才是最理想状态；或者早期发现，早期治疗，选择正确的方向治疗，才是最佳的途径。

造成富贵病的一大起因就是放纵自己的欲望，首先就是放纵自己的食欲。以前人们没东西吃，或者吃一些粗粮、杂粮，这是一个极端。营养不良会造成疾病，同样营养过剩也会造成疾病。所以当人有钱以后，有机会、有条件就不在家里吃饭了，而且也不再吃粗粮了，有条件去吃到不属于自己地域出产的各种食物，吃反季节的蔬菜水果，人为制造水土不服。正常人的食欲，吃饱了就不饥了，吃好了就不饿了，但是现在，人吃饱了，还要通过加辛辣、增加食物盐分，激发和刺激食欲，使人吃饱了还去吃。再或者用冰镇饮料、食品，麻痹人的感官知觉，使人吃饱了也不觉得撑，吃多了也不觉得胀，最后全都壅塞到体内。

另外，人们还盲目地追求一种心理的满足，去"猎奇"，去吃山珍海味，去吃一些难得的、价格昂贵的、稀奇古怪的东西。这就给自己平素消化普通食物的胃肠功能增加额外的负担，严重地伤了自己的身体。《黄帝内经》讲养生之道的时候，总是要提"食饮有节"，要有节制，要有节奏。现在的人们往往就是食饮无节。

第二个造成富贵病的原因就是放纵自己去纵酒、酗酒。中国有着非常悠久的酒历史和酒文化，但是现在社会上流行着一种非常不好的习俗，就是"无酒不成席，无醉不成欢"，借敬酒之名且行罚酒之能，在酒桌上，半梦半醒之间去沟通关系，联络感情。所以，酒成了许多人每天必喝的东西，时间长了，很多人纵酒、酗酒。殊不知酒性辛散，能鼓舞肝气肝火，克伐伤害脾胃，于是这些人很多先是喝得胃出血，再喝喝成肝硬化，最终落下病根，直接或间接死在酒桌上。

第三就是放纵性欲和情欲。人在穷的时候没机会没条件这么做，有钱的时候如果就此放肆胡来，最后就是"以欲竭其精，以耗散其真"。丧失自身的元气和肾精，等于自毁长城，自己破坏自身的免疫系统。《黄帝内经》说："精神内守，病安从来？"这些人正好是相反，所以百病丛生。

1. 糖尿病

糖尿病是最早被称为富贵病的一种病，主要症状是"三多一少"，病人早期会出现多饮、多食、多尿，但是体重在急剧减少。现代医学发现糖尿病分两种，胰岛素依赖型和非胰岛素依赖型。糖尿病与高血压、高血脂都有关联。

《黄帝内经》就提到了这种病，管它叫作"消渴"，就是消谷善饥，容易口渴。唐朝医学家甄立言指出，消渴症患者的小便是甜的，而且会有一种水果味。唐代另一位名医王焘发现他父亲出现口渴，饮量增加，身上出疖疮等症状，他亲口尝过父亲的小便，证实了这种消渴症病人的小便就像麸片一样甜，他把这一点记载在自己的著作《外台秘要》里边。

中医认为，糖尿病发病的机理是一种典型的土克水，也就是说脾土太过，而肾水不足。熟悉中医五行理论的人都知道，五行五脏是相生相克的，这种相生相克的关系告诉大家，如果你突然增强某一个脏器的功能，貌似它的功能提高了，但是你要记住，同时就会有另一个脏器功能被削弱。从脾和肾的关系上来看，叫"土克水"，所以饮食过多，饮食过量，饮食过于辛辣、燥热的人，会突然增强脾胃土的功能，或者多吃甜的人，脾胃功能提高以后，会削弱肾水，肾主封藏，能不能憋住尿，能不能憋住精血，这都是肾的功能。所以得糖尿病的首要原因就是饮食不节。

得糖尿病的第二个原因，就是我们说的那个"化"字，血液里面为什么会出现过高的血糖？因为它化不了。这个化不了是因为胰腺，我们讲过，胰腺既是个内分泌器官也是个外分泌器官。内分泌是它分泌胰岛素到血液里，胰腺功能的衰弱也就是我们讲的三焦功能的衰弱，是导致糖尿病的主要原因。

另外，中医也观察到，情绪情感的问题也会间接影响到三焦功能，因为中医讲三焦和心包互为表里，心包主管人的情绪，情志不遂的人就是心包功能出现了问题，进而会导致它的内分泌系统出问题。

急则治标，缓则治本。胰岛素依赖型要天天打胰岛素；非胰岛素依赖型我们先要吃西药降糖药，然后逐渐改善五脏之间的关系。中医就是削弱脾土，少吃，控制饮食，然后补肾固精，让他不再漏精，不再那么多尿，把尿里的血糖给消掉。第二个办法就是要提高三焦，也就是胰腺的"化"的功能，鼓舞三焦的元气。三焦有个穴位对应在我们前面，叫石门，就在肚脐下两寸的地方，要经常艾灸这里；三焦在背后有个穴位叫三焦俞，经常艾灸这儿，也是治疗糖尿病的一种很好的方法。另外，我们要改善糖尿病病人的性格，按揉膻中穴，很多糖尿病病人都有一种猜疑和负面、阴沉的性格，要慢慢地改善。

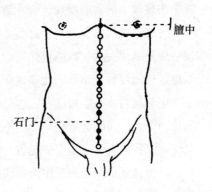

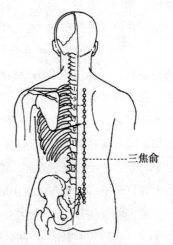

治疗糖尿病，我们坚决要记住，早期应该控制血糖，否则会引起很多并发症，比如说糖尿病导致的视网膜病变，就是肾虚到一定程度以后，肾精遗失太过。另外就是要防止糖尿病容易出现的感染和血管病。

从具体中药来讲，糖尿病早期、中期和晚期，治疗方法完全不一样。早期糖尿病病人会出现热证，大渴、大热、好饮水，身上会起红肿热痛的疔疮，这时候需要用一些苦寒的药物，比如生地黄、玄参或者麦冬、天花粉来清热、滋阴、降火、补肾。糖尿病中期病人会消瘦、中气不足，会需要用热性药物，比如附子、干姜、肉桂等。糖尿病晚期病人会出现瘀血内停、周围血管病、眼底疾病，要用一些动物药或植物药，活血化瘀。

当然，用药要因人而异，不能一概而论，指望说吃某个偏方或者吃某味药就能治疗糖尿病的，那都是幻想。

2. 高脂血症

高脂血症是指血液中胆固醇或甘油三酯过高，同时会导致高密度脂蛋白胆固醇过低，现代医学称之为血脂异常。

现代医学认为高脂血症的主要危害是血液黏稠度高，动脉出现粥样硬化，进而会导致众多相关疾病，比如冠心病。严重的会出现乳糜微粒血症，就是血液中出现微小的血脂颗粒，会导致急性坏死性的胰腺炎，是一种致命的疾病。

另外，现代医学发现，高脂血症和高血压病、糖耐量异常、糖尿病都是并发的或者是相关的。高脂血症还会进一步导致脂肪肝，甚至会导致肝硬化、胆石症，进而导致一系列的比如说眼底病、周围血管疾病、痛风等疾病。

中医认为，高脂血症成因主要是与饮食不当、情绪失常有关。我们经常说消化两个字，高脂血症是典型的不化，也就是人体不能有效地把血液中的脂蛋白转化成我们人体所需要的能量，不能把一些废物排出体外。

高脂血症早期会出现中医所说的"痰湿蒙蔽"，就是不清醒，头晕、乏力、疲倦、胸闷。当然，有的人会伴有体型的改变，比如说体重超重，明显肥胖。但是要注意，很多瘦的人也会有高脂血症。

第二，严重的高脂血症会导致痰阻经络，痰迷心窍，引发一系列的神经或精神症状，比如说人会出现口眼歪斜，说话痰声辘辘、含含糊糊，肢体麻木，甚至会出现半身不遂等脑梗、中风症状。有的人还会表现出神志性的迷乱。长期的高脂血症，脂质会在血管壁内沉积，形成动脉粥样硬化，引起血管疾病，比如说冠状动脉硬化，就是我们经常说的冠心病、心梗，还有周围血管病、脑血管病等。老年的高脂血症，能导致眼底的病变，也就是说一些富含甘油三酯的大颗粒脂蛋白沉积在眼底小动脉上。

预防高脂血症，一定要首先控制冷的、寒凉性质的食物摄入，比如说我们要忌生冷。一定要少喝绿茶，甚至是不喝绿茶，不喝牛奶，少吃水果，不喝冷饮。

这是因为想提高身体转化血脂的功能，一定要提高小肠的温度，另外要促进三焦的功能。三焦相当于我们的胰腺，大家都知道洗油腻的时候，我们以前用的是"胰子"，这个胰子就是动物的胰腺，它有很好的化油、去脂功能。动物和人的活体胰腺，也有这种功能，它既是一个内分泌器官，又是一个外分泌器官。所谓外分泌就是分泌蛋白酶、淀粉酶到肠道里面去化食物、油脂，所以胰腺功能是否正常，和高脂血症有一定关系。高血脂病人一定要晚饭少吃，睡觉要提前到九点，因为胰腺的工作时间，也就是三焦的工作时间是在晚上九点到十一点。

3. 高血压

很多人说自己有高血压遗传基因，因为自己的父亲母亲或者爷爷奶奶是高血压，所以自己得了高血压是顺理成章的事情。这种观点是错误的，遗传只是个因，有因不见得有果。给你一颗种子，不见得就能开花结果。这还取决于缘，就是后天提供的土壤、水分、肥料、温度、湿度等。所以即便我们有高血压的遗传基因，如果后天能调养自己的起居、饮食、情绪等方面，不给发病、作病创造条件，我们这辈子也不一定得高血压。

预防高血压，我们要关注高血压早期几个症状：

首先是头痛，这种疼痛是沉闷的、闷重的，部位一般都在后脑勺，发作时还伴有恶心、想吐。偶尔出现这种头痛，可能是受寒、着凉了；长期、反复发作，就要测测自己的血压。

还有一个症状就是眩晕。眩是眼前发黑，晕是指旋转，就像坐在车、船中，也会出现恶心、呕吐的感觉。很多人脚下像踩了棉花一样，发飘，头重脚轻。有的人在起床或是下蹲站起时症状加重。另外就是耳鸣，这种耳鸣一般都在两侧，声音都比较大，有人说像打雷，有人说像车轱辘在转，有些人在生气、激动的时候症状会加重，持续时间还比较长。有些人还会感觉自觉的心跳，中医管它叫心悸。正常人的心都在跳，但是你感觉不到，只有不正常的情况下，才会感觉到心跳，有时候会出现心律失常、早搏甚至是间歇或停跳。还有人的表现是气短，就是在心悸发作的时候，会觉得憋气，喘不上气儿。另外一些人长期熬夜，导致睡眠困难；有些人早醒、不踏实，老做噩梦、惊醒。特别值得注意的是"呼吸睡眠暂停综合征"的人，他在睡梦中憋气，出现呼吸暂停和心跳骤停，这时候他的血压都是非常高。长期打呼噜的人，最终会出现高血压，或者说出现高血压以后，会加重他的打鼾。还有高血压患者会觉得手指、足趾末端或皮肤有麻木感，或者有蚂蚁走的感觉，手指捏东西不太灵活，做一些精细的动作也不太灵便，有的人还会觉得半身麻木、口齿不清，出现走路的异常。

所以，早期发现高血压很重要，要监测。一旦已经被确诊患有高血压，我们建议急则治标，通过服用降压药先控制血压。西医的专科大夫，会根据你的具体情况给予药物治疗。很多人害怕会终身服药，所以就吃吃停停，这样反而会加重病情。因为血压忽高忽低，会加重心脏和血管的负担，产生危险。我推荐的方法是先服降压药，然后通过中医治疗慢慢达到降低血压的目的。

中医认为，人出现高血压和人发高烧的道理是一样的，是身体的一种自我保护，是本能的反应。所以血压升高有它的道理。道理在哪呢？就像我们往高楼上供水一样，如果你的输水管道通畅，一般的压力就能轻松把水送到顶层，而如果管道壁中间出现了壅滞或者堵塞，输送的水浓度变大，变黏稠，这时候就要提高压力才能把水送到顶层。所以出现高血压的时候，一味地降压并不是治疗的根本，当你把管道清理通了，把输送的液体黏稠度给它降低了，当人能轻松地把血送上去的时候，压力自己就下来了。

中医认为高血压病人大多存在着痰浊和瘀血的问题。所谓痰浊就是指身体水液代谢不好，血液黏稠度高，平常总是痰声辘辘，痰总是堵塞在呼吸道、消化道，甚至散布在细胞中间。中医把这种体质称为痰饮体质，用化痰的方法稀释它。这时候从血管里面往细胞间输送和渗透受到的阻力就会变小，人的血压就会降低。另外，很多高血压病人会有瘀血，就是在动脉、静脉或毛细血管里面出现血流不畅，身体局部会出现冷、硬、闷、痛，当我们用活血化瘀药提高了血液的循环能力，人的血压也会逐渐降下来。

对于已经患有高血压的朋友，饮食和生活习惯上有什么需要注意呢？

第一，不要吃得太咸。中医认为咸能入血，能够助心火，这样会人为地升高血压，不利于我们降血压的治疗。

第二，要少吃辛辣，辛能够升压，能够扩散，能够升阳气，所以高血压病人要少吃辛辣。我看到一些高血压病人还在喝白酒，喝得量还很大。他们的借口是，喝酒以后血压反而会降下来。事实也的确如此，喝酒能暂时扩张血管，使血容量相对减少，导致血压暂时下降。但是远期效果则会加速血管硬化，导致血压恶性上升不能恢复。这就像是反复拉扯一个猴皮筋，早晚会使它失去弹性。白酒的特点就是先阳后阴，刚刚喝口酒，感觉全身发热，过了一会儿就会发凉。所以喝白酒先降压后升压就是饮鸩止渴。

第三，高血压病人属于我们中医讲的"阳有余而阴不足"，所以高血压病人一定要记住早睡觉。哪怕睡不着，也应该早点躺下，这样借助于自然的力量去平衡自己的血压。我看到很多中青年人，疯狂熬夜打游戏，最终导致自己血压升高。如果已经患有高血压还不改正坏习惯，就是有再好的药物和医生也不管用。

高血压病人可以适当饮一些中药制成的饮料，比如说槐花、莲子、山楂、荷叶、何首乌、葛根、决明子，具体怎么喝、喝什么还是因人而异。

4. 痛风

痛风在我国已经成为仅次于糖尿病的代谢性疾病。正常情况下我们代谢下来的核酸会成为嘌呤，嘌呤变成尿酸排出体外；不正常情况下出现代谢紊乱就会导致尿酸过多，或者排出减少，形成高尿酸血症。这种血的尿酸浓度过高，尿酸就会以钠盐形式沉积在关节、软组织、软骨，甚至是肾脏周围，引起由异物导致的炎症反应，这种反应就叫痛风。

痛风的临床表现可以分为四个阶段：第一阶段为高尿酸血症期，血里面的尿酸突然增高，这时候可能没有什么太多的症状。第二阶段就是痛风早期，血尿酸持续性增高，突然某一天就会出现急性痛风性关节炎发作，很多人是在睡梦中被刀割般的疼痛所惊醒。首发部位一般都是大脚趾，大脚趾是中医讲的足太阴脾经的起点，大脚趾表面会出现关节红肿、灼热发胀，不能碰，也不能盖被子，脚伸在外边，稍微有风吹草动或稍有触碰，立马就疼得钻心。但是这种疼痛会在几天或几周之内自动消失，"来去如风"，现代医学称之为"自限性"。疼完之后呢，关节炎的症状没了，表面和正常人一样，但这只是一个表面现象。事实上我分析由尿酸导致的这种结晶体并没有消失，它还会伺机"犯上作乱"，关节会变得僵硬肿胀、屈伸不利。第三阶段是痛风中期，由开始发病时的一个脚趾关节，发展到痛风性关节炎反复发作，逐渐波及手指、脚趾、手腕、脚踝、膝关节，甚至全身关节，进而周围的软组织和骨质也会遭到不同程度的破坏，出现功能障碍，人体的尿酸会不断结晶，不断沉积，慢慢会形成结石样"痛风石"，这时候，肾脏功能也会衰退。最后一个阶段就是痛风的晚期，患者的关节畸形，功能障碍日趋严重，痛风石会增多，体积也会增大，还会破溃流出白色尿酸盐结晶。由于这种关节永久的畸形，影响了日常的工作和学习，会给病人带来极大的身心痛苦。尿酸盐不断沉积到肾脏里，形成肾结石，进而伤害到肾功能，会出现浮肿、少尿、蛋白尿、夜尿增多等一系列症状。有的还会出现不可逆转的肾功能衰竭而危及生命。

中医认为痛风主要是足太阴脾吸收了太多的阴寒之气，湿浊痰瘀凝结在血内，人有了不该有的东西，即阴寒太过。

中医认为"阳化气，阴成形"。这种阴性物质的特点就是易成形，然后阻遏气血的运行。痛风的原因，从根上讲，还是要去控制饮食。很多痛风病人早期焦躁，口干舌燥，就会贪食冷饮，老吃冷饮或者寒性食物就导致体内增加了很多阴寒的东西，使人不容易消化掉它。人们老是吃海鲜、火锅、卤煮、鸭肠，然后喝点冷啤酒，是导致痛风的最大原因。

痛风急性发作或者已经出现结晶石的时候，一定要用秋水仙碱或者西医相关的透析方法去解毒。用一些大热、大毒的热性药物去化阴寒的凝结。我们中医会用到毒性比较强的乌头、细辛、附子、麻黄等中药。从预防来讲，要少吃阴寒、难以消化的东西。因为食物代谢形成尿酸嘌呤类化合物有两种：一个是自身代谢形成的核酸代谢成为嘌呤，嘌呤形成尿酸；另外，外源性的嘌呤，来源于海产品，或者是一些豆腐类食品。身体自身细胞代谢出来的这种嘌呤，我们叫内源性尿酸，这是不可抑制的；但是可以控制食物减少摄入外源性尿酸。我们想影响内源性蛋白质分解的话，就要很好地把它化掉，比如刚才讲的用一些辛温有毒的药物。另外我们发现女性的痛风发病率比男性低，女性体内的一些雌激素能促进尿酸的外排。我自己治疗痛风的病人，本着先治身后治体，先驱散他凝结在肠胃腹腔内阴寒的瘀血、痰浊，肚子热了以后提高他的消化功能，然后再引导他的气血走向关节和末梢去治疗他的关节。

焦　虑

大家可能都听过有个相声叫作《扔靴子》，说的是一位老人因为楼上的房客每天晚上回来得很晚，而且上床睡觉前脱靴子砸在楼板上动静很大，闹得老人每次都得等他回来扔完靴子才能睡着。某天老人上楼劝说了房客，房客也满怀歉意，满口答应。结果当天晚上，房客扔完一只靴子以后，猛然想起老人的意见，把另外一只悄悄地放下，没出声，结果害得楼下老人等待楼上的房客扔下第二只靴子而不得，以至于一夜没睡。

老人的这种状态就是焦虑。焦虑的产生源于以前的思维定式，也就说老人过去的经验使他形成了下意识的条件反射。听到房客上楼扔下第一只靴子以后，就开始期待第二只靴子落下的声音，这就是因思而远慕，慕而不得，也就形成了焦虑。

不必笑话这个老人，其实我们每个人都多多少少有类似的焦虑。过年放炮，自己或者听到别人放二踢脚的时候，听到"咚"的第一声以后，你是不是在内心期待着第二声的炮响。听到以后是不是心里很踏实？没有听到是不是心里有空落落的焦躁的感觉？

繁体字的虑写作"慮"，是思的延伸。《内经》中讲了"因思而远慕谓之虑"。虑是将来时，还没有发生，同时又牵动了人的情感，让人羡慕、企盼，挑动了人的欲望和情绪。所以在翻译七情喜、怒、忧、思、悲、恐、惊的时候，一般把思翻译成了虑，英文是 anxiety，而不是翻译成 thinking 或 idea 即思想。有人把虑翻译成 worry，其实是忧和虑混淆了。忧是担心、害怕将来发生的事情，虑是企盼、期待将来发生的事情。

人的思想是后天的产物，和自然规律有差距。自然之道是不以人的意志为转移的，心想事成的可能性不大，事之不如意者十之八九，所以人的思想大多数是妄想、臆度，一厢情愿。不切实际的思虑只能使人处在长久的焦躁的期待之中或期待的焦躁中。

焦虑是急切地企盼将来发生的事情，这种心态也是早期心理情绪创伤形成的条件反射和放大，形成绝对的有因必有果的情绪习惯。为了避免焦虑的产生，我们应该检讨一下自己的思维定式和情绪习惯，特别是在儿童期形成的条件反射，避免非此即彼、因果必报等极端的思维方式。比如说有志者事竟成、功夫不负苦心人、善有善报等说教，其实都是不一定的。有的需要时间，有的还需要其他条件。当然最重要的是人应该多经历磨炼，经多见广了，也就知道一种原因会有多种结果，也就不会钻牛角尖，在一棵树上吊死了。

俗话说，人到无求品自高。追究焦虑产生的根本原因，还在于内心欲火得不到满足，无法熄灭。最基本的欲火来自食欲和性欲。这两种最基本的欲望得不到满足的话，人的焦虑情绪就会以其他形式出现，搞得最后连患者本人都不知道自己是在期待什么。这种情况有的是因为条件所限无法得到满足，有的是因为可以压抑自己的真情实感，导致内心矛盾冲突不断加重，最终失控或者爆发导致烦躁甚至狂躁。

欲火还来自于社会环境的鼓噪、煽动，就是所谓的名利、地位攀比竞争，使人陷入强迫、纷争之中不能自拔，总是在焦躁地期待身外之物。常言道："成败在天，毁誉由人。"这些都是由不得自己的事情。而人如果苦心孤诣地指望由不得自己的事情，那就等同于自暴自弃了。所以《黄帝内经》反复告诫人们要恬淡、寡欲，要内求，自得其乐。所谓处之泰然，就是上冷下热，四肢小肚子温暖，头脑冷静。而焦虑的人无一不是处之否然，上热下寒，头脑发热，心急火燎，欲火焚身，手脚、肚子冰凉。

焦虑症

普通人或者说正常人都会时常有一些焦虑，有事不如意、所欲不遂、期待落空或没着没落的时候，但是一般都能被化解或取代。如果焦虑成为一种无时无刻如影随形的心理问题或躯体症状困扰人的生活，那就可能成为焦虑症，需要医生和药物的治疗了。

现在临床上很多人会以焦虑为主诉来求诊，也有人以被诊断为焦虑症来寻求中医治疗。中医治疗应当首先分清是忧还是虑，忧是虚寒，虑是虚火。忧是对未来生活缺乏信心和乐趣，对周围环境不能清晰地感知和认识，思维变得简单和模糊，整天专注于自己的健康状态，担心疾病再度发作。

焦虑症患者以中、青年女性居多。初期症状有点儿类似中医的脏躁，《金匮要略》记载："妇人脏躁，喜悲伤欲哭，象如神灵所作，数欠伸。"说的是有些妇女会无缘无故地悲伤哭泣，如同有神灵鬼怪附体，没事的时候还老打哈欠、伸懒腰，一副精神疲惫、萎靡不振的样子。严重的焦虑会持续性或发作性出现莫名其妙的紧张和不安，甚至产生濒死感。患者担心自己会失去控制，可能突然昏倒或"发疯"。

根据中医身心相关的理论，首先要查清患者是否有明确的标地，那个焦虑失眠的老人至少还知道自己在等靴子，靴子落地了，焦虑也就缓解了。而临床上很多患者由于长期的情欲不遂的积累，以至于到最后反而不知道自己为何而焦虑。这就需要耐心细致地、剥茧抽丝般地帮助患者理清思路、梳理情绪。

物质决定意识，生理决定心理。中医治疗焦虑，定位在心神，诊断为虚火，病因为妄想。通过针刺、艾灸、服药、按摩等手段可以解除其生理症状，有助于进一步改善心理状态。有的焦虑的患者，解除了其生理症状以后，心理问题往往迎刃而解、不治而愈。当然那些沉迷于功名利禄而不能自拔的人，也许中医治疗会缓解一时，但是价值观不改，生活态度不变的话，焦虑、躁狂还会复发，直至伤神殒命。所谓医生治病不治命，概源于此。

焦虑症患者的躯体、生理、精神症状表现为：心悸、心慌、胸闷、气短、心前区不适或疼痛，心跳和呼吸次数加快，失眠、早醒、梦魇等睡眠障碍，大多数还有手抖、手指震颤或麻木感、阵发性潮红或冷感。很多患者常伴有呼吸困难，口干，出汗，情绪激动，敏感、易激惹，经常无故地发怒，与家人争吵，对什么事情都看不惯，不满意等。

这说明患者的心包和心神受到了袭扰，这种袭扰源于长期的情绪起伏变化或者是六淫邪气由外而内的侵害。不管原因是什么，目前病位已经深入人的君主之官，所以治疗一定要及时准确。我们一般告诫病人在这些症状即将来临或已经出现的时候，要松开领带和衣领，自我按揉胸口正中的膻中穴及两臂内侧的内关穴，这样可以及时有效地缓解心律不齐、胸闷气短的症状。在入睡前按揉神门穴或艾灸肚脐神阙穴，有助于安定、宁静心神。食用茯苓饼或使用中药茯神，也有同样的功效。

有的焦虑症患者会出现全身疲乏感，消化功能紊乱等症状，及月经不调、性欲亢进、尿意频急、头昏、眩晕、晕厥发作等。根据急则治标、缓则治本的原则，这些与消化泌尿生殖系统有关的症状，也就是与中医的脾胃和肾膀胱有关的症状，会随着调养心神、恢复心气、熄灭心火而减轻。或者要放在心包心神症状减轻以后再调养，比如说焦虑症患者出现小便频数、尿急尿痛、尿血，表面上看是肾和膀胱的问题，其实是心火下移导致的，我们使用生地、莲子心、木通等苦寒清热的药物，心火一去，这些症状自然会消失。

口腔溃疡

口腔溃疡是日常生活中常见的症状，民间一般称之为上火，现代医学认为口腔溃疡都是由于病毒引起的。而中医更关注内因，也就是说，是人体内部先出问题，才给了外界病毒生存发展的条件和机会。所以口腔溃疡一般多发于春秋季节交替的时候，由于季节的变化，体内的环境不能及时调整，发生免疫低下，病毒此时就会乘虚而入，造成溃疡。

轻度的溃疡一般不必用药，一至两周自愈。也可以维生素 C 和维生素 B_2 配合服用，两到三天痊愈。碰上口腔溃疡，多数人都以"上火"论治，猛喝凉茶，吃消炎药，这种做法有些片面。绝大多数患者是上热下寒，口腔内冒火，但是腹腔内肠胃里面却是呆滞、黏腻壅塞发凉。所以单纯用苦寒药治疗口腔溃疡是治标不治本，甚至会越治越严重。从单纯口腔溃疡演变成复发性口腔溃疡，甚至出现口腔黏膜糜烂，也有的最终演变成癌症。

复发性口腔溃疡是一种以周期性反复发作为特点的口腔黏膜局限性溃疡损伤，可发生在口腔黏膜的任何部位。以口腔的唇、颊、软腭或齿龈等处的黏膜，发生单个或者多个大小不等的圆形或椭圆形溃疡，表面覆盖灰白或蓝色假膜溃疡，边界清楚，周围黏膜红而微肿，局部灼痛为主要特征。

复发性口腔溃疡与免疫有着很密切的关系。有的病人表现为免疫缺陷，有的则表现为自身免疫失调。另外，贫血、偏食、消化不良、腹泻、发热、过度疲劳、工作压力大、月经周期的改变等也是诱发因素。随着一种或多种因素的活跃、交替、重叠，就出现机体免疫力下降、免疫功能紊乱，也就造成了口腔溃疡的频繁发作。对于那些长期不愈，面积明显扩大，质地变硬，甚至出现临近淋巴结肿大，全身乏力的口腔溃疡，要高度警惕其癌变，有的需要在局麻下切取一部分病损组织，做病理检查。

城市人饮食过精，也与口腔溃疡的发生有直接的关系。拿大米来说，表皮中含有维生素 B_2、微量元素锌，但加工者为了让大米看起来白，吃起来口感好，把表层去掉，造成上述营养成分的丢失，吃多了这种大米缺乏这些营养物质，容易得口腔溃疡。与其在得病以后去吃维生素片，倒不如在平时多吃些粗粮糙米，防患于未然。

有些女性每逢经期或行经前后就会出现口腔溃疡，用药治疗只能暂时缓解，下月行经时依然如故地出现，疼痛难忍，与此同时，还常伴有口干、心烦、易怒和大便干结等令人烦恼的症状。临床研究发现，月经期出现口腔溃疡主要是由于体内黄体酮水平增高而雌激素（黄体酮等）水平降低所致。中医认为这是典型的肝木与脾土不和证，女性在来月经的时候，肝气肝血充盈，就会削弱脾胃功能，肝气肝火上冲，有的会形成痤疮，有的会出现鼻衄，有的就表现为口腔溃疡。治疗这种周期性的口腔溃疡，我们一般用厚土敛火的方法，也就是甘温除大热的药物，温补脾胃，常用的中药方剂有痛泻要方和逍遥散。

治疗口腔溃疡中医一般用锡类散、冰硼散、黄柏和细辛研末局部吹敷，金银花、甘草等煎汤漱口。除了药物治疗外，平时要注意保持口腔卫生，多吃炒熟的蔬菜，少吃水果、烧烤油炸和油腻食物，避免产生多余的痰湿困厄脾胃，适当吃一些芳香、辛辣、温热性食品，包括辣椒、生葱、生姜、大蒜、香菜等。

当然最重要的还是要在 11 点以前睡觉，让人体的自愈功能在熟睡中充分发挥作用，修复溃疡。

唇　炎

每到秋冬季节，特别是在北方，风干物燥，人很容易出现皮肤干燥、毛发脱落、口唇干裂的现象，有的需要反复涂抹润唇膏，而严重的就会变成唇炎，需要药物治疗了。现代医学认为唇炎是以干燥、皲裂、脱屑为主要临床表现的黏膜病，主要分为急性过敏性和干燥脱屑型、慢性唇炎等类型。

急性过敏性唇炎是最常见的黏膜病。口唇位于人体皮肤和黏膜交界处，因接近于机体表面，毛细血管极为丰富。由于表面组织很薄，使外界异物容易"入侵"，而在血管内运行的免疫细胞和抗体等又会在此"挺身而出"与入侵者"决战"。于是，口唇就成了抗原抗体"浴血奋战"的战场。急性唇炎来也匆匆去也匆匆，往往与摄入食品过于辛辣、鲜咸有关。有人离开这些强刺激的食材就没有食欲，结果膏粱厚味导致脾胃积滞痰饮湿毒。口唇又是脾胃的外在华表，所以忌嘴是急性唇炎患者的良方，服用清热泻火、消积导滞的保和丸、枳实导滞丸是治疗这种唇炎的良药。

干燥脱屑型唇炎与急性炎症反复发作有关，也与日晒、烟酒、化妆品刺激有关。白色念珠菌感染可引起真菌性唇炎，裂沟深者可向皮肤延伸，并可能出血及形成血痂，裂沟经久难愈，灰白色的鳞屑可布满整个唇部。真菌性唇炎以病损处白色假膜或斑片为主，假膜不易揭去，可有唇红肿、溃疡、糜烂。患者常因干燥、疼痛而舔唇，有时也因轻度瘙痒而揉擦。中医认为人的口腔唾液有滋润和保护黏膜的作用，如果唾液分泌不足或质量下降，口唇黏膜失去了保护和滋养，外界微生物才有了可乘之机，所以治疗干燥脱屑型唇炎应该提高唾液的质和量。对于唾液分泌不足的人，我们建议服用一些补益脾胃津液的药物，比如黄精、玉竹、石斛、荸荠等，按摩颌下的廉泉穴也有助于唾液分泌。

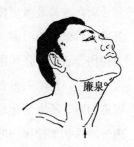
廉泉

最顽固的一种唇炎叫慢性唇炎，其发病多与各种慢性长期持续性刺激有关，如干燥、寒冷，特别是与舔唇及咬唇等不良习惯有关系。上下唇均可发病，更好发于下唇。常常反复发作，时轻时重，特别在冬季多风和干燥的季节。中医认为人的冲脉和任脉起于下焦丹田，是肾精所化，上行分布在口唇或环绕口唇，人的肾精不足或冲脉、任脉上行受阻，是出现慢性唇炎的主要原因。所以对于此类患者，我们要滋补其肾精，经常会使用六味地黄丸、杞菊地黄丸等滋补肾阴的药物。必要的时候医生还会为患者针刺位于腹部正中的任脉、冲脉，以利于精气上行到达口唇。

口　臭

口臭是指口内出气臭秽的一种病证，多表现为呼气时有明显臭味，刷牙漱口难以消除，含口香糖、使用清洁剂均难以掩盖，是一股发自内部的臭气。有人会自己感觉到口腔内有异味，发甜、发苦或发黏，别人也能闻到他的口臭。有人口气很重，说话熏人，但是自己却浑然不觉。还有一种情况是心理疾病，一般在自卑、自责抑郁的病人中发生，就是病人老是觉得自己有口气，有口臭，因而害怕与人说话，逐渐疏远别人，甚至自我封闭。

吸烟人的口腔中有一种特殊的臭味，烟草中的化学成分通过口腔及肺部吸收至血液中，然后又通过口腔鼻腔排出来，形成难闻的气味。

口臭的形成原因有生理问题也有心理原因，由于饮食不节，或过多地食用辛辣食品，以及劳倦过度等不良的生活方式，造成脾胃功能减弱，使食物在肠内得不到正常的消化，大量食物糟粕不能排出体外，停积在胃肠内发酵产生臭气，向上蒸发，形成口臭。

多数口臭与口腔疾病及口腔的生态环境有关。口腔不洁、牙菌斑、牙石、牙垢的堆积是造成口臭最直接的原因。患有慢性牙龈炎和牙周炎的患者，由于牙龈肿胀、出血，牙周溢脓，口腔卫生状况很差，牙齿上堆积的牙菌斑、牙石和牙垢在细菌及微生物的作用下腐化发酵，产生难闻的气味。所以我们一定要养成饭后漱口的习惯，改变用牙签等硬物剔牙的习惯，学会使用牙线。避免人为损伤牙龈，扩张牙齿间隙。

治疗口臭的关键在于治疗全身性疾病。口腔是消化道的起始端，并且与呼吸道相通，所以消化系统和呼吸系统的一些疾病同样可以造成口臭，一些患有内分泌疾病如糖尿病的患者口腔内也会有一种烂苹果的气味。因此，治愈口臭必须先清除肠壁和脏腑内血液中的毒素，使肠胃恢复正常，沉积在肠内的食物糟粕得以排出体外，根除口臭的源头，从而治愈口臭恢复健康。

治疗口臭应以清心火，降低食欲，减少摄入量为前提，可以用黄连水煎汤漱口。以芳香化湿、温化痰饮提高脾胃运化功能为主导，一般选用平胃散和二陈丸。以开泄大肠为辅助，可以用枳实导滞丸。

呕　吐

呕吐是一个常见的症状，具体来说，呕和吐不一样。呕是形声字，是咽喉嗓子眼里的反应和发出的声音。一般在感觉恶心和出现反胃涌吐之间发生，有的人会出现干呕，呕了半天，没有吐，出了点儿汗，呕出几口唾沫黏液。还有人干呕的时候舌头卷起来发出"越"的声音，称之为"哕"。呕和哕是一样的咽喉反应，发出的声音不同，也有人把干呕叫作干哕。

干呕或干哕吐不出来的时候，有经验的人知道，用手指伸进嘴里抠抠嗓子眼，人很快就有反应，就把胃里的东西吐出来了。日常生活中，有很多人会这样做，比如喝酒应酬的人，本来就喝多了，但是还要舍命陪君子，经常在酒酣耳热席间，抽空到洗手间自己抠嗓子，把刚刚吃进去的饭、喝进去的酒吐出去，回来若无其事地再喝。其实这样做很伤身体。一般胃和食道在呕吐以后会出现短暂的不应期，也就是类似于休克不蠕动状态，这是人体的本能反应，目的是经过短暂休眠来恢复本来的蠕动节奏和下行方向。吐完了接着大吃大喝，对胃肠功能会造成额外的伤害。

中医认为心主神明，开窍于咽喉，心火旺盛会造成咽喉要道的红肿热疼，轻微的心火造成的所谓慢性咽炎，会让人总是觉得咽喉不舒服，早晨起来刷牙的时候出现干哕、干呕。心气郁结、心情不快的人，也总是感觉嗓子眼里面有个东西，吞之不下，吐之不出。反过来讲经常刺激或轻易就切除扁桃体，也会直接伤害人的心气。这也就是反复呕吐会让人厌食的原因。

正常的情况下，呕吐本身是人体的自我保护反应。中医也把催吐作为排毒的一条有效途径。呕吐也是自我心理保护的反应，当人们见到特别让自己难以接受、厌恶的事物的时候，会本能地产生呕吐反应，呕吐之后相关恶劣情绪也会平复。因此催吐疗法也是中医治疗心理生理疾病的有效方法。呕吐是治疗所谓痰迷心窍的最佳方法。这个心窍就是咽喉，所谓痰就是人体壅塞在局部的污浊的黏液。

贝　母

一说起治疗秋天干燥导致的干咳，很多人都能想到几个食疗的偏方和中成药，比如川贝蒸梨、蛇胆川贝液、川贝枇杷露等，这里面都用到了川贝这味药。

川贝其实叫川贝母，因为它的形状像贝壳，而且往往是两片叠加在一起，如同母亲怀抱着一个婴儿，所以叫贝母。因为生长环境不同和品种的差异，我们一般把贝母分成三种，川贝母、浙贝母和土贝母。

川贝母是百合科多年生草本植物贝母的地下鳞茎。因主产于四川而得名，但在西藏、甘肃、新疆、华北、东北均有出产。川贝母性微寒，味甘酸，主入肺经，功能润肺止咳、化痰散结。

很多人久咳不止，余热余毒未清，肺脏精血暗暗消耗，出现了干咳、咯血、夜间咳加重，甚至影响睡眠，有的会形成肺痨，也就是结核病，表现为低烧不退、盗汗遗精等。这时候是使用川贝的最佳时机。临床常与沙参、麦冬、天冬、桑叶、地骨皮等配伍，必要时还要加白及、阿胶等黏合滋补力量更强的药物。普通的热痰、燥痰、肺痿、肺痈等病证在治疗过程中也可以适当使用川贝，有助于恢复肺气、滋补肺津、缓解干燥。但是不能使用过量，免得敛邪。川贝也有散结开郁之功，治疗痰热互结所致的胸闷心烦及瘰疬痰核等病。

我们一般不煎煮贝母，而是把贝母研细粉冲服，每次 1～3 克。在治疗燥咳的时候，最好把贝母粉撒在梨中间的果肉上，连梨带药一起吃。贝母不能与乌头、附子一起使用。另外，寒湿咳嗽不宜使用。

浙贝母也是百合科多年生草本植物贝母的地下鳞茎。因主产于浙江而得名。因其原产于浙江象山，故又称为象贝母，简称象贝。又因其外形较川贝大，故又称为大贝母，简称大贝。

浙贝味苦而性寒，入心包经和肺经。浙贝的滋补肺阴效果不如川贝，但是清热化痰、散结解毒的本事要比川贝好。临床常与元参、牡蛎、蒲公英、天花粉、连翘、薏苡仁、鱼腥草、鲜芦根、夏枯草、海藻、昆布、莪术等配伍，用于痰热郁肺的咳嗽及痈毒肿痛、淋巴结肿大、甲状腺增生、乳房结节等病证的治疗。

土贝母是葫芦科多年生攀缘植物假贝母的块茎，与川贝、浙贝品种科属完全不同，主产于河北、陕西、山西等地。土贝母性凉而味苦，完全没有滋补作用，但是清热解毒、消肿散结、消痈排脓的功能比浙贝母还强，临床用于乳痈、瘰疬痰核、疮疡肿毒、流行性腮腺炎、急性淋巴结炎、淋巴结核、良性和恶性肿瘤等病证的治疗。

总体来讲，无论是哪种贝母，我们不能不分青红皂白、寒热虚实，一碰上咳嗽就去吃贝母。最起码要知道，咳吐清稀痰涎，流清鼻涕的时候是不能用贝母的。肿块和结节也有寒凝和热聚的区别，也不能乱用贝母去化痰散结，要去找医生诊治。

乌　梅

乌梅是蔷薇科落叶乔木梅接近成熟果实，是在它还没完全熟透的时候就采摘下来，经烟火熏制而成。因为它经过炮制以后颜色是黑的，所以被称为乌梅。还没有熟透的梅实是青绿色的，也叫青梅，若用青梅以盐水日晒夜浸，10日后有白霜形成，叫作白霜梅，其功效类似乌梅，宜忌相同。

大家都知道《三国演义》中青梅煮酒论英雄的故事，古人很早就发现了酸酸甜甜的青梅有缓解酒的辛燥，解除酒毒的功效。我们现在到饭店喝黄酒的时候，服务员一般都会问您是要加话梅还是加姜丝，身体壮热的人最好加话梅和冰糖，身体虚寒的人最好加姜丝，以利于发散酒的温热之性。一个是辅助酒性，一个是反佐酒性，大家应该搞清楚再喝。

据现代研究：青梅或梅子汁中含钾多而含钠较少，因此，需要长期服用排钾性利尿药者宜食；梅子中含荼酸，能促进肠蠕动，因此便秘之人宜食。梅子中含多种有机酸，有改善肝脏机能的作用，故肝病患者宜食。梅子中的梅酸可软化血管，推迟血管硬化，具有防老抗衰作用。

中医认为，乌梅味酸甘，性凉，入肝、胆、肺、大肠经。主要功能首先是生津止渴、润肺止咳。我们暑天和干燥的秋天经常会喝酸梅汤，用的就是乌梅酸甘化阴、生津止渴的功效。我反复强调过，喝白水不等于直接就补充体液，有时会越喝越渴。乌梅能收敛肺气，肺是水的上源，有帮助肾脏化生体液和推动体液分布全身的功能，乌梅还能缩尿，减少体液的流失。

同时，乌梅能帮助肝藏血。乌梅化津生液，有助于胆汁分泌，能够治疗胆囊萎缩，冲刷胆内泥沙样结石。特别适用于那些平时嗜食辛辣、烟酒，消耗损伤自身阴津的虚损虚劳病人。

有些人有睡眠障碍，表现为魂不附体，噩梦连连或早醒不能回睡，眼巴巴等到天亮，而到了白天又无精打采。有些人心神外越，失魂落魄，越到晚上越清醒，外面有一点声音都能听到，睡不着觉，甚至心烦起急。这些人就要少吃辛辣芳香的食品，戒酒；要吃一些酸味收敛的药物和食物，帮助肝收敛藏血，收摄魂魄。我们一般使用乌梅、知母、钩藤等药物治疗。还有一些病人表现为严重的出神和收不住心，以及莫名的惊恐、焦虑，甚至出现幻听幻视。这些人还应该在使用酸甘收敛药物的同时，加上安神的药物，一般选用矿物药，比如朱砂、磁石等，中医称之为"重可去怯"。

山　药

秋天到了，山药上市。我要讲的山药不是"山药蛋"，不是土豆，而是一味中药，学名叫作薯蓣。具体来说是薯蓣生长在地下的茎，呈圆柱形，上面有须根。山药表皮呈黄褐色，内瓤雪白黏细，味道甘甜微酸，不仅可以直接食用充饥，还能治疗疾病。

最有名的山药叫怀山药，怀念的怀。因其出自古怀庆府，即现在河南焦作所辖沁阳、博爱、武陟、孟县、温县等地，质量最佳，以其质坚实、粉性足、色洁白而誉满中外。怀山药中最好的品种为"铁棍山药"，曾为明、清供品，因其质坚粉足，落地如铁棍之声，故名。国内外客商称怀山药为"怀参""补肾王"，与长白山人参齐名。

山药的可贵之处在于它所含的营养物质容易被人特别是被病弱、消化功能不好的人吸收利用。中医认为山药味甘酸，主入脾、肺、肾经，善于充实后天之气，滋养肺津。病弱的人无法消化吸收富含营养的五谷和肉食，只能缓慢滋补。民国名医张锡纯创立了一个治疗气虚羸弱的方子"薯蓣饮"，就是给病弱乏力、津枯血竭的病人熬山药粥喝。该方只用一味山药，"生山药四两切片，煮汁两大碗，以之当茶，徐徐温饮之"。张锡纯在其医著中列举了大量单用一味山药治病救人、药到病除的案例，最后总结道："山药之性，能滋阴而能利湿；能滑润又能收涩，是以能补肺、补肾兼补脾胃。且其含蛋白质最多，在滋补药中诚为无上之品。"

在《金匮要略》中早有治疗虚劳重证的薯蓣丸，重用山药配合其他滋阴养血的药物治疗"虚劳诸不足，风气百疾"。我在治疗产后抑郁症、厌食症、糖尿病、萎缩性胃炎、痤疮和过敏性疾病的时候，如果患者体质虚弱，复感受外邪风气，就会建议患者服用薯蓣丸，或把薯蓣丸的方子熬制成膏，让患者在秋冬进补服食。

《金匮要略》治疗虚劳病还有一个著名的方剂叫作金匮肾气丸，里面除了用到地黄以外，也用到了山药。肾气丸目的在于补肾，中医有个治疗原则，叫作虚则补其母。肺是水之上源，补益肺气能间接滋养肾精。事实上，服食山药的远期效果就是能够补益肾精，不仅能促进毛发生长，还能乌须黑发、固精缩尿、止泻止带，治疗早泄和遗精。

需要注意的是有些人对山药皮过敏，在清洗切制山药的时候要戴上手套，不要揉搓眼睛，免得引起红肿痒痛。

桂 花

桂树是木犀科属常绿灌木或小乔木，因为其材质致密，纹理如犀而称"木犀"；因其叶脉形如圭而称"桂"。桂树花期在阳历 9 到 10 月，也就是阴历八月，所以有"八月桂花遍地开，桂花开放幸福来"的说法。农历八月，古称桂月，此月是赏桂的最佳时期。

中国人皆视桂花为吉祥之兆。举凡中榜登科，仕途得志被称为"折桂"；对获得殊荣者则誉为拥有"桂冠"。从古到今，许多诗人吟诗填词来描绘它、颂扬它：宋代韩子苍说桂花"月中有客曾分种，世上无花敢斗香"；李清照称桂花树"自是花中第一流"；刘禹锡赋诗"莫羡三春桃与李，桂花成实向秋荣"。

中医认为桂花性温芳香，入药有散寒破结、化痰生津的功效，可以直接煎汤、泡茶或浸酒内服，对食欲不振、痰饮咳喘、肠风血痢、经闭腹痛有一定疗效。尤其对腹部冷痛，自觉气流上逆冲胸直达咽喉，伴有胸闷气急、头晕目眩、心悸烦躁不安等症状有显著疗效。在制作酸梅汤时，要在临出锅前加入桂花，这样不仅可以增加和保持酸梅汤的香气，而且使桂花的辛温之性平衡乌梅的酸寒收敛性质，起到反佐牵制的作用，避免阴寒凝滞的毒副作用。现代工艺可提取芳香油，制桂花浸膏，可用于食品、饮品、化妆品的生产。

毛主席写过著名的词句"问讯吴刚何所有，吴刚捧出桂花酒"。中国人酿造桂花酒的历史很长。桂花酒也属于滋补药酒的一类。古人认为桂为百药之长，所以用桂花酿制的酒能达到"饮之寿千岁"的功效。在汉代，桂花酒就是人们用来敬神祭祖的佳品，祭祀完毕，晚辈向长辈敬用桂花酒，祝福长辈们喝下之后延年益寿。

桂花酒选用盛开的金桂为原料，配以优质米酒陈酿或甜度高的果酒酿制而成，色泽金黄、芬芳馥郁、甜酸适口。在桂林和常熟都有桂花酒的出产，制酒的原料和工艺虽然有所不同，但使用的桂花是一样的。

北京也有著名的桂花陈酒，是一种加桂花添香增色的葡萄酒，采用储存多年的高甜度白葡萄酒作酒基，选用江苏吴县一带名产金桂为香料一起酿造。桂花陈酒酒色金黄、晶莹透明，有奇特的桂花香和酒香，味感醇厚、沁人心脾、酸甜适口，酒度为15度。桂花陈酒底子是清宫御膳房的酿酒师专为帝王内府酿造的高级补酒，经过深入发掘传统酿造秘方，采用传统技术和现代酿造技术相结合的方法创制出来的。桂花酒尤其适用于女士饮用，被赞誉为"妇女幸福酒"。

白　果

白果是银杏树除去肉质外种皮的种子。银杏又叫公孙树，生长缓慢，属于慢生树种，一般栽种20年方能结实产白果，30年方进入丰收。古人说"公种而孙得食"，爷爷栽下银杏树，自己享受不到成果，自己的孙子才能吃到白果。

银杏是现存种子植物中最古老的孑遗植物，植物学家常把银杏与恐龙相提并论，并有植物界大熊猫之称。李时珍说它"原生江南，叶似鸭掌，故名鸭脚。宋初始入贡，改呼银杏，因其形似小杏而核色白也，今名白果。"

日本民间很早就开始直接食用白果了。其实日本人栽培食用银杏是继承了唐宋时期的中华文明。中国不仅是银杏的原产地，而且是认识利用银杏最早的国家。中医认为白果性平，味酸涩，主入肺和大肠经，兼入肾和膀胱经，李时珍说白果"入肺经，益脾气，定喘咳，缩小便"，基本概括了白果的功效。

中医治疗久咳导致的肺气不足，说话有气无力，喘憋气短的病人，经常会使用白果，目的是收敛肺气，提高人呼吸吐纳的功能。一般与山茱萸、五味子同时使用效果更好。也可以单独使用白果与鸭肉或猪肚一起炖汤食用。

碰上长期腹泻，甚至出现中气下陷、直肠脱垂的病人，中医除了使用补中益气的甘温药物以外，还会使用固涩收敛的药物，其中就有白果。对有尿床习惯的小孩和晚上频繁起夜的中老年人，服食白果能帮助温暖下焦丹田，固摄肾精。一般在爆炒猪腰花的时候可以加入几粒煮熟的白果，或者在烤羊腰子的时候同时烤炙一串嫩白果一起食用，效果更好。

中医认为肺主皮毛，而肾其华在发。我们在治疗中年人须发早白，脱发谢顶的时候，也会经常用到白果。经常食用白果，不仅能保持头发的乌黑颜色，而且能使毛发变得茂密。

银杏是长寿树，白果是长寿果。白果能补益肾精，充盈脑髓，提高人的记忆力，延缓衰老，避免老年性痴呆。中医认为肺为水之上源，金生水。意思就是说补益肺的药物和食物，最终能间接补益肾精，而肾藏精生髓，主管"志"也就是记忆，记忆力衰退，近期的事记不住，过去的事忘不了。晚上睡不着，白天没精神都是老年以后肾精虚损的表现。中医认为坚果干果一般都能补益肾精脑髓，最有代表性的就是核桃和白果。

白果虽好，吃法有讲究，第一不能生吃，第二不能过量，每天服食白果不要超过10粒。第三必须剔除白果内心，就像吃莲子要剥除莲子心一样，否则就很容易中毒，严重的会出现生命危险，大家一定要小心。

妊娠呕吐

大多数妇女在妊娠初期都会出现择食、厌食、恶心、头晕、倦怠等症状，叫作早孕反应，不需要治疗，妊娠3个月左右这些症状就会自然消失。如果妊娠早期反应比较严重，呕吐不止，甚至不能进食、进水，这就叫"妊娠恶阻"。

中医认为，妊娠中的妇女有其特殊的生理和病理。怀孕以后，妇女冲脉和任脉的气血会变得充盈强大，有利于滋养胎儿。同时会削弱另外一些脏腑的功能。冲脉、任脉隶属于人的肝肾两脏，肝气、肝血上冲，会过度克伐脾胃，造成消化和吸收出现障碍。肾水过旺也会抑制心火，人的性欲和食欲都会下降。

所以中医治疗妊娠恶阻以疏通经络，引导肝气顺利下行不上冲为目的。我们知道，肝气喜欢生发，辛辣芳香的食物能助肝气生发，酸甜的食物能收敛肝气，缓急止痛。很多孕妇本能地会吃一些酸的食物，甚至是酸得别人难以下咽的食物。

有不少人认为，孕妇不吃东西或少吃东西就可以防治恶心呕吐，还有的孕妇因怕呕吐就不想进食。实际上不进食不但不能减轻呕吐，而且还会使孕妇缺乏营养供给，对母婴都不利。轻微的恶心呕吐可以不必进行治疗，更不要禁食或少吃。相反，如果多吃一些食物，还会感觉好一些。最好每天吃6次饭，少吃多餐，准备一些饼干，随时吃一点，清晨喝黏稠的小米粥更好。还要注意调节饮食，不要吃难以消化的食物，多吃些淀粉类食物如面包、饼干、土豆、米饭等。不要吃油腻的食物和油炸的食物，少喝牛奶以及碳酸饮料。

孕妇如果出现中度呕吐，表现为呕吐频作，不进食也吐，吐出物为沫状黏液，或含有胆汁和血液，全身出现脱水症状，如口渴、皮肤口唇干燥、眼球凹陷、小便量少、体温略高、脉搏加快超过每分钟80次、血压降低、体重减轻等情况，化验室检查可以发现患者出现血糖下降，白蛋白、血酮升高，尿酮阳性。这时候症状已经比较危险，需要入院治疗，通过静脉补充液体和营养，通利小便，滤过排出血内毒素，以确保母子平安。

如果病情失控，产生重度妊娠反应，患者出现体温升高，脉搏微弱，血压更低，精神疲乏，嗜睡，甚至昏迷、抽搐、黄疸、少尿或无尿，就需要进行一系列抢救措施，必要的时候有可能还要中止妊娠，舍车保帅。

中医坚决反对乱用化学药物来镇压妊娠呕吐，这不仅会造成胎儿的发育不良，还极有可能造成畸形儿，历史上出现过使用"反应停"造成大量"海豹儿"出生的惨剧，值得人们去反思。

晕 车

生活中常有些人坐上汽车后没多久就觉得头晕，上腹部不舒服、恶心、出冷汗，甚至呕吐，尤其当汽车急刹车、急转弯或突然启动时更厉害，下车休息片刻即可逐渐减轻或恢复。有的人这种晕车症状还可持续几天。有些人在睡眠差、过度劳累时容易发生；有的人在过饥过饱或者患某些耳部疾病时也容易发生；车厢密闭空气不流通，或汽油等气味比较刺激都容易导致晕车；最严重的是有人看到汽车就会产生条件反射，看到或想到车就会晕车。

我们发现体液循环有障碍的人，消化功能差，特别是有胃病的人，平时口腔内黏液唾液多，睡觉流哈喇子的人最容易晕车，治疗晕车，一定要调节他的胃肠功能，消除痰饮水湿以后，晕车的发生就会大大减少。预防晕车的话，不要在乘车前饮用汤汤水水，尤其是冷饮，乘车前排便排尿也有助于体液代谢平衡。

以前治疗晕车多通过服用药物，比如镇静止吐药，如乘晕宁、东莨菪碱、安定等，抑制中枢兴奋，缓解消化道痉挛。但这些药物多作用慢，出现口干、嗜睡等副作用，而且疗效不理想，长期使用会伤害人的自我保护系统。

其他民间常用的方法比如乘车前在嘴里嚼一片生姜，或者把大蒜贴肚脐上。姜、蒜性温，能促进胃肠蠕动，有消化痰饮水湿的作用，让人的体液从下排走，不会往上涌，不会影响到平衡，有它的道理。对于已经出现晕车的人，可以强力按压内关穴来抑制恶心和呕吐。

使用中药治疗晕车水饮症，我们经常会用到几个著名的经方，主要的药物成分是茯苓、肉桂、生姜或泽泻，这些药物共同作用，起到温化水湿痰饮的功效。茯苓有显著的利尿作用，生姜善于驱散蓄积停留在胃内的水饮，泽泻是治疗眩晕的特效药，能排出水毒且不伤正气。所以从缓则治本的角度上，还是应该找医生来调理。

噎膈

噎膈是指吞咽食物哽噎不顺，难以下咽，甚至纳而复出的病证。具体来讲，噎，指食物下咽时不顺；膈为格拒，指食物不能下咽到胃，食入即吐。噎可单独出现，也可以是膈的前驱症状。噎膈可见于现代医学所说的食道癌、贲门癌、胃癌等各种消化道癌症。

《黄帝内经》中说："膈塞闭绝，上下不通，则暴忧之病也。"一针见血地指出，吞咽食物出现障碍与情绪情感的突然、剧烈变故有关，具体到噎膈症，直接是忧造成的。中医认为脾主忧思，忧思最容易造成气结，导致上下不通，膈塞闭绝。

后世医家验证了《黄帝内经》的观点，指出饮食、酒色、年龄均与噎膈有关。现代中医总结出饮食不节、嗜酒无度、过量进食肥甘辛香燥热之品，引起胃肠积热、津液耗伤、痰热内结，继而阻塞食道，导致噎膈。现代医学认为，饮食过热、过快，食物过于粗糙，或者常吃发霉的食物，会损伤食道、胃，诱发或导致食道狭窄，形成噎膈。

噎膈的梗塞部位在食管，梗塞出现在进食过程中，一般都表现出进行性加重的特点，严重的会出现饮食不下或食入即吐，多发于老年男性。

另外要注意的是，噎膈和习惯性呕吐不同。习惯性呕吐中医叫作反胃，其症状特点是饮食能顺利吃下去，咽到肚子里，然后吐出来。吐出来心口窝有点涨满，吐完就舒服了。吐出的东西比较多，常常伴有胃疼。噎膈的症状是饮食咽下过程中就梗塞不顺，初起并无呕吐，后期格拒时出现呕吐，饮食不下或吃下去就吐，呕吐与进食时间关系密切，食停食管，并未入胃，吐出量较小，多伴胸膈疼痛。

中医用"润养津血，降火散血"的治疗方法。有个著名的方剂叫作启膈散，适合治疗胃阴不足的萎缩性胃炎和早期食道癌、胃癌。它出自清代著名医家程国彭撰写的《医学心悟》一书，方子用药很普通，有沙参、丹参、茯苓、川贝母等，分量很小，但效果很好，适合吞咽困难的患者慢慢饮用。

最后我要提醒大家，要想预防噎膈，一定要养成良好的饮食习惯，保持愉快的心情。进食不要过快，不要吃过烫、辛辣、变质、发霉的食物，要忌饮烈性酒，多吃新鲜蔬菜、水果等。已经患病的患者，适宜吃些营养丰富的食物，后期可以吃荸荠汁、肉汁、蜂蜜、藕汁、梨汁等流质饮食，树立战胜疾病的信心。

秋分话睡眠

过了秋分以后，人们应该怎么顺应天气的变化，调整自己的作息和睡眠时间呢？

中医学秉承道家顺应自然的哲学思想，提倡人应该根据四季阴阳的变化，调整、调节人的作息规律和身心活动，并总结出了"春生、夏长、秋收、冬藏"的四季调神原则，达到与天地同步、和谐共振也就是所谓的"天人合一"的效果。秋分之后，人们应该改变在夏天养成的晚睡早起的习惯，尽量早睡早起，并且为冬天的早睡晚起打下基础。那么，几点睡觉才算是早睡呢？

在古代，人们是日出而作，日落而息。戌时，也就是晚上 7 点到 9 点被称为黄昏；亥时，也就是晚上 9 点到 11 点被称为"人定"。《孔雀东南飞》里面有这样两句诗："奄奄黄昏后，寂寂人定初。"人定，就是说人应该安定下来，准备睡觉了。古语说"知止曰定"，知道停止才叫定，也就是说，在晚上 9 点以后，人们就应该准备入睡了。在春夏的时候，人可以晚睡，可以在将近 11 点的时候去睡觉，睡得晚一点没关系，那么在秋冬以后，人就应该早一点大概在9点钟就开始准备入睡了。

按照中医学的理论，无论春夏秋冬，人再晚睡也不能超过晚上11点子时。这样第二天醒来，会觉得很清爽、很解乏，也就是说，人的新陈代谢会达到最好的效果。

那有人要问了：如果我不早睡会怎样呢？

大家都知道，为了提高母鸡的产蛋量，饲养者会在鸡舍里面点上大功率的灯泡，彻夜照射，这时候鸡蛋产量增加了，可是对鸡来讲，它的生物钟和作息规律完全被打乱了。和这个道理一样，人们也会因为白昼的增加而出现生理上的紊乱。在现代社会特别是都市生活，灯火通明，火树银花造就了不夜天，其实就是人为延长了白昼，使人们过上了极不自然的生活，造就了很多亚健康和不健康的身心状态。据我临床观察，现代出现的女孩子性早熟和中年妇女早衰其中一个重要原因就是睡眠不足。有很多"白骨精"，也就是所谓的白领、骨干、精英，这些女性往往在40岁前后就出现月经紊乱，提前闭经和绝经的现象。按自然状态，女性应该在虚岁49岁的时候正常闭经。正是由于这些人经常加班加点，点灯熬油，呕心沥血，透支了自己的潜能，人为地延长了光照的时间，导致她们缺乏有效、足够的睡眠，以至于身体出现了阴血不足。很多男性点灯熬油的生活习惯，导致他们过早出现了脱发，很多人早早就谢顶了。有的人说是聪明的脑袋不长毛，其实是熬夜的脑袋不长毛。

那么，如果不早睡，但是睡了足够多的时间可以吗？其实这是典型的一厢情愿的想法。大家都知道，播种庄稼要赶农时，如果你耽误了农时，就算足足让庄稼长够了时间，到最后也没有收成。人身也是个小天地，它有自己的变化规律，而且这种变化规律不会以你的意志为转移，这种变化规律是与天地自然同步的。人的新陈代谢，产生新的气血，排泄痰浊瘀血，都跟庄稼一样，都需要应时而动。我们都知道，头天晚上吃了饭，第二天早晨会饿，这说明晚上睡着的时候胃肠把它消化了。有些人头天晚上喝了水，第二天早上起来会去上厕所小便，这也说明身体会把水转化成津液，把废水转化成废液排出去。如果没有得到很好休息的话，这种新陈代谢就不会同步完成，所以很多人睡着以后这些工作都没有做，早晨起来打个嗝儿还能闻到昨天饭的味道，因为他的胃没有蠕动；很多人半夜不停起来去小便、起夜，说明他的肾脏对水液代谢的功能没有充分地发挥起来。所以呢，尽管你睡足了时间，醒来之后依然是浑浑噩噩、无精打采，说明你新的气血都没有产生出来。

中医对失眠有一个诊断叫作"胃不和则卧不安"。意思就是如果胃的功能出现障碍，就会影响到睡眠。老百姓有句俗话说"不能吃压炕头饭"，也就是说不能晚上临睡前吃得太多、吃得太饱。

如果这样做的话会出现什么症状呢？我们看一下，小孩子如果晚上吃得过饱的话，或者本身就有食积，他表现出来的，不是到晚上八九点钟就开始困、倦、打蔫儿、想睡觉，而是越到晚上越兴奋，有些小孩不是哭就是闹，反正就是不睡；还有的小孩勉强被大人哄着了，他会趴着睡，因为什么呢？他肚子不舒服。有的人会在梦中、在床上折腾翻滚，睡觉时候头冲西，醒来时候头冲北，把床单、枕头弄得一塌糊涂。其实这些都表现出他胃肠功能出现紊乱，不消食、不化食。这些孩子还有一个特点就是平常手心发烫，经常会出现口臭，或者动不动嗓子就红了、发炎了，而且这些晚上睡不好觉的孩子，白天还容易出现多动的现象，精神不集中，情绪波动起伏特别大。

对于成年人来讲，不少人晚上免不了应酬、有宴请，除了大吃大喝、大鱼大肉之外，还会喝酒，这些人晚上睡觉一般表现出来痰涎很重，有人一歪倒在枕头上，流的口水会把枕头弄湿了；有些人会打鼾，甚至会出现呼吸心跳暂停的现象。往往是鼾声如雷吵得别人一夜睡不着，可是第二天早晨起来他还挺委屈，说自个儿一晚上没睡着。其实呢这就是我们讲的痰涎阻塞气道，甚至阻塞了心窍，干扰了神明。这些人与其说是睡着了，不如说是昏过去了，他们的睡眠质量会很差。

对小孩子来说，出现这种食积、胃不和导致的失眠，家长可以到中药店去买 30 克炒的莱菔子，记住一定不要买生的，要买炒的。回来以后，把这 30 克莱菔子用水煮上 20 分钟到 30 分钟，然后滤出来大概 100～150 毫升药液，加点儿红糖，味道是偏辣一点、甜一点，口感不错，小孩子都能接受。这个莱菔子就是老百姓说的萝卜籽，这个萝卜籽有非常好的消食、化积、化痰的作用。大家都知道有句俗话说"鱼生火，肉生痰，萝卜青菜保平安"，用萝卜籽就能把我们吃的过于油腻、难以消化的食物消化掉。

秋　毫

入秋以后，飞禽走兽身上都会新生出纤细的绒毛，随着天气逐渐变冷，这些绒毛也逐渐长粗变长，焕然一新，覆盖全身，以利于御寒保暖，顺利过冬，这是自然造化规律。古人观察到了这一现象，并且把初生的细微的纤毛称为秋毫，比喻细微的事物。我们熟知的明察秋毫、秋毫无犯、秋毫之末等成语都来源于此。

人和动物一样，春夏腠理开泄，阳气蒸腾，大多脱发脱毛。秋天阳气收敛，腠理闭合，慢慢也会长出新的体毛和头发。

不要小瞧头发，它可是人体精血是否充盈的直接表现。有味中药叫作"血余炭"，有非常好的止血功效。血余是什么呢？就是人的头发，血余炭就是用人的头发烧灰、炭化以后制成的。中医理论认为"发为血之余"，也就是说人的精血有了富余，才会有头发，所以说头发是观测人体精血是否充盈的标志。

健康人的头发充盈、比较有光泽；相反，如果出现脱发就说明身体出现了问题。比如有的妇女产后大出血，出现脱发、闭经和性腺萎缩，现代医学称为席汉综合征；还有肿瘤病人在接受化疗期间，由于药物的副作用伤害人的造血功能，内部的白细胞、红细胞数目急剧下降，外在表现就是严重的脱发。

还有的人，由于饮食不节，摄入油腻太多，加上消化分解油脂的功能衰退，导致血脂过高，甚至出现脂肪肝。体检抽血的时候，抽一管子血，有半管子是油，似乎血液很足，但是质量很差。这些人同样属于精血不足，也会出现脱发，现代医学称为脂溢性脱发，就是头发稀疏，但根根冒油的那种。

除了这些情况，喜欢熬夜的人，实际上就是在透支自己的精血，外在表现也是谢顶、脱发。还有因为一时的精神紧张和刺激，出现局部的、散在的如硬币大小的脱发，俗称斑秃或鬼剃头。

中医治疗过早过快脱发的原则，就是"补益精血"四个字。

所谓补，就是补漏洞、补缺口，不让人再流失宝贵的精血。中医常用的补药，一般都是酸敛、收涩、黏腻的药物，比如龙骨、白果、杜仲、山药、莲子、山茱萸、侧柏叶等，用来治疗那些漏汗、漏血、漏精、漏尿、腹泻、呕吐的情况。

在补住漏洞以后，再用益法，中医食疗理论有"五谷为养，五畜为益"的说法，因为五谷之精最容易被人消化吸收，化生成为人的精血。在这个基础上，再用"血肉有情之品"如胶类中药阿胶、鹿角胶、龟甲胶、黄明胶等锦上添花。

出现斑秃的人不要因此火上浇油弄得自己更加紧张，去中医院的针灸科让大夫用梅花针叩击患处，同时坚持早睡养神，用不了几周就能长出新发。也可以到药店买点侧柏叶，泡在白酒里面，每天用酒涂抹患处，也能长出新发。

以上都是治疗的方法，当然了，大家最好不要等到出现问题才用这些被动的方法去应对。普通人在入秋以后，应该有意识地减少咸和辛辣的食物，适当增加酸味食物。

梳　头

中国人对头发的养护一直很重视，有"身体发肤，受之父母，不可轻弃"的说法。上至皇亲国戚，下到大家闺秀、小家碧玉，都有早上起来梳洗打扮的习惯。这个梳就是梳头，洗是洗脸洗手而不是洗头。

慈禧太后每天凌晨四五点就要起床，用热水泡手洗脸以后便坐到梳妆台前，由专人给梳头。慈禧太后 40 岁之后，头发就已脱落很多，所以平时最忌讳掉头发，给她梳头的太监都战战兢兢，万一真有头发掉了下来，也得悄悄用手拈住，迅速收起来，绝对不能让太后本人知道，否则就有杀身之祸。后来给慈禧梳头的太监李莲英下工夫到花街柳巷学习了一套梳头、养发、护发、发型设计的技巧，除了每次给她梳头时，格外小心，不梳掉一根头发以外，还促进新发生长。在他的精心养护、梳理下，慈禧面目一新，李莲英后来得宠，就源于此。

中医提倡顺应四季的养生保健哲学，而秋天正是人们借助天时地利养护头发的最好时机。中国人养护头发的技巧一句话就是"多梳少洗"。道理何在呢？我们每个人都有纯毛或真丝的衣服，大家都知道这类衣服最忌讳水洗，只能干洗。一过水以后，纤维和经纬就被破坏，衣服就会缩水变形。人的头发难道不是纯毛的吗？中医说发为血之余，现代科学说头发是蛋白质，老用水洗的结果就是破坏头发表层的油脂和保护膜，使头发变得干燥、开裂、分叉，再加上高温整烫、化学药水染色等摧残，头发变得越来越少，越来越难看。所以一定要爱护头发，多梳少洗。

梳头的好处有这么几点：第一，促进头皮的气血流动，如同农民种地耪地、松土一样，使得毛囊的气血供应充足，促进头发的生长。第二，把皮肤毛囊分泌的油脂均匀地涂抹在每根头发上，从发根到末梢，全部得到滋润。第三，早晨或者是白天梳头，除了对头发好，还能提高智力、促进思考。千万不要在晚上梳头，那会让人兴奋失眠，或者做怪梦乱梦，得不偿失。第四，梳头还可以梳理心情、心性。头发是血之余，心主血脉，心藏神。所以头发是有灵性的，与人的心情息息相关。人有一头乱发的时候，心情也是紊乱的。头发纠缠不清、盘根错节，也是人愁肠百结、心有千千结的时候。所以梳头的时候，其实也是在梳理心情，把乱发理顺，把纠结解开以后，人的心情也会大变。

虽然梳头的好处多多，但是现代人生活压力过大，节奏过快，根本没有时间和心情关爱自己，更谈不上关爱自己的头发。每天早上起来，别说梳洗，早饭都顾不上吃就冲出去，顶着一头乱发赶到办公室，开始一天的忙碌，这其实也是乱忙。

梳头之所以不太受重视，除了没时间以外，还有一个原因就是很多人担心梳头不如洗头干净。其实，古人早就意识到并解决了这个问题，他们用的梳子叫作篦梳，这种梳子的齿很细、间距很短。现在也有卖，可以买来用。用这个梳头，头发上的很多油腻和灰尘，都会挂在篦梳上，这样头发也干净了，养发护发的目的也达到了。每次梳完头以后，这个篦梳不要洗，因为上面的油脂对头发有好处，那上面的脏东西该怎么去除呢？您可以用个牙刷，把这些脏东西刷下来。

洗　头

我们提倡多梳少洗，但是不能不洗，下面就说说洗头的学问。

洗头发要避免水温过高，因为这样最容易造成脱发。你看杀猪宰鸡的时候，为了褪毛方便，人们就用滚烫的水，所以洗头发最好用温水。为了清洗头发上的灰尘、油腻，需要用一些碱性的洗液，特别是头发出油，一天不洗就打绺的人。不过普通人最好避免用碱性大的洗液，因为那样会烧坏头发。中医讲发为血余，属于阴性，而碱性属热，不合时宜。

碱性的对立面是酸性，就说明酸性物质最适合养发护发，我们吃的山药、莲子、何首乌、侧柏叶等药物和食物都是酸性。而用酸性物质洗头护发也是中华民族几千年的传统，在我的老家山西，就有用醋和面洗头的风俗。在云南少数民族比如傣族也有用淘米水发酵变酸以后护发洗头的风俗。

用醋和面洗头的具体做法是这样的，每月抽出一天的时间，用醋洗发。我们一般选用山西太原宁化府的普通食用醋，实在没有也可以用普通米醋，但是千万不能用白醋。再准备半碗白面，用醋把面调成稀糊糊状。把头发用温水先洗一遍，然后把头发分成若干细绺，把调好的醋糊糊均匀地搓在每根头发上，等到全部涂抹搓揉完毕，再用温水把头发搓洗干净，可能需要反复冲洗多次才能完全干净。洗干净以后用干毛巾把水蘸干，切忌用电吹风，也不要带着湿头发睡觉，那样容易生病。

第二天早晨起来以后，记住最后一道工序，就是用篦梳，轻柔地从头皮把头发梳理一遍，使得毛囊皮脂分泌的油脂均匀地涂抹在头发上。洗了不梳等于白洗。但是不要在睡觉前梳头，那样容易失眠。

大家观察一下水禽，比如鸭子、天鹅，它们有个习惯就是不停地用坚硬的喙梳理自己的羽毛。鸭的尾脂腺发达，能分泌含有脂肪、卵磷脂、高级醇的油脂，鸭在梳理羽毛时常用喙压迫尾脂腺，挤出油脂，再用喙将其均匀地涂抹在全身的羽毛上，有效地起到隔水防潮、御寒的作用。不生活在水中的动物，就没有这个功能和本事，只能少沾水，否则就会变成狼狈的落水狗、落汤鸡。

再来说说傣族民间保养头发的一个验方，那就是用发酵变酸之后的淘米水洗头发，用的是糯米的淘米水。其实用淘米水洗东西大家并不陌生，很多人都试过用淘米水洗碗洗肉什么的，又干净又环保，而且还去油污，这是因为淘米水中有很多的小颗粒，而这些小颗粒能够吸附脏东西。除了能去污，长期使用淘米水洗头发还有一个好处，大家可能不太清楚，那就是头发不容易变白。淘米水有这么多好处，可能还有人会问了，为什么一定要用糯米的淘米水，而且为什么一定要发酵变酸呢？这是因为傣家人非常喜欢吃糯米，而且在中国的南方米里面，糯米的滋补黏性比大米强得多，不过，在北方生活的人，您用大米来做淘米水也是可以的。大米色白味酸入肺，肺主皮毛，能够促进毛发生长。光用简单的淘米水还不行，还有一个非常关键的步骤就是发酵，一定要让它发酵变酸，因为发酵变酸以后洗头发的淘米水就呈弱酸性了，而这弱酸性的淘米水对头发是具有保护作用的。

秋　风

我们都熟悉雷锋同志的一段话：对待同志要像春天般的温暖，对待工作要像夏天一样火热，对待个人主义要像秋风扫落叶一样，对待敌人要像严冬一样残酷无情。的确，虽然是差不多的温度和速度，秋风和春风给人的感觉是大不一样的。春风拂面、吹面不寒；秋风则带着一股肃杀和凄凉。

在夏天暑湿的时候，很少有风，人们感觉闷热、出汗。其实这是符合自然的，因为这时候人的腠理开泄，汗孔开放，如果有风的话，很容易侵袭到人体内部。

健康的人在入秋以后，阳气开始内敛，腠理毛孔闭合，就不再那么容易出汗、泄气。而肺气不足或不善于收敛的人，秋风一起，就很容易受风、感冒，出现一系列问题。比如最常见的就是人在秋冬容易感冒，有的是不易痊愈，有的是反复发作，往往是大家没病他先病，大家好了他还没好。成语"弱不禁风"形容的就是这种人体失去屏障保护的人。

中药方剂里面有个很著名的方子，叫作玉屏风散，专门治疗这种正气不足、体虚自汗、动辄感冒的人。玉屏风散里面有温补后天之气的炙黄芪，辛温祛风散邪的防风，还有健脾益气的炒白术。把这几味药磨成粗末煎服或者直接吞服，还可以煮汤熏蒸，通过呼吸吐纳来达到治疗效果。

在人体表面，有两道容易受风的地方，人体也相应有保护自身的天然防线。下面来说说人体的第一道防线。

人的第一道容易受风的地方在脑袋和脖子的结合部。我们说关节结合的地方气血流动不畅或不足，抵抗力就差，《黄帝内经》讲："邪之所凑，其气必虚。"老百姓说"苍蝇不叮没缝的蛋"，"黄鼠狼专咬病鸭子"，都是一个道理。这个部位抵抗力差，容易受风。

这道防线第一个穴位叫风府，位于最中间的枕外隆凸直下，两侧斜方肌之间凹陷处。风府如果受风会直接入脑，表现为剧烈的头痛、身痛、骨节痛，甚至伴有癫痫等抽搐、惊厥、昏迷症状。

第二个穴位叫风池，在风府两侧，胸锁乳突肌与斜方肌上端之间的凹陷处。风池受风以后会表现为偏头痛、恶寒、发热、颈肩背痛、鼻塞、耳鸣等症状。

第三个穴位叫翳风，在耳垂后，当乳突与下颌骨之间凹陷处。翳是屏风的意思，这里轻易不会受风，但是一旦中邪，会表现为面瘫、眼睑跳动、流口水、眼睛不能闭合、耳鸣、耳聋等症状。

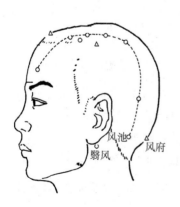

针刺风府、风池、翳风可治疗受风所致的这些疾病。

这些部位容易受风，平时就要特别注意防范。入秋以后我们一定不要再贪凉、门户大开、迎风睡觉。《黄帝内经》有句著名的话叫作"虚邪贼风，避之有时"。所谓虚邪就是肉眼看不到的邪气，繁体字的风里面有个虫字，古人虽然没有发明显微镜，但是可以通过抽象思维体会到，貌似无色无味透明洁净的风中，有戕害人体的微生物存在，所以要避风。而贼风就是乘人熟睡安寐防卫最弱的时候偷偷摸摸侵入人体的风，特别是小孩子消化不良、有蹬被子习惯的更要注意。

另外，到了深秋甚至入冬以后，我们可以不戴帽子、缓加衣服，但是一定要戴一副围脖，不光是为了潇洒帅气，更重要的是有意识地保护好人体的第一道防风线。

秋天人的腠理毛孔闭合，有的朋友对此不大理解，下面解释一下这个概念。其实我举个例子大家就明白了。人突然走进一个冷的地方，就会起鸡皮疙瘩，鸡皮疙瘩就是汗孔收缩形成的小米粒状颗粒。健康的人在入秋天冷以后，本能地会收紧皮肤，而气虚、卫气不足的人，反应迟缓或干脆没反应，门户大开，任风寒、风湿、风燥等邪气长驱直入。风邪属于中医外界的六种致病因素的头一号，是六淫之首，中医称为"百病之长"，外面的邪气寒湿暑燥火，没有风先来敲开人体的门都进不来。如果你先把这个风挡在身体外面，那么其他的问题也就不会滋扰你。

如果一不留神没挡住，风侵入到了体内，它最主要的表现就是善行数变，意思就是它会在身体里跑动、流动，人会觉得身上有气串着疼，或者是身上有游走性的疼痛。特别是小孩子，受风寒、风热、感冒影响，症状开始很平稳，突然高烧，最后惊厥，最后抽风、惊恐，变化得很快。如果身体受风以后，这个风随处乱窜，先在皮肤腠理间，然后到血脉，然后到脏腑都会走。外面再有风吹草动，同气相求，和谐共振，就发起来了。这就叫里应外合，所以很多人受了风湿风寒以后，可以预报天气。你比如说下雨膝盖疼，为什么啊？里面有风湿，跟外面的风湿呼应了。

受风的人还有一个特点，就是不停漏气，不停出汗，有气没力，干什么也没精神，然后往那儿一坐身体就吱吱地冒汗。

前面说了人体防风的第一道防线，在脑袋和脖子的结合部，它是在人的上半身。阴寒的东西一般从脚往上侵犯，这个阳性的风都是从上面来的。经常说受风了，头痛，头重如裹，眼皮跳，或者嘴歪眼斜，所以很多关于风的穴位都在身体上面，不在下面。

下面我们说说这第二道防线，它也在人的上半身。就在后背肩胛骨内侧和上边有两个穴位：一个是风门，一个是秉风。风门是膀胱经的第 12 个穴，而秉风是小肠经的第 13 个穴，它们基本上在一条线上。

先来说说风门。它在第二胸椎棘突下旁开 1.5 寸。什么叫风门？风进入你的胸腔就是从这儿进去的。前面我们说风府是进入头颅，而这个呢就是进入胸腔。所以它表现出来的症状一个就是咳，不住气的咳，这种一看就是受风了，着凉了。第二个就是痒。肺主皮毛，风就开始走窜，一会儿这儿，一会儿那儿，一挠起一片疹子，起一片疙瘩。荨麻疹，中医叫鬼风疙瘩，来无影，去无踪。不知道什么时候就冒出来了，冒一片，痒得不行，然后就过上一阵又烟消云散没了。这就是我们说的风善行数变。

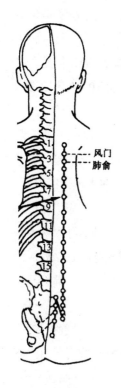

还有一个表现是在眼睛、鼻腔黏膜上，眼睛痒，痒得不行。鼻子痒，不停地打喷嚏。现代医学认为这是典型的过敏，秋季草木枯黄引起的花粉症。吃抗过敏的药管用，但是副作用就是打瞌睡，吃完抗过敏药再上高速公路一开车，容易出车祸。针灸的方法治疗过敏，起效很快，没有任何毒副作用，能够让你很快消除刺痒的症状。针灸扎哪儿呢，风是从风门进去的，既然你从这儿进来的，我还让你从这儿出去吧。我们就是用针刺的方法来刺激风门，达到祛风散邪的目的。

再来说说这道防线的第二个穴位——秉风。秉风的秉是个象形文字，收了谷子了，拿手一抓，这叫秉，执掌、抓住的意思。就是我把这个风给抓住。风在哪儿啊？善行而数变，你怎么抓它啊？刺激秉风穴就能抓住风。看一下它的定位啊，它是在肩胛骨，肩胛骨上面有一个横的突起叫肩胛冈，它在肩胛冈的上缘的中间，平第二胸椎棘突下，就是跟那个风门穴是一条线。

说来说去，我们防风的第二道

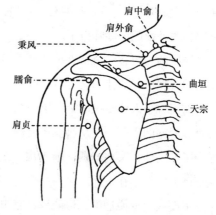

防线，离不开肩胛骨。可见肩胛骨对我们胸腔的屏蔽和保护作用。健康人的肩胛骨厚实、严密覆盖后背。不健康的人肩胛骨薄脆，最不好的是很多人肩胛骨是翘起来的，脊柱陷下去，两片肩胛骨对着翘起来。还有很多女孩子以此为美，认为是种骨感美。其实你观察一下，肩胛骨翘起来的人，都存在挺胸过度或者鸡胸的问题。我们平时接受教育要挺胸抬头，而练习太极拳和形意拳的站桩功夫的时候，老师却让你含胸拔背。两者截然不同，但是各有所用，当需要我们奉献自己挺身而出的时候，当然挺胸抬头好，而养生健身涵养正气的时候，还是谦恭一些，含胸拔背。这样能养护心神，还能屏蔽外邪。

秋　燥

入秋特别是出伏以后，人们会觉得秋高气爽，这是因为到了秋天，太阳渐渐离我们远去，暑气渐消，白天光照逐渐减少，昼夜的温差逐渐变大，原来弥散在空气中的水蒸气逐渐凝结成露水降下，空气中的湿度明显减少了。再加上秋风一起，秋风横扫落叶的同时也会带走很多水分，加速了空气中湿度的下降，所以人们会觉得很干爽，有天高云淡、秋高气爽的感觉。

但是如果爽过头的话也会出现新的问题，那就是干燥，俗话说的秋燥。不要小瞧这个秋燥，空气中湿度过低的时候，人体也会出现一些不适的症状和疾病。

秋燥会使人体感觉不适，出现咽干舌燥、口唇干裂，甚至有咽痒、干咳的症状；有的人会觉得眼睛干燥、鼻子发痒、喷嚏连连；而皮肤也会因为秋燥而出现瘙痒、皮肤划痕的现象；很多人的毛发也会出现干燥、分叉、脱落。

那么，怎样才能缓解秋燥呢？

可能大家会觉得，干燥不就是缺水吗？那我们多喝水不就得了？其实不然。很多干燥的人也不少喝水，但是他们喝进去的水不是马上尿出去了就是停留在胃肠里面咣当咣当作响，这些人喝完了还觉得干燥，就是渴了欲饮水但是饮水不解渴。

原因是什么呢？原因就在于水是水，人的体液是体液，二者不是一码事。也就是说，水必须经过人的消化转化成体液才能解干燥、解渴。大家都听说过生津止渴，也就是说，当水转化成我们的津液的时候，人的渴和干燥才能得到化解。如何把水转化成人的体液呢？这就需要人的"消"和"化"两个过程，而这两个过程分别是由胃和小肠来完成。中医理论认为，消水的功能主要由胃来完成，也就是说，当人们喝了冰镇饮料，吃了冰块、冰激凌之后，需要胃来把它加热，起码加热到与人的体温相同，然后经过胃的蠕动和消磨，使它变成与人体体温相同的水；小肠再负责把这些水转化成人体津液。中医称之为"泌别清浊"。

所以，要想让喝进肚子里的水尽快变成人体内的津液，就要想办法替胃肠减轻负担，因此越渴越要喝热水。

天地自然是公平的，秋天干燥，可是秋天盛产水果，水果或者果汁更容易转化成我们的体液，比单纯饮水效果要好得多。所以我们建议大家可以吃梨、喝梨汁、服用秋梨膏来治疗秋燥。如果本身胃肠比较虚寒吃不了瓜果，可以把梨蒸熟或者熬汤来食用。我有很多胃病的病人，他们想吃水果，但是生吃又不舒服，我就建议他们用微波炉加热以后再吃。

另外，我给大家介绍一道著名的饮料，也就是酸梅汤的做法。

具体的做法是这样的：到中药店去买乌梅120克，同时要买一个中药叫代代花30克，还有桂花10克。我们先把2升水煮开了，这时候把洗净的乌梅直接放入沸水中，煮开，然后把火关到中火或者是微火，煮上1个小时。当水熬到剩下1升的时候，把乌梅捞出来，放入代代花和桂花，再煮上三五分钟，香气出来时，再加入点冰糖。这时候关火，把这个汤冷却以后适量饮用。我建议大家不要把它冰镇了以后喝，常温饮用有利于缓解你的干燥症状，而且不伤害你的胃。

酸梅汤不仅酸甜可口，还可以治疗秋天的干燥。很多人以为酸梅汤是夏天喝的，其实不然，秋天是拈酸吃醋的季节，酸梅汤最能生津止渴。别说喝了，咱们听听酸梅这两个字就立马满口津液。

秋 膘

立秋那天，老北京有"贴秋膘"的习俗，说白了就是立秋那天要吃烙饼卷肉。按老规矩，这烙饼卷肉一般都选酱肘子、五香肚、猪头肉，当然也少不了烤肉、涮肉等，像北京西四砂锅居的砂锅白肉就是一道有利于消化吸收的滋补佳品。

大家都知道立秋那天要"贴秋膘"，其实，整个秋天都需要"贴秋膘"，这可是有科学道理的。立秋以后，人们要增加皮下脂肪的含量，为冬天御寒做准备；同时，由于春夏属于生发消耗人体储存的营养物质和能量的季节，特别是夏天，皮肤开泄、大汗淋漓，人们晚睡早起，消耗更大，所以需要在入秋以后滋补增益。

单从饮食上来看，人们在秋天的胃口也更好一点。夏天天气炎热，湿气蒸腾，人的阳气也散布于体表，出汗散热。相对胃肠的阳气就显得不足，人的胃口变得很差，有的人还会因为贪食生冷、海鲜等不容易消化的食物，出现呕吐、腹泻等胃肠道疾病。老百姓习惯把这种现象称为苦夏或者疰夏。

入秋以后，太阳渐渐远离我们，人的阳气也逐渐收缩、回归到肠胃，腠理和汗孔也渐渐收敛闭合，这时候人就渐渐有了食欲，胃口渐开，开始想吃一点油腻的肉食了。

说了这么久"贴秋膘"，这个"膘"到底是什么？我们说动物膘肥体壮，但是不能用来说人。膘相当于人体的什么呢？一个字，肤，皮肤的肤、肌肤的肤。先来纠正一个常被人混淆的观念：我们经常说皮肤、皮肤，可是，皮和肤只是近义词，并不能完全等同。例如人们常说的肤浅、切肤之痛、体无完肤，这个肤说的就是表皮的意思；而"肌肤之亲"表达的就是比表皮的接触更深的关系，所以不能因为皮肤经常连用就说肤和皮是一个意思。孟子有句著名的论述："天将降大任于斯人也，必先苦其心志，劳其筋骨，饿其体肤。"为什么说饿其体肤呢？就是因为能被饿瘦的只有皮下脂肪和肌肉，而皮是不会饿没的，最多也就是皮包骨头。

皮只是薄薄的一层，而肤就不同了，营养充足，三焦功能正常，脂肪堆积多，肤就厚；反之就薄，甚至会没有肤的存在。我的一个患者为了减肥节食，每天不吃主食，光喝水、吃黄瓜，导致后来虚脱昏迷，落下了很多毛病，消化不良、心动过缓、腹寒腹痛，即便是在夏天也裹着505元气袋，不然就腹泻。她的皮就很松，皮下没有脂肪，一捏就能提起来。我经常给学生举她的例子，这就是典型的有皮无肤。

《诗经》有句话形容美女"肤如凝脂"；白居易也有赞美杨贵妃的诗句"春寒赐浴华清宫，温泉水滑洗凝脂"。凝脂就是凝固的白色脂肪，形容女子的皮下脂肪充盈、润泽，吹弹得破。体会不了凝脂意思的人，可以炼点儿猪油，待凝固以后看看，体会一下那种白皙、细腻、光泽。如果皮下无肤的话，那就是美人迟暮变成鸡皮鹤发，皱纹丛生了。现代人用丰乳肥臀描写性感体态，描述的就是健康的皮、肤、脂、肉都很充盈的身体。

所以，这"贴秋膘"就是让你贴皮下的脂肪，使身体充盈、健康。

不过，现代社会不少人以瘦为美，她不想再贴脂肪了，可是我们说，人要是想健康长寿的话，就应该顺应自然，巧妙地利用天时地利。从减肥和增肥的角度来讲，春夏才是减肥的季节，而秋冬则是滋补、增肥的好时候。如果是皮下脂肪过多、想减肥的话，除了少吃油腻以外，还要驱除体内的阴寒。

《伤寒论》中提到一个滋阴润燥的方子——猪肤汤。如果仅仅根据字面理解，找块猪皮就得了，其实应该是要带脂肪的猪皮。猪油也叫大油，滋阴的效果非常好。皮肤干燥、毛发焦枯的人也可以尝试吃猪油拌饭。

登 高

道家和中医用阴阳学说认识自然，万事万物皆可分为阴阳相对的两种属性。白天为阳，夜晚为阴。春夏为阳，秋冬为阴。高山为阳，深谷为阴。人清醒活动为阳，沉睡安静为阴。按照顺应自然、天人合一的哲学，养生的真谛是调和阴阳，达到人与自然的和谐统一。

就数字而言，阴阳学说认为奇数 1、3、5、7、9 属阳，偶数 2、4、6、8、0 属阴。为什么这么分呢？一方面源于古代生殖崇拜，1 是男性的符号，0 是女性的符号。另一方面，当我们把奇数摆出来的时候，会形成箭头、三角、五角等尖锐攻击的样子，这符合阳性的特点。而把偶数摆出来的话，就会形成防线、方阵、四平八稳等形状，符合阴性沉稳坚守的特点。古人讲天圆地方，也是基于同样的道理。大家看看天坛的建筑样式和台阶的数目，都是圆形和奇数，而地坛的建筑样式和台阶数目都是方形和偶数。

在阳性奇数 1、3、5、7、9 里面，9 是最大数，是阳的极点，往往代表最高点。所以在古代只有皇帝和君王才能使用这个数字。大家不妨数数天安门正中大门上的门钉，都是横九竖九一共 81 颗，代表至高无上的皇权极权。普通王爷和太子公主府第的门钉只能是选择 7 或 5 颗，否则就是违规越制，会招来杀身之祸。

中国人用阳历二十四节气指导农耕工作，阴历也就是所谓的农历指导生活。阴历是根据月亮的阴晴圆缺制定的。每月的三十是最阴暗的时候，初一阳气萌动，十五月亮最圆，所以一般每月的初一、十五都是集市和节日，因为我们身体的阳气也随之萌动、饱满。

每年的一、三、五、七、九月属于阳性月份，与之对应的阳数日子，在中国都是很大的节日。比如正月初一，不用说这是春节，是最大的节日。三月初三,是春光明媚、大地回春的时候,是很多少数民族的重大节日。五月初五,俗称端午节,是插芳香的艾蒿、菖蒲,喝雄黄酒鼓舞阳气,驱避阴寒湿毒的日子。七月初七是牛郎织女欢聚、少女乞巧的节日,技巧女红也是阳气的外在表现。九月初九是最大的阳数重合的日子,所以就叫作重阳节。在这一天人应当顺应阳气,登高望远。俗话说人往高处走,因为过了重阳天气渐凉,人也该收敛闭藏,躲起来猫冬了。

重阳节之所以被定为敬老节,也和九字有关。九的发音同久,含有长久、绵延不绝的意思。九九重叠,寓意更深。按照旧时习俗,一般祝福老人健康长寿,都是说"祝您活到九十九"而不是说祝您长命百岁。因为百岁有到头的意思,比如我们忌讳说人死了,常用百年以后来替代。而九十九则有没有止境、万寿无疆的意思。老百姓常说"饭后百步走,活到九十九"也是这个道理。

尊老、敬老是中华民族的传统,老吾老以及人之老,也是很多仁人志士为之奋斗的社会目标。能否善待老人也是衡量一个人和一个社会文明、进步的标志。因为善待老人并不是动物本能,而是需要后天的教化,需要克服人性中自私、狭隘等弱点。可以说中国人的教育就是从善待老人开始的,大家看看教育的"教"字,就是一个孝加上一个文化的文。而孝字,就是老人的老的上半部分,加上孩子的子。会意来讲就是孩子把老人顶在头上,奉养在上面。

我们知道重阳节有登高的习俗,出游、去登高爬山。但是我要提醒大家,并不是每个人都适合爬山,老年人尤其如此。其实不只是重阳节,平时我们就看到很多老年人在离退休以后养成了爬山的习惯,每天起得很早,来到山脚下,一边喊山,一边爬山,有的还背着几个塑料桶,到山上接山泉水,再满载而归背下来。天天如此,风雨无阻,乐此不疲。很多人没有自知之明,不了解自己的身体素质,喜欢盲目跟风,看着这么多人爬山,就以为爬山对自己也好,也去爬山。结果不仅没有达到强身健体的目的,反而造成了运动性的损伤,甚至伤身殒命。

一般来说,导致爬山者突然死亡的原因有两种:一种是心肌梗死,另一种是肺栓塞。体质不好的老年人以及心脑血管疾病患者不宜爬山,因为老年人体内各个器官功能都在衰退,而且他们大都不同程度患有一些慢性疾病。慢性病患者即使爬山也要慢走,不要强求登到山顶。爬山是一项耗氧量很大的运动,准备爬山的老人,一定要先进行一些强度不太大的运动,有个适应的过程。

爬山虽然是一种很好的锻炼方式,但是却不利于保护膝关节。因为上山时，膝关节负重基本上就是自身体重；而下山时，除了自身体重以外，还要负担下冲的力量，会加大对膝关节的磨损。我们建议老年人爬山的时候上山可以步行，如果有缆车最好坐缆车下山。此外，老年人精血不足，这表现为津液的匮乏，特别是关节腔内的关节液缺失，这样缺乏润滑的剧烈运动会很快造成关节面的磨损，加重骨关节病的病情，所以无论是上山还是下山，最好不走台阶而走缓坡，这样有利于保护关节、肌腱和韧带。

有些膝关节长有骨刺的老年朋友认为，通过加大运动量可以"磨"掉骨刺，这完全是异想天开。因为骨刺本身就是因为身体负荷过重，骨骼缺乏支撑以后才生长出来的，运动量越大，骨刺对周围组织的刺激也就越大。有些老年人活动膝关节时会发出"叭叭"的响声，这是关节肌腱滑动时发出的响声，是膝关节老化的信号。这些人更应该减少剧烈运动，及时到医院就诊。

按照中医的养生理论，人在不同的年龄段应该采用不同的运动方式。想要健康长寿，就要顺应自然，做些符合这个年龄段的运动，否则只能加速自己身心的衰亡。自然规律是什么样的呢？一般来说，10岁时小孩喜欢小跑；20岁的青少年血气强盛，能够快跑；30岁以后，"五脏大定"，喜好大步走；40岁时，五脏六腑十二经脉都开始衰落了，这时皮肤开始疏松，脸面的光泽开始减退，头发也开始斑白，就变得"好坐"，不喜欢走动了；50岁时，肝气开始衰落，胆汁的分泌也就慢慢地减少，肝开窍于目，因而眼睛发花，开始看不清楚；60岁时，心气不足了，心里开始经常担忧、悲伤，血气也开始松懈、外散，所以人就"好卧"了；70岁时，脾气开始虚弱，肌肉枯萎；80岁时，肺气开始衰落，魄开始离散，所以80岁的人就会经常说错话。

可能有人认为胸痛是猝死前最主要的症状，这种观点是错误的，实际上，疲劳和呼吸困难常常是猝死前最常见的先驱症状。另外，如果您对号入座，自己就是不适合登山的，那么重阳节建议您做一些其他运动，譬如游泳、骑车等。

茱 萸

每到重阳节，我们就会想起唐代大诗人王维那首著名的诗《九月九日忆山东兄弟》："独在异乡为异客，每逢佳节倍思亲。遥知兄弟登高处，遍插茱萸少一人。"

为什么要插茱萸呢？因为每年的重阳节都是秋高气爽的时候，也正是茱萸成熟之时，而古人认为，茱萸能够祛病驱邪，所以就在这一天头插茱萸枝，或者在胳膊上佩戴茱萸囊，登高游兴。据记载，汉高祖刘邦的宠妃戚夫人就在每年九月九日头插茱萸、饮菊花酒、食蓬饵、出游欢宴。晋朝的周处也在《风土记》中说："九月九日折茱萸以插头上，辟除恶气而御初寒。"所以吴茱萸有个雅号叫作"辟邪翁"。

关于茱萸的来历，还有一个传说。说是东汉时，汝南县有一个叫桓景的人，他的父母在一场大瘟疫中病死了。桓景小时候就听大人们说："汝河里住着一个瘟魔，每年都要出来祸害人间。"于是，桓景决心访师学本领，战胜瘟魔为民除害。听说东南山中住着一个名叫费长房的大仙，他就收拾行装，进山拜师学艺。转眼又是一年，有一天，费长房走到桓景跟前说："今年九月九，汝河瘟魔又要出来。你赶紧回乡为民除害。我给你茱萸叶子一包，菊花酒一瓶，让你家乡父老登高避祸。"回到家乡后，桓景把茱萸叶、菊花酒分给大家，避免染瘟疫，他自己则用降妖青龙剑杀死了瘟魔。此后，汝河两岸的百姓，就把九月九登高避祸的故事一直传到了现在。

这些都是传说，把茱萸给神化了。不过实际上，茱萸确实有着重要的药用价值。茱萸有吴茱萸、山茱萸和食茱萸之分，都是著名的中药。诗里提到的"遍插茱萸少一人"指的是吴茱萸。

吴茱萸又名"越椒""艾子"，主产长江以南地区，气芳香浓郁，味辛辣而苦，有小毒。吴茱萸作用很广泛，其果实能温中、止痛、理气、燥湿，治疗呕逆吞酸、腹痛吐泻、口疮齿痛、湿疹溃疡等；其枝叶能除泻痢、杀害虫；其根也可入药。

除了药用，吴茱萸还有另外一个作用，那就是除虫防蛀。在南方，过了重阳节就是十月小阳春，天气有一段时间回暖；而在重阳以前的一段时间内，秋雨潮湿，秋热也还没退尽，衣物容易霉变，这时必须防虫。吴茱萸有小毒，就有除虫作用。

除了吴茱萸，山茱萸也是一味中药。虽然名字差不多，但二者的味道截然不同，吴茱萸辛辣味苦，而山茱萸是酸的。山茱萸是落叶乔木，清明时节开黄色花，秋分至寒露时成熟，果肉被称为"山萸肉"。把果肉经沸水浸煮后，捏出果核，晒（烘）干就成了核果，呈椭圆形、红色。中医认为，山茱萸是一种扶助正气的药，可以补肺气、益精气、固虚脱，通常用来治疗气短乏力、眩晕耳鸣、阳痿遗精、小便频数、虚汗不止等症状。现在常用的六味地黄丸就是以它为主药的。

寒　露

寒露节气与白露一样，都和水有关。

立秋以后，太阳逐渐远离，阴阳之气分离，昼夜温差逐渐加大，原来被阳气蒸腾起来弥散在空气中的水蒸气，就会遇冷凝结成露水。所以过了立秋就是白露节气，过了秋分就是寒露。到了寒露时节，露水已经透着冰凉的寒意，离零度冰点、凝结成霜不远了。所以寒露之后，再过 15 天就是霜降了。

说到露水，从古至今露水就代表着纯洁、清高，庄子在《逍遥游》中描写神仙的样子就是"肌肤若冰雪，绰约若处子。不食五谷，吸风饮露"。而屈原在《离骚》中写自己向往的生活也是"朝食木兰之坠露兮，夕餐秋菊之落英"。

古代道家饮水非常讲究，他们根据水的来源、水势、水气、水质的不同，把水分成上中下三品，而露水就是最适合人类饮用的"上池水"。

先从上品说起。上品是天水，也就是雨水和雪水，这种水轻舞飞扬，质地轻，含杂质少，最适合煎茶，能够把属于阴性的绿茶的清香烘托出来。喝茶的人讲究茶禅一味，以茶悟道，而这种天水就最能通神，善于触发人的灵感和智慧。古人把它收集起来贮藏在水窖、水缸中，闲来饮用。可惜现在由于空气污染严重，无论是雨水还是雪水都不能饮用。

下品是地水，包括地上的江水、河水、泉水、井水。地水以奔涌流动的活水为佳，尤其是山泉水最好。北京最好的水就是西山玉泉山的水，明清的时候，故宫里面皇室用水都是从玉泉山经西直门运进城来，所以西直门也叫水门。地水里面矿物质含量高，有的地方水质偏硬，煮水的茶壶里面经常会出现水碱水垢，所以显得阴寒凝重。最阴寒的水当属井水，可以用来煎煮滋阴补益的中药，比如山东东阿的古井，就是制作阿胶必不可少的原料。地水最忌讳一潭死水，流水不腐，水不流动生气全无，这种水喝进去带来的只能是伤害。

其实最适合人类饮用的是中品之水，也就是上不着天，下不着地的露水。人居天地之间，天水地水都不适合，只有露水最好。古代把露水称为"上池水"，道家把露水当作日常饮用和煎药、炼丹的必备。所以每到金秋，人们就把金属质地的盆盘放在外面，等清早空空的容器里面就会有清澈晶莹的水生出来，无中生有，符合道家养生理论。大家在参观北海公园琼岛的时候，会看到在一个汉白玉石柱上站立着一位青铜仙人，他双手托举起一个铜盘，这就是汉代道家炼丹服食仙药的雕塑。

附着于草木上的小水珠，秋天露水多时，可用盘收集。《本草纲目》中介绍的露水较多，有百花上露、百草头上秋露、柏叶上露等多种，每种都随物性迁，具有不同的作用。如百花上露令人好颜色，柏叶上露有明目作用。而秋天采集的秋露水则禀秋之收敛肃杀之气，多用于煎取润肺杀虫的药物。

现代社会，我们没有条件再去学习古人，饮用"无中生有"的露水，只好选择种类繁多的矿泉水、纯净水，但是这简单的饮水也有讲究。有人说每天要饮八杯水才健康，于是很多人盲目跟风，不管自己的体质寒热虚实，每天都要灌自己八杯水，结果很多人出现了水气凌心的现象。水气凌心的表现就是中了水毒，出现舌头肿胀、舌头两边有牙印，甚至舌头滴水的现象，有的人还会出现心慌、心悸、浮肿等症状，这就是饮水过多、饮水不当造成的。而所谓的"牛饮"还会导致胃肠内出现积水，有的由于加重了肾脏负担，出现憋不住尿的现象。所以，我建议大家，喝水要喝热水，并且每次喝水不超过三口。

现在流行喝矿泉水，我个人认为体质偏寒的人最好还是选择矿物质含量不高的水为好，过多的矿物质也会给人体带来伤害，比如胆结石、肾结石等疾病。另外，作为医生，我还是提醒大家注意：物无美恶，过则为灾！人一定要有自知之明，知道适可而止。

腠　理

有的人细皮嫩肉，有的人皮糙肉厚。同样一张皮，差别为什么会这么大呢？

人常说天衣无缝，那我们的皮有没有缝呢？大家看到的这些皮肤细胞间的细微的间隙、纹理，中医称之为腠理。在中学的时候我们就知道了腠理一词，在《韩非子·扁鹊见蔡桓公》中，扁鹊曰："君有疾在腠理，不治将恐深。"

腠发音同凑，含义也相近，有时也通假互用。凑的本意是水流汇聚的意思，引申为聚集，相关的词汇有凑集、拼凑、凑合等。腠用肉代替水作偏旁，意思是皮肉聚集。从微观的角度来讲就是单个细胞簇拥在一起，从宏观上形成了覆盖全身的细腻的表皮，但是微观上看，每个细胞之间有细微的间隙，这些细胞和它们之间细微的缝隙就是腠。中医研究细致入微，常常涉及肉眼不见的外部虚邪、体内真气，也研究了人体微观结构，所以产生了皮腠、肌腠、腠理的词汇。

理的本意是顺着玉石的自然纹路治玉。作为名词的理，就是指玉石的自然纹理，也就是裂隙所在。人体不是天衣无缝，人的肉眼所见的表皮上有汗孔和纹理。这些纹理就是细胞之间的间隙、接缝连接拼凑而成，纹理所在也就是间隙所在，也就是腠之所在。中医有粗理、细理、小理、膲理等词汇。

简单地说，腠是肉眼不可见的表皮间隙，理是肉眼可见的表皮纹路。

如果把细胞比作一座座山，那么腠理就是山之间的沟谷，貌似虚空的沟谷间，充斥着人体的卫气，流淌着滋润人体的津液。所以腠理作为人体组织的一部分，与体内脏腑气血有密切的关系。《医宗金鉴》注解为："腠者，一身之隙，血气往来之处，三焦通会真元之道路也；理者，皮肤脏腑内外井然不乱之条理也。"简单地说，年少强壮的人，腠理间元气充沛，津液充足，皮肤显得光莹润泽、吹弹得破；腠理开合自如，遇冷则闭合收紧，抵御外邪，遇热则开放松弛，泄热排浊。其实人体表皮也会呼吸，这个功能也是由腠理来完成的。有人把汗孔解释为腠理，是不确切的。汗孔是孔，是水液、毛发出入生长之处，中医另有命名，如鬼门、玄府、汗空等。腠理是隙，更加细微，是无形的邪气、正气出入之处。

由于人的体质不同，表皮有薄有厚，腠理有疏有密。随着年龄的增长，元气、肾阳衰减，腠理也变得稀疏。往往到了40岁以后，腠理始疏，荣华颓落，发鬓斑白。

腠理的开合则受卫气的控制，因内外环境的变化而变化。腠理是体内真气外散之处，也是外邪入侵之处。《黄帝内经》说："是故虚邪之中人也，始于皮肤，皮肤缓则腠理开，开则邪从毛发入，入则抵深。"所谓虚邪就是无形的邪气，也就是细微的肉眼看不见的邪气。俗话说：眼见为实。肉眼能够看到的，包括借助显微镜能看得到的细菌、病毒都是实邪。虚邪能够从看似无缝致密的腠理侵入人体。

内部环境，特别是心境也会影响腠理开合。"清静则肉腠闭拒，虽有大风苛毒，弗之能害"。老百姓说心静自然凉，也是这个道理。心不在焉的时候、入睡以后，往往是腠理容易受邪的时候。

作为防病而言，腠理致密，开合自如是关键因素。作为治病而言，疾在腠理，早期治疗至关重要。成语防微杜渐，可以作为腠理一个很好的注脚。

皱　纹

腠是肉眼看不到的表皮间隙，理是皮肤纹理。随着人年龄的增长、气血的衰退，人的腠理会变得越来越疏松，皮肤、皮肉逐渐分离，皱纹就不可避免地出现了。

《黄帝内经》在介绍女性生理变化过程时说：女子在 28 岁的时候，生理功能发展到了顶峰，身体盛壮，之后慢慢就会走下坡路。到了 35 虚岁的时候，就会因为阳明脉衰，出现面始焦、发始堕的现象。焦的含义一个是焦黑，说女人的脸色会由以前的粉嫩桃红变黑变黄，部分长出蝴蝶斑，变成所谓的黄脸婆。而焦的另外一个意思就是焦枯、萎谢，意思是说面色失去水润光泽、局部出现了皱纹。而到了 42 岁的时候，女性会因为三阳脉皆衰，出现面皆焦、发始白的现象。这时候女性的整个脸色会变得灰暗，皱纹也会出现在多个地方。

男性的代谢稍微比女性慢一点，一般以 8 岁为一个周期。所以男子在 32 岁生理发育达到顶峰，之后开始走下坡路。到了 40 岁，会因为肾气衰，出现"发堕齿槁"，就是脱头发、牙齿变得松动脱落。而到了 48 岁，因为"阳气衰竭于上"，而出现"面焦，发鬓斑白"。看起来男人衰老的速度相对女人要慢一些，所以很多女性感叹，同龄夫妻，自己总是显得老一些。

那么为什么会出现面焦、衰老的情况呢？究其原因，就是阳气的问题。《黄帝内经》说得明明白白，面焦的原因早期是阳明脉衰，后来是三阳脉衰于上。所谓阳明脉就是指人体六腑中的胃和大肠。当胃和大肠的功能衰退，蠕动缓慢、温度降低的时候，不可避免地就会导致脸上出现黑斑和皱纹。而三阳脉是六腑的经脉，它们分别是少阳脉胆和三焦，太阳脉膀胱和小肠。当这六个腑的功能衰退，阳气不足的时候，就会导致全脸变黑和皱纹的出现。

我们的整个颜面是被六条阳经覆盖着。胃经从眼睛下面，瞳孔正下方起来下行，经过嘴角到了腮帮子拐上来，上行到了额角，分布在额头。所以当胃的阳气不足、功能衰退的时候，首先就会出现眼袋，下眼睑的浮肿、皱褶。胃病严重的人会沿着嘴角出现深深的皱褶，俗称刀疤脸。年轻时候胃不好的人就会出现抬头纹，沿着前额水平分布。想不长或者晚长皱纹，那就应该保护好自己的胃，不吃生冷坚硬不好消化的东西，因为这样会过度伤害胃的阳气。

再看另外一条阳明经大肠，它是从两颊上来，左右交叉，沿着上嘴唇分布在鼻翼两侧。大肠阳气不足，功能衰退的人，会在口唇上面出现竖条的细小皱纹。那些牙龈萎缩、掉光了牙齿的人，如果不安装假牙的话，皱纹就更加明显。养成好的饮食和排便习惯，少吃高蛋白不好消化的东西，是保护大肠阳气的方法。而乱用泻药，乱吃水果生冷通便，都会伤害大肠阳气，导致皱纹滋生。

我们再看看眼角，所谓鱼尾纹一般都出现在这里，而这里是少阳胆经的起源之地。也就是说，胆气不足，胆的功能衰退的病人，容易在这里过早、过多地出现皱纹。想消除这些皱纹，做拉皮之类的整容手术只能治标不能治本。要想延缓眼角出现皱纹的时间，应该养成在半夜子时之前睡觉的习惯。因为根据中医子午流注学说，子时是胆经工作的时候，这时候安睡能养胆温胆。相反，熬夜的人、昼夜生活颠倒的人往往衰老也快。

最后我们看看额头和眉毛中间的部分，这是足太阳膀胱经经过的第二个穴位，叫作攒竹。很多人在眉头会有一条或两条竖的皱纹，这与膀胱经的阳气不足、功能衰退有关。一般来讲，这里出现皱纹的男人多半会有前列腺的问题，有排尿不畅、憋不住尿，起夜过多的问题。而对于女性来说，除了与排尿有关以外，还与子宫、卵巢、附件等妇科疾病有关联。

秋　蟹

秋风起，菊花黄，又到了吃螃蟹的时候。下面就来说说吃螃蟹的门道。

现在这个季节吃螃蟹，最著名的就是阳澄湖大闸蟹了。河蟹，一般在农历九月，母蟹肉肥黄满；而十月是公蟹肉肥膏满的时候，所以应季吃蟹正当其时。

吃螃蟹不是为了充饥，它满足的不仅是生理需要，还有精神心理的愉悦。看看吃蟹的工具——蟹八件，就足以见得吃蟹的讲究。

虽然螃蟹味道鲜美，此时吃蟹又是正当其时，但是俗话说"病从口入"，为了满足口腹之欲而伤害身心健康的可是大有人在。螃蟹虽然好吃，也要讲究方法、应当节制。

一般来讲，水生的食物味腥，性质偏寒；陆生的食草动物味膻，性温；而飞禽一般都性热。人们应该首先了解自己体质的虚实寒热，再去有选择地吃相应的食物，或者通过炮制、调剂、烹调，改变食物的性味，使之适应自己的需要。

单说河蟹，它性寒，味咸，具有清热滋阴、补益肝肾、生精益髓等功效。可用于跌打损伤、产后腹痛、眩晕、健忘、疟疾、风湿性关节炎、腰酸腿软等症状。

正是因为蟹肉性寒，所以不宜多食，脾胃虚寒的人尤其要注意，避免腹痛腹泻。吃蟹引起的腹痛腹泻，可以用紫苏15克，配生姜5片，加水煎服。

一般吃螃蟹的时候，我们都要用温热的黄酒煮上姜丝一起吃，这样可以缓解蟹肉的寒凉。在红楼梦第38回中，描写了一场螃蟹宴的情景。其中薛宝钗写的咏蟹诗中提到"酒未涤腥还用菊，性防积冷定须姜"，说的就是这个道理。

书中写，林黛玉吃了点螃蟹，觉得心口微微地痛，自斟了半盏酒，见是黄酒不肯饮，便说"须得热热的吃口烧酒"，宝玉忙道"有烧酒"，便命丫环将合欢花浸的酒烫了一壶来。为什么要喝这种酒呢？这是因为林黛玉多愁善感、身体软弱，吃了性寒的螃蟹，喝几口用合欢花浸的烧酒来温热，是最合适不过的。

在现代，人们盲目学习西方的饮食习惯，喝着冰镇啤酒吃螃蟹，雪上加霜，导致胃肠功能下降，消化酶无法工作，很多异体蛋白和代谢产物无法分解，使得很多人患上了痛风和形形色色的过敏疾病。还有一些人贪图所谓的鲜美，仅仅用酒浸泡一下就生吃螃蟹，也就是所谓的醉蟹，这种做法容易导致寄生虫病的发生，尤其在江河湖海污染比较严重的今天，就更不可取。

除了刚才说的这些，吃螃蟹的时候还要注意一些问题。大家要记住，在吃蟹时和吃蟹后的1个小时内，切忌饮茶水。因为开水会冲淡胃酸，而茶会使蟹的某些成分凝固，都不利于消化吸收，还可能引起腹痛腹泻。另外，蟹肥的时候也正是柿子熟了的时候，有些人吃了蟹之后又去吃柿子，结果出现恶心、呕吐、腹痛、腹泻等症状，这是由于柿子内的鞣酸与蟹肉中的蛋白质相遇，形成凝块，凝积于胃中。如果因为吃蟹而引起了腹痛腹泻，可以用性温的中药紫苏15克，配生姜5片，加水煎服。

另外，河蟹也有食疗的作用。凡是有产后瘀血腹痛、难产、胎衣不下等症的人，可用河蟹食疗。蟹爪60克，辅以黄酒，加水同煎，再加入阿胶，即为催产下胎药。所以孕妇一定要注意避免吃蟹，有习惯性流产的孕妇尤其应当引起重视。

脍

到了秋天还有很多好吃的水产，比如鲈鱼。宋朝范仲淹写过《江上渔者》："江上往来人，但爱鲈鱼美。"人们爱鲈鱼的原因，就是因为用鲈鱼做的生鱼片好吃。其实用鲈鱼做生鱼片，其名气出于晋朝的张翰。张翰到了洛阳做官，"见秋风起，乃思吴中菰菜莼羹、鲈鱼脍"，于是为了一口美食，干脆不要功名利禄，跑回老家去了。

这里面提到的"鲈鱼脍"的脍，就是指生肉，包括生鱼片。有个成语叫"脍炙人口"，大家都知道是形容好吃的东西，招人喜欢。

现在大家都知道，日本人喜欢吃生鱼片。其实，日本人吃生鱼片的传统，是当时的日本留学生来唐朝时学去的。为什么这么说呢？因为生鱼片生冷寒凉、不易平衡消化，而中国的饮食传统为了解决这个问题，用辛温芳香的中药佐餐，这样既饱了口福，又解决了生鱼片寒凉的问题。

下面就来说说吃生鱼片时的佐餐。现在大家吃生鱼片的时候都知道要蘸着芥末吃，这就是唐朝秋天的吃法。为什么说是秋天的吃法呢？因为秋意渐凉，而芥末辛辣芳香、走窜开窍，在外能让人涕泪交流，在内能温暖肠胃、发动气机，以便消化生冷。

除了芥末以外，在生鱼片盘的四角一般都放着一小堆红色的姜片，这是用糖醋腌制过的生姜，类似于我们吃的糖蒜。糖生姜的功效也类似于芥末，但是温和一点，可以温胃散寒，止痛止呕。

另外，在每个生鱼片的下面，都有一片绿色的叶子，那是中药紫苏的叶子，应该用它把生鱼片卷起来一起吃。千万不要把它当成装饰点缀，可有可无，我见过有的低档日本料理店或者自助店已经把紫苏叶换成菠菜叶或者塑料片，这是不对的。紫苏是辛温芳香的，善于解鱼蟹的毒，很多人吃海鲜出现腹痛、腹泻、呕吐、瘙痒等症状，服用紫苏就能缓解。著名的中成药藿香正气水的主要成分之一就是紫苏。吃生鱼片就紫苏叶，可以说是防患于未然。

最后，在比较讲究的料理店，生鱼片的盘底都铺着白色的萝卜丝。日本人管白萝卜叫大根，清脆辛辣，能消食化积。吃完生鱼片嚼嚼萝卜丝，算是收尾。

一顿生鱼片有这四味中药相佐，才算是中正平和。现在中药方剂中有个治疗寒痰、水饮不化、咳嗽哮喘的方子，叫作三子养亲汤，用的就是白芥子、紫苏子和莱菔子，也就是芥末、紫苏叶和白萝卜的种子，由此观之，真是药食同源，一脉相承。

即便如此，也不是人人都适合吃生鱼片。另外，如果贪图口腹之欲，吃多了或者吃了不洁净的生鱼片，就会闹出寄生虫病。一些江河近海的水质恶化，导致水产品不是重金属超标，就是寄生虫感染。虽然孔子说过"食不厌精，脍不厌细"，意思说切得越细越好消化，但是在水质恶化的情况下，还是不吃脍为好，哪怕它切得再细。

秋 悲

悲字是由非和心组成。悲的意思就是遭受违背心愿的事情以后人的心理感受，也就是违心、不顺心的感觉；到了一定程度，也就是相互违背，背道而驰到了一定阶段，就会出现分离，因此悲的第二层意思就是分离时人的情绪、情感。最终结果是分裂、断绝，而悲到了极点就是心碎，也就是撕心裂肺，肝肠寸断。忧愁使人气结，而悲伤则使人气血阻断。

每到秋天，总有一些人会感到莫名其妙的伤感，有的会向隅而泣，默默流泪，有的则号啕大哭，通宵达旦。从古至今，也有不少诗词中流露出了悲伤、悲痛的情绪。在《红楼梦》第四十五回中，林黛玉就在秋分时节又犯了咳嗽病，一天比一天重。一天傍晚，突然变天，淅淅沥沥地下起雨来。她拿起一本《乐府杂稿》来读，看了《秋闺怨》《别离怨》之类的诗，心有所感，写下了《秋窗风雨夕》："秋花惨淡秋草黄，耿耿秋灯秋夜长。已觉秋窗秋不尽，那堪风雨助凄凉……"在这首二十句的诗里，林黛玉用了十五个"秋"字。

为什么人们容易在秋天感觉到悲凉呢？这是因为秋天阴阳之气分离，天气渐冷，草木枯黄，落叶落果，万物萧瑟。如果人的内心孱弱，也会出现阴阳分离状态，就会触景生情，产生悲情。所以在古代，都在秋后征兵、相亲，以此来淡化秋季的萧瑟。

一般的人只在秋冬季节感觉到悲凉，到了春夏会有所好转。如果身心健康的话，他会不以物喜不以己悲，不受外界环境感染；但是如果身体不健康、病情严重，这种人甚至会在春光明媚的春天产生悲情。这就是病入膏肓，无可救药了。林黛玉失去双亲，本是大悲；又寄人篱下、所欲不遂，就是小悲；再加上身体孱弱、肺痨心伤，更难免悲由心生。病入膏肓时，竟然在春光烂漫、本应开怀高兴的时候，把一些残花落瓣掩埋土中，感叹"一朝春尽红颜老，花落人亡两不知"。黛玉"葬花",悼念凋落的事物,不过是顾影自怜,自悲自伤情感的流露。

产生了悲的情绪,该怎样治疗呢?治疗悲的方法,当然是得偿所愿,其次就是修补破碎的心,招回失落的魂魄。这不是文学的词汇修饰,而是实实在在的中医治疗的原则和方法。修补心,包括心包的药物,就是被称为"血肉有情之品"的动物药,比如阿胶、鹿角、鳖甲、龟甲胶等,加上修补出血损伤的三七、土元、乌贼骨等一般在外伤时才用的药物。如果能辅助艾灸神阙,温暖下焦,鼓舞元气,也可修复黯然神伤。失之于爱,得之于艾。而点按膻中两侧,胸骨正中与肋骨夹角处的神封、灵墟、神藏穴,也有助于悲情释放,驱除邪气,收摄回归心神。

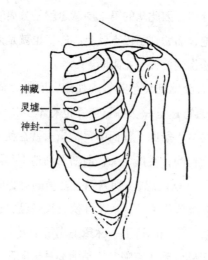

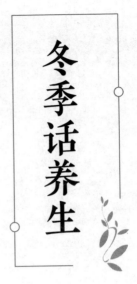

冬季话养生

冬三月，此谓闭藏，水冰地坼，无扰乎阳，早卧晚起，必待日光，使志若伏若匿，若有私意，若已有得，去寒就温，无泄皮肤，使气亟夺，此冬气之应，养藏之道也。逆之则伤，春为痿厥，奉生者少。

——《素问·四气调神大论》

立冬闭藏

先从立冬这两个字说起。立是建立、开始的意思。二十四节气当中，四季的开始都被称为"立"。人到了一个新的环境，要先立住脚，站稳了才能谋求发展；等发展到了顶峰，就称为"至"了，四季当中春分、夏至、秋分、冬至就是本季的顶峰。"立"和"至"就是八节，凡是"节"都是不容易通过的、气机变化明显的，很多人容易在这个节骨眼儿上发病或者病情加重。

再看冬这个字，《说文解字》上说："冬，终也。"是结束终了的意思。"离离原上草，一岁一枯荣。"一年生的草本植物，经过春生、夏长、秋实以后，到了冬天就完成了自己的使命枯死了。来年发青吐芽的是它的子孙后代，而不是它自己。而多年生的草本植物，则进化了一步，通过落叶、收敛、闭藏，对抗严寒冰霜，来年还能推陈出新、继续欣欣向荣。有些动物，比如昆虫、蛇、狗熊通过冬眠来保存自己的能量，而鸟儿则是通过逐日飞翔迁徙来躲避严寒。

人是万物之灵，不会像动物那样迁徙或冬眠，而是通过人为改善起居环境，来达到御寒、保温、健康生存发展的目的。冬天我们要穿棉衣、烧火炕、烧暖气等，同时要歇冬、猫冬，有意识地减少外出和活动。

所以中医顺应自然的养生保健原则，在冬天就是养藏。《黄帝内经》中强调："冬三月，此谓闭藏，水冰地坼，无扰乎阳。"应该"去寒就温，无泄皮肤，使气亟夺。"这就是说冬季天气寒冷，万物都处于收敛闭藏的状态中，所以冬天的作息安排，应该是早睡晚起，避开阴寒之气，等太阳升起，有了阳光再出来活动。

所以，我要给习惯了晨练的老年朋友提个醒：在冬天，需要歇冬、猫冬，有意识地减少外出；不要在天还没亮的时候就出门晨练，锻炼身体最好还是等阳光充足后再出来，以达到去寒就温的目的。别看这个事情很简单，但却非常关键。

闭藏的反义词是开泄，也就是说在冬天要把自己包裹得严实一些，不要袒胸露怀，不要穿露脐装，一句话别着凉、别把自己冻着了。可是我们看到很多大姑娘小媳妇为了美丽不惜冻人，她们嫌冬衣臃肿肥大，掩盖了自己的身段，所以在冬天依然是衣着单薄。有的人自称出门开车有空调，到了单位有暖气，所以穿得少。殊不知，寒邪伤人，就是一瞬间的事情，在出门上车、下车进门的这段时间足够了。而且一冷一热、忽冷忽热的刺激更容易伤害身体、诱发疾病。

很多女士喜欢穿靴子，觉得又漂亮又保暖。无论是靴子配裤子还是裙子，中间裸露的恰恰是人体最薄弱的膝关节。人体的关节是气血最不容易流通的地方，所以用关和节来命名。平时我们可以摸摸大腿、小腿是温的，而膝盖往往是凉的。很多人受了风寒湿邪，出现腰腿疼痛之前，都是先出现关节疼痛。

冬天不闭藏的结果，就是先耗伤自己宝贵的阳气，接着就是外来寒邪入侵到体内，有人会反复感冒发烧，有的会出现经常的肌肉骨骼疼痛，有的会出现痛经，有的人面部和皮肤会出现黑斑、黑点，寒气入血入脏腑以后不仅会导致行动过缓、瘀血，还会导致人出现阴寒负面的精神情绪。

在立冬那天即便气温不低，我们也应该知道冬天来了，有意识去防范。等到自己觉得冷了再加衣服的时候，往往就已经迟了。学习二十四节气，就是要先知先觉。如果觉得冷还不知保暖的话，那就是自作孽，自己找病了。

冬 寒

秋天要预防秋燥，那么到了冬天要注意什么呢？答案也是两个字：冬寒。

当四季当中出现的气候变化"风寒暑湿燥火"过于剧烈时，中医称为"六淫"，淫是过度、过分的意思。相对于人体的正气而言，正常的气候变化显得过分过度的时候就会伤害人体，造成疾病。六淫造成疾病也带有明显的季节和地域特点，在冬季，就是寒邪偏多，尤其是在北方更为明显。

寒湿属阴，容易伤害人体的阳气。人们常说的阴寒，其实就是说明了这个性质。寒邪的主要发病特点是凝滞、收引，这是什么意思呢？来看看外在表现就知道了。

首先，中了寒邪以后人体会不由自主地蜷缩，肌肉、肌腱收紧，会打哆嗦，上下牙床直打架，这都是人体本能的减少散热和产生热量的反应。而当人的肌肉、肌腱收紧到了一定程度，就会产生筋挛和疼痛，比如人在受寒之后会很容易出现小腿肚抽筋。另外，筋挛还会产生局部的血液循环不畅，这样就容易导致局部的冻疮、冻伤甚至坏死。

其次，寒邪会造成人体机能的下降和衰退，人的心率、体温也会慢慢下降，逐渐陷入似睡非睡的昏迷状态，有的人甚至会一睡不醒。家里有心脏病患者的朋友，到了冬天就更要格外小心了，因为寒邪进一步可以造成瘀血血栓，形成肺栓塞、心梗、脑梗，直接危及人的生命。

有人可能知道，东北有三怪，其中一个就是"生了孩子挂起来"。这是因为过去东北都烧火炕，直接把孩子放在炕上，容易过热生病；而自然界中，热气都上升、寒气都下降，所以放在地上的话容易过寒生病；于是把篮子挂在房梁上，使篮子稍高于火炕，再把孩子放进去，这样既暖和又不会太热。由此也能看出，寒邪是从下面侵害人体的。老百姓有句俗话"寒从脚生"说的也是这个道理。所以想御寒，首先要注意腿脚的保暖。

有一本伟大的中医著作，专门论述了治疗寒邪所致疾病的方法，这就是东汉张仲景的《伤寒杂病论》。在东汉末年，豪强割据、军阀混战导致饥馑遍地、瘟疫流行，很多人由于食不果腹、体质下降，抵抗力削弱，死于外感风寒。时任长沙太守的张仲景的家族也不能幸免，家族中200多人死了2/3，其中患伤寒病而死的又占到7/10。于是，张仲景总结前代医学的理论和经验，结合自己的临床实践，写成了医学巨著《伤寒杂病论》，创立了六经辨证体系，揭示了寒邪侵害人体的六个阶段，并制订了相应的治疗方法和药物，为后世医家治疗伤寒病制定了规范，提供了方法。

华佗称《伤寒杂病论》"此真活人书也"！

《伤寒论》告诉我们，人体抵御寒邪的第一道防线就是足太阳膀胱经。足太阳膀胱经起于目内眦，贯穿人的头颅后背、腘窝和足小趾外侧。寒邪入侵膀胱经以后，人就会出现恶寒、高烧、腰背痛、后脑勺痛等症状。

要保护好膀胱经，就要养成晚上用热水泡脚、烫脚的习惯，不给寒邪留余地。

另外，在北方睡火炕、在南方对着火塘烤后背都是温煦膀胱经的好方法。如果没有这个条件，可以经常在家里做做日光浴，让阳光透过玻璃晒在后背上，直到全身发热、打几个喷嚏出来，这样也同样能够达到目的。古人把这种方法叫作天灸。

手脚冰凉

很多女孩子在入秋以后，特别是到了冬天，会出现一个严重的问题，就是手脚冰凉。这个问题在白天还不碍事，可是到了晚上，有的人睡在被窝里面，如果不用暖水袋或者热宝的话，睡一晚上被窝都是凉的，暖和不过来。

很多手脚冰凉的女孩子都伴有严重的痛经或关节痛的毛病，痛经严重的还会出现呕吐、晕厥甚至昏迷；中等程度的则伴有手脚皮肤颜色变成青紫甚至变黑；轻度的还伴有手脚潮湿出汗，越凉汗越多。

那么中医怎样认识这种手脚冰凉的现象呢？

中医把手脚冰凉称为四肢厥逆，而造成这种现象的原因就是气血运行不畅。气是指卫气，指充斥在血脉外面、细胞腠理之间的能量。血是指营血，指在血脉中流动的营气和血液。气和血的不畅有着质的区别。单有手脚冰凉，而没有皮肤、血脉颜色变化的，这些人只觉得手脚冷或者麻木，没有疼痛的感觉，这是卫气不足、不畅；如果是手脚冰凉的同时还出现了手脚颜色青紫、发黑甚至坏死，伴有严重疼痛的，就不光是卫气的问题，已经影响到了营血。寒凝血滞、不通则痛，问题就比单是手脚冰凉要严重得多。有的人甚至会形成坏疽，严重的需要手术切除、截肢。

中医治疗四肢厥逆，也就是手脚冰凉要从身心两方面入手。

先来说说"身"。这里必须强调，我们常说身体、身体，但是身和体是完全不同的。身是指身躯、躯干，包括我们胸腔、腹腔、盆腔里面的脏腑；而体是指肢体，包括手、臂和腿、足。古人讲四体不勤，就是指胳膊腿不活动、不劳动。不用说，人体的躯干要比肢体重要，人没有了胳膊腿照样能活，但是没有了身躯也就没命了。所以在气血不够的时候，人体的本能反应就是舍车保帅，把流淌在四肢的气血抽回来，供身躯、头脑使用。健康的人这种情况不会经常发生，而身躯和内在脏腑有问题的人，就会形成习惯，导致四肢常常因为气血不足而冰凉。所以手脚冰凉是肢节末梢的问题，而治病求本，我们一定要去先调理他的身躯根本——内在脏腑。当身躯主干健康以后，人自然就会有气血被调动运行到手脚上了。

再来说说"心"。为什么要调心，要关注其情绪、情感、性格呢？仔细观察一下就不难发现，人在情绪波动的时候往往会出现手脚冰凉，甚至出汗的现象。有的人在生气时就会手脚冰凉，甚至背过气去。而性格偏激执拗的人，则会出现长期的手脚冰凉。这其实也是为了保身心而牺牲四肢末梢气血供应的结果。当人的心理素质提高，情绪情感变得坚强稳定的时候，四肢冰凉的问题也就会迎刃而解。北京人说手脚冰凉的人是"姥姥不疼舅舅不爱"，老百姓的一句俗话早就点明了身心肢体是相关的。

中医做检查治疗的时候，一般把手冷的程度分成 5 级，最轻的就是手指末梢凉，其次是掌指关节以下凉，第三是手腕以下凉，第四是内关和外关穴以下凉，最后、也是最严重的就是胳膊肘以下都是冰凉的。治疗四肢厥逆，有温散寒邪、抢救心衰的四逆汤，还有调整情绪的四逆散。另外就是用针刺艾灸的方法，疏通气血。这些都需要在医生的帮助下完成。

有一个办法可以让大家自己在家缓解手脚冰凉。这是一个药浴按摩的方法，用桂皮 50 克，当归 50 克，细辛 30 克煎汤煮水，然后用它来温泡四肢，泡的时候注意水温不要过高，要慢慢添加热的药液，才能达到最好的渗透驱寒的效果。

补 益

我们说冬天要"闭藏"，如果闭藏不住，就会出现开放泄漏，导致流失精气，后被寒邪入侵。冬天补身体、补漏洞也要"对症下药"，就像我们做饭的锅漏了，先要找到缺口一样，不然放再多的好东西进去，也是枉然。

那么，如何诊断人是否存在漏的现象呢？我们一步步来看：人身有三宝——"精气神"，养精蓄锐，吝精惜神的人会健康长寿。而漏精、漏气、漏神的人，生命的质和量就不高。

先说精，精也就是我们所说的精髓，它能化生成人的各种体液。如果人流失体液，就属于漏精。比如慢性出血、女性月经淋漓不断、男性的遗精都在此列。有人会在晚上入睡后出汗，甚至搞得衣被全湿，中医称为盗汗，有人会不停地流口水，有的人会迎风流泪等，这些都是漏精的表现。

所谓漏气，是指人的腠理只开不合，卫气失去了保卫自身的功能，这些人身体总是发着低烧，对风寒特别敏感，虽然穿着厚厚的衣服，甚至裹着被子，但还是怕冷，容易反复感冒。这些人的气都消耗流失在外面，所以没有精神体力去做事情，稍微活动或做点事情，体温马上就上来了。

所谓漏神，轻的叫走神，中度的叫恍惚，重的就是魂不守舍、失魂落魄。因为失去了作为物质基础的精和作为功能支撑的气，慢慢人的心神就会受到损伤，注意力难以集中，丧失兴趣、欲望，出现健忘、入睡困难、浅睡多梦甚至早醒。

出现了漏的情况，就要去补。很多人以为，要补就是要吃人参等"补药"，其实这是错误的认识。我小时候在母亲的指导下背诵《药性歌括四百味》，其中第一味药就是人参。歌诀是这样的："人参味甘，大补元气。止渴生津，调营养卫。"我曾经一度把这句话理解成为人参可以增强人体的元气，估计很多人都是这么理解的，以至于有了人参能使人长生不老的传说。然而通过后来的学习认识，我了解到事情并非如此，元气是有限的，用完了就完了。

那么，人参大补元气是什么意思呢？在人临死的时候，会呈现"漏"的极端状态，元精元气流失，元神也随之消亡，会有出气多，进气少，汗出如油，四肢冰凉并逐渐向心蔓延的症状。在这个时候，赶紧熬上参汤给病人灌下去，能够暂时补住漏洞，挽回即将脱散的元气。

很多人迷信补药，以为可以依赖补药达到健康长寿的目的。服用了很多类似兴奋剂的催欲药物，不仅没有达到涵养精血的目的，反而提前透支了潜能，缩短了寿命。您看历代皇帝，尽占天下的美食良药，结果大多夭折短命，平均年龄不到 40 岁，原因就在于此。

那么我们平时怎样进补比较合理呢？概括中医营养学思想，可以总结成四句话：五谷为养，五畜为益，五果为助，五菜为充。

现在"五谷"泛指各种主食食粮，一般统称为粮食作物，或者称为"五谷杂粮"。五谷是植物的种子，而种子又是一棵植株的精华所在。种子的营养不是其他东西可以替代的，所以人想要身体好，最基础的一步就是要吃五谷，尤其是在寒冷的冬天，为了减肥而不吃主食的做法是错误的。

五谷为养

中医提倡冬季闭藏、进补，而"五谷为养"正是进补的基础。

中国人自称为炎黄子孙，黄是指黄帝轩辕氏，其中的炎就是指炎帝神农氏。神农氏尝百草，除了发现药物的性味归经以外，更重要的就是发现了可以长期食用、安全无毒的植物，这些植物根据地域的不同而有差异，我们泛称为五谷——粟、麦、稻、黍、菽。正是这五谷的发现、培育、改良，把中华民族从狩猎状态引向了农耕时代，使人们的精气神得到了更进一步的补充，创造出后来光辉灿烂的文明。

1. 小米

五谷之首——粟，它的种子叫作谷，剥去外壳以后就是我们吃的小米。二十四节气中有个谷雨节气，相传就是在那天仓颉造字，感动天地鬼神，结果粟谷从天而降，如同下雨一般，因此得名。

粟谷的生命力强，种子虽小但是它耐旱，耐贫瘠，在抗日战争和解放战争时期，我们用"小米加步枪"打败了全副美械装备的敌人，这更让小米大放光彩。

也许正因为饱满的精气神和顽强的生命力，小米才被列为五谷之首。小米味甘，性温。小米可以作为补益后天之气，也就是补益脾胃的食疗首选。一般人在大病初愈之后，没有食欲或者刚刚恢复食欲，这时候最想吃的往往不是荤腥而是小米粥就咸菜。因为小米最容易被消化吸收，尤其适合那些脾胃功能虚弱的人。

小米的做法有稀粥、稠粥、干饭的区别，做法不同，食疗的作用也不同。

水多米少，稀汤寡水的稀粥，有非常好的健脾除湿利尿等功效，适合水肿、腹胀、尿路结石、前列腺肥大等患者，但如果是糖尿病、遗尿、尿频的患者最好不要这么吃。因为小米补脾，根据五行生克关系，补益脾胃的药物都会削弱肾的功能。对于这些病人，只要在小米粥里面加一些补肾的食物或药物反佐，比如芡实、核桃仁、松子等，就能达到兴利除弊的目的。

小米稠粥对胃黏膜有保护作用，补益脾胃的效果也最好，对于那些进食挑剔、稍微遇冷遇热就胃不舒服、不能吃辛辣酸苦等刺激性食物的胃病患者来说是最好的滋补食品。

而小米干饭具有帮助产妇气血的恢复和哺乳下奶的功能。我们一般建议用长时间熬炖出来的牛肉汤，拌在小米饭里面食用，符合五谷为养、五畜为益的理论。如果青春期女孩子身材发育不良，甚至月经迟迟不来，中医认为是属于冲脉和任脉气血不足。如果在 21 岁之前，选择小米为主食，再加上热性的鸡肉和辅助温热通经的中药，能取得很好的治疗效果。

除了做法，新米和陈米的食疗作用也有不同。当年新下的小米滋补效果最好，火力最壮。而放置多年的小米，俗称陈仓米，由于自然氧化风化的原因，其滋补效果和口感就差了。中医正好利用陈仓米的这一特点，用来治疗那些营养过度、过剩的病人，或者消化吸收功能特别弱的人。这是因为，陈仓米的热性、能量不足，反倒适合那些脾胃极度虚弱的人服食，特别是大吐、大下、大汗以后脱水伤阴的人，用陈仓米煎汤慢慢治疗效果最好。

2. 小麦

麦专指小麦，而不是大麦、燕麦。小麦主要在北方种植，生长周期是秋播、冬灌、春穗、夏收。二十四节气中的小满，就是专指小麦灌浆，种子逐渐饱满，即将成熟。

都说梅花香自苦寒来，其实小麦也是从苦寒中来。冬天万物凋零的时候，小麦却是郁郁葱葱。天气越冷，霜雪越大，来年的小麦才长得越好，否则就会有病虫害等问题出现，影响小麦的产量。俗话说的瑞雪兆丰年，其实指的就是来年即将收获的小麦。而南方冬天不冷，甚至没有霜雪，这一点就不大适合小麦的种植。

小麦味甘，性温热，在补益脾胃的基础上，有温补舒畅肝胆气血的作用。还能补木生火，间接温补心气心血。

怎么理解小麦能入肝胆呢？有个小窍门，大家看看凡是入肝胆脏腑经络的药物，都有一个显著特点，就是长得张牙舞爪。或者说凡是长得顶尖带刺的植物，大都有舒畅通调肝胆气血的功效，比如说白蒺藜、玫瑰、皂刺等。捡过麦穗的人都知道每粒麦粒上都长着芒刺，所以有"针尖对麦芒"的说法。中医认为小麦的禀赋里面有伸张舒展的气机，在临床实践中，用小麦来治疗那些内心郁怒、压抑，肝胆不得舒张的情志疾病、身心疾病，效果很好。

有一种身心疾病叫作妇人脏躁，也就是女性情绪情感障碍，表现为整天莫名悲伤哭泣、老打哈欠，症状很奇怪，甚至有人觉得是不是和神灵鬼怪有关啊？其实《伤寒论》就有治疗妇人脏躁用的方剂叫作甘麦大枣汤，其中疏导肝胆、调畅心气的就是小麦。

现在治疗女性更年期综合征，针对烘热、自汗、盗汗、易激惹、喜怒悲哭无常的女性，中医常用浮小麦，也就是用那些干瘪、不饱满，一淘洗就浮在水面上的小麦，磨成粉让患者服用，有非常好的敛汗止汗作用，中医称之为独圣散。

小麦是人类食物蛋白质的重要来源之一。对于消化能力好的人，也就是那些能够从容分解转化异体蛋白质的人来讲，无论如何吃小麦都不成问题。而对于那些消化能力较弱，特别是那些脾胃虚寒的人来讲，小麦的高蛋白质含量反而成了问题，很多人对小麦过敏，根本吃不了面条和面包。有的人对没有发酵的白面做成的食品过敏或吃完了出现腹痛、腹泻、呕吐、胀气等问题，而对于发酵以后做成的小麦食品则安之若素，这其实就是充分利用了自然界微生物的作用，帮助人体的酶工作，起到了分解转化植物蛋白的效果。

孔子说食不厌精，很多人为了追求口感，在做粮食的精加工，小麦被剥壳、脱麸皮、胚芽分离以后，还被人为增白，使得小麦的本性失去平衡，变得越来越热，吃白面的人会变得越来越躁。

我建议，我们还是去买那些看似不白的面，吃那些有点发黄发黑，但是有麦香的馒头，或者干脆就去买黑面包大列巴吃。贫苦人吃顿白面有益于健康，富得流油、营养过剩的人们最好吃全麦饭，或者多吃蔬菜，多喝红茶，消消油腻，解解毒。

3. 黍

黍的俗称叫作黄米，它的颗粒要比小米大，一般不熬粥或蒸米饭吃，而是磨成面，用水和好了，上笼蒸成黄米面年糕。有个成语叫作一枕梦黄粱，就是梦醒了，黄米糕却还没熟。黄米糕是北方农村逢年过节必不可少的食品，也是平时招待贵客上好的食物，所以古人有"故人具鸡黍，邀我至田家"的句子。

黄米和小米同样适应北方干旱、寒冷的气候和贫瘠的土地，都具有温热的性质，但是黄米中的糖和蛋白质含量都比小米、小麦高，所以其黏度很大。北方有"三十里莜面，四十里糕"的说法，意思是说，吃饱了莜麦面做的饭，走三十里路才会觉得饥饿，而吃饱了黄米糕，能支持人走四十里。北方的黄米糕和南方的糯米糕具有相似的黏性，蛋白质含量都高，但是黄米糕性质偏温，糯米糕则偏寒，碰上脾胃虚寒、消化功能较弱的人，黄米糕更好一些。黄米糕的这个特点，决定了其营养价值和滋补功能在五谷之中居于首位。

中医认为，黍米味甘，性温，入心和小肠经，能补益心、心包、小肠、三焦的气血。尤其适合那些心气虚怯，见到生人就脸红心跳出汗的人，现代医学称之为患有社交恐惧症。还适合那些呕心沥血、劳心过度的人，这些人觉得活得没劲，干什么都没意思，看个电视也是跟着剧情莫名其妙流泪，见了弱小残疾可怜的人就哀伤不已。这是心气外漏的表现，用甘甜黏腻的黄米糕来补漏是最合适不过了。所以外国人心情不好的时候吃巧克力，老天给中国人的礼物就是这黄米糕了。如果人消化不好，嚼不动、咽不下黄米糕的话，喝点用黄米酿的甜酒也能起到同样的滋补作用。

我小时候在农村生活过，那里的生活艰苦，用不脱糠皮的黍米磨成面蒸成糕，颜色发黑，口感也比较粗粝。但这种食用方式却很健康。因为任何生物都是对立统一的整体。也就是说，单取其一部分，它有偏性，比如荔枝性热，吃多了会让人发热，甚至口鼻出血，治疗方法就是用荔枝壳煮水喝，热毒即平。再比如梨性寒，体质虚寒的人吃了会腹痛泄泻，其实在吃梨的时候只要连中间的梨核嚼着吃了，就不会有问题。

糠是五谷的皮壳，作用正好跟胚乳、胚芽的性质对立统一，如果我们能一起食用，就不会出现积痰生火的病证。古代道家养生吃的是全麦饭，连黄皮一起吃。现在的超市都有糙米，糙米是活的，有生命力的。把糙米浸在水中给予适当的温度、空气，数日后就会发芽，而将精米浸入水中只会腐烂。

所以今天，如果想达到人体内在的平衡，还是应该多吃杂粮、粗粮，少吃精加工的食品，糙米、全麦面包都是不错的选择。

4. 稻

俗话说一方水土养一方人，在五谷中性温的小米、小麦适合北方人种植食用；而适合南方栽培、食用的五谷之一则是稻，就是我们平常说的大米。

稻又叫水稻，天性离不开水。中医判断食物的寒热温凉属性，一般都要看看生长环境。凡是水生的动物和植物一般都偏寒凉。鱼鳖虾蟹自不必说，就连本来属于热性的飞禽，一旦跟水沾边，就变性了，比如鸭肉、鹅肉都属于寒性，需要烤着吃。而鸡、鸽子、麻雀等都属于热性，需要炖着吃，最好还配些阴寒的蘑菇。

我国是世界公认的稻米原产地。最早的稻米发现于浙江河姆渡遗址，已经有7000多年历史。在魏晋南北朝以前我国还属于禾麦文化，也就是以小米和小麦主产地为政治经济中心，之后随着北方人口大量南迁，水稻的播种面积逐渐扩大，最终稻米取代其他农作物成为粮食中的老大，所以自古江南富庶，民间有"苏湖熟，天下足"的说法。寒性的稻米也恰恰适合在南方炎热天气下食用。虽然在中国北方，天津、东北、宁夏也有稻米种植，但终究离不开水，也改变不了其寒凉之性。

稻米一般分成两大类，一个是籼米，一个是粳米。籼米以泰国香米为代表，米粒较长，煮饭黏性较弱，膨胀性大。巴基斯坦的大米也属于这个类型，颗颗直立互不粘连。这种米含糖量高，蛋白质含量相对较低，不抗饿。粳米短而厚，煮饭黏性较大，膨胀性小，这种米蛋白质含量相对高一些，口感和营养价值比较高。不过稻米中黏性最高的还是糯米，蛋白质含量高，好吃也难消化。所以打糯米糕需要费些功夫，打得越久，前期工作做得越细，人吃了以后就好消化。这和北方人反复和面揉面是一个道理。

中医认为，大米性凉，味酸，入肺、大肠经。我们吃小米或者馒头的时候，多嚼一会儿，嘴里会觉得发甜。而当你嚼一口米饭在嘴里久了，你会觉得发酸。正因为如此，大米能够滋补肺、大肠，使人肺气足、肺津生、皮毛润泽、大便通畅。所以说南方人皮肤好，声音娇嫩甜美，都与水土特别是饮食以大米为主有关。

中医经典《伤寒论》中在治疗大热、大汗、大渴的病人时，用一个著名的方剂叫作白虎汤。根据道家理论，西方色白，属于金，对应肺和大肠，代表图腾是白虎。白虎汤里面就用粳米为主药，配合知母、甘草，佐以石膏，专门滋补肺和大肠的气血津液。在治疗大病初愈、气津两伤的病人时，用的是白虎汤的变方，叫作竹叶石膏汤，同样是用粳米熬汤，加上党参等其他药物，同时补益脾和肺的津气。为什么不用善补脾胃的小米小麦呢？因为它们都性质温热，刚退烧的病人吃了，会助长体温，再烧起来。

有些北方人初到南方，因为吃惯了温热性质的小米白面，一吃大米就会出现胃痛、胃胀反酸的症状。同样一些南方人初到北方，也吃不惯小米白面，经常会出现干燥上火的症状。这种体质环境差异造成的水土不服，需要时间来适应或者需要使用中药配伍来调整。脾胃虚寒的人可以在焖米饭的时候加一些香料，比如桂皮、小茴香、荜茇、高良姜等。我看到很多少数民族或者是外国人也有这种做法，除了调味以外，帮助消化是里面蕴含的真正道理。另外吃炒米、大米饭饭焦、煮发酵以后的醪糟，或者吃大米炒饭也都是缓解、平衡米饭寒性的有效方法。

5. 菽

古人用菽泛指一切豆类，而今天说的大豆专指黄豆和黑豆，不包括蚕豆、绿豆、红豆、豌豆等有鲜明个性的豆子。

在五谷之中，大豆的油脂含量最高，蛋白质、纤维含量较高，含糖量最低。正因为大豆含油高的这个特点，导致大豆是最难消化的谷物。如果饲养牲畜，那么大豆就是上好的精饲料，因为牛能反刍，不停地咀嚼，而且草食动物的回肠、盲肠很长，能够充分消化吸收大豆的营养成分。别说用大豆本身，就是用豆饼喂养出来的驴马，都会膘肥体壮，毛色鲜亮。可是人就不一样了，吃过炒豆子的人都知道，吃完了会胀气，甚至会腹痛，还会不停地放屁，而且很臭。这就是典型的消化不良。

那么大豆怎么吃，它的营养才能容易被吸收呢？中华民族除了有四大发明以外，我个人认为第五大发明就是豆腐，因为制作豆腐是充分利用转化大豆中的油脂和蛋白能够为人充分利用的技术。在西汉刘安的《淮南子》一书中就有制作豆腐的工艺记载。

为什么说豆腐的营养容易被人体吸收呢？我们来看制作流程：首先把大豆经过浸泡，用石磨磨成豆浆，过滤以后的豆浆经过煮沸就能饮用。这个过程替我们的牙齿和胃减轻了负担，也为豆浆在小肠中被酶转化分解创造了条件。熬制豆浆的过程中，锅面上会浮起一层金黄色的油皮，挑起来晾干，这就是腐竹。

如果在煮沸的豆浆中按比例加入卤水，就能制成豆腐。卤水是用盐井里面的卤盐水熬盐后剩下的黑色液体，溶液呈浅咖啡色，性热、有毒。卤水能使蛋白质凝固，人喝下去就会死亡。《白毛女》中的杨白劳就是喝下卤水死掉的。民间对卤水中毒的急救很简单，就是用热豆浆灌下去，豆浆凝固在腹中，人就得救了。中医认为，大豆性凉，于是以毒攻毒，用卤水的热毒平衡豆浆的阴寒，阴阳中和以后就凝结成为豆腐，相对容易被人体消化吸收。遗憾的是，现代社会因为卤水有毒已经不让使用了，改用石膏点豆腐。石膏也是中医常用的中药，性质和卤水恰恰相反，是寒性的，所以今天的豆腐已经不那么好吃，也不大好消化了。

我们在吃豆腐的时候，一定要记住加一些热性的作料，比如说小葱拌豆腐、麻婆豆腐、油炸豆腐，当然最有助于消化的是发酵以后的酱豆腐、臭豆腐。

根据道家理论，北方对应的颜色是黑色，属水，在季节上对应冬季，在人体对应肾和膀胱，所以冬天要特别注意补肾。中医认为，大豆能入肾、膀胱经。看一下豆子的形状，长的就像肾脏。肾为水脏，在五行属水，对应的五味是咸，对应的颜色是黑色，如果脸部出现黑色，比如黑眼圈，往往是肾气不足的表现，黑发变白也是肾气不足的表现。同样黑色食品也能够起到补肾的效果，尤其是黑豆，不仅能补肾、固精、缩尿，还能乌须黑发。把黑豆蒸熟晾干，用淡盐水送服，长期食用的话不管是治疗少白头还是老年人白发，都能取得效果。

小 雪

每年 11 月 22 日前后太阳到达黄经 240 度时，就到了小雪节气。一般在中原地区，这个时候就开始下当年的第一场雪。

下雪需要两个条件，那就是温度要足够低，空气要足够湿润。自打入秋以后，空气中的水蒸气逐渐冷凝，先变成露水，后结成霜花，最终变成飘舞的雪花。节气也从寒露、霜降，到了小雪。

但是随着全球气候变暖，北方初雪的日子渐渐延后，有时北京甚至一个冬天只下一两场雪。该下雪的时候不下雪，就会制造麻烦。民间谚语说："小雪不见雪，来年长工歇。"是说干燥低温的环境不利于农作物，特别是冬小麦的生长，还会导致病虫害的滋生，来年的收成也不会好，所以家里也不用请长工了。

另外，不下雪也会使人体感到不适。因为空气干燥，加上温度又低，人体的防线最容易被邪气和细菌、病毒攻破，导致疾病的发生和蔓延。

因为在寒冷的天气，人如果不注意保暖的话，就会直接用自己的阳气去抵御平衡寒气。很多人就是在没穿多少衣服去阳台拿东西的时候，或者早上起来刚出被窝光脚下地，或开窗通风的时候着了凉，开始打喷嚏流鼻涕，咳嗽发烧。这时候就说明人体的阳气防线已经被攻破了。这只是疾病发生的第一阶段，不算严重。

平时健康的人体会分泌黏液来温暖、滋润、保护自己薄弱的黏膜，包括鼻腔、口腔、气管支气管黏膜等，而在寒冷干燥的季节，在人体阳气已经缴械投降以后，人的体液黏液总是被外界的燥气榨干，当黏膜层失去了黏液的滋润保护以后，人体也就门户大开，任细菌、病毒长驱直入、蔓延滋生了。所以很多人在冬天，先是感觉鼻子、眼睛、咽喉干燥发痒，紧接着就会出现红肿热疼、发热、咳喘等问题。

从中医用药来讲，治疗冬天由寒冷干燥引发的疾病，一方面我们要用温热散寒的方法，另一方面，还要照顾维护人体的阴液。我们观察疾病的发生和发展，比如咳嗽，一开始是干咳无痰，在夜间咳嗽最重，这时候疾病比较严重，如果不及时治疗很可能就会深入发展。经过治疗以后，依然咳嗽，但是能咳出一些白痰或者黏痰，就说明人体的阴液在逐渐恢复。等咳嗽出了黄绿色浓痰以后，就说明人体的阳气也在恢复，离康复不远了。

在寒冷干燥的冬季，许多人认为多喝水就可以保持滋润，其实这是一厢情愿的想法。我们喝进去的水并不能马上变成自己的体液。体液的产生离不开水，但是还需要肾把人的精髓营养融入水中，才能变成有功能的体液。中医说肾在五行中属水、主藏精，说的就是这个功能。如何有效地帮助人生成体液呢？这一点广东的朋友给我们提供了答案。广东天气炎热，人体阴液损耗大，所以广东人习惯煲汤，来达到滋阴润燥的效果，这远远要比喝水好，更方便人体的吸收。

火　炕

"三十亩地一头牛，老婆孩子热炕头"——这是中国北方农民追求的理想生活。炕，也是他们重要的生活道具。很多人都对炕熟视无睹，却不知火炕还有着神奇的养生保健功效。

我小时候生活在山西大同，住的是平房，家里有一间半房子两张炕，生火做饭、点火烧炕都是我的任务。本来灶火和烟可以直接通过烟囱排出去，到了冬天，却要用石板把灶台直接通向烟囱的通道堵上，逼着烟火沿着在炕内砌好的烟道循环一圈以后再走烟囱。这样炕就能利用灶火的余热，给被褥加温，也给睡在炕上的人们带来温暖。现在看来，这完全符合现代社会提出的节能减排理念。炕烧几年以后，就要清理烟道，把炕里面积攒的烟灰、草木灰掏出来，这是非常好的肥料。

炕面上平铺的不是砖头，而是天然的青石板，最上面用黄泥加麦草铺平。炕头是指离灶台最近的那端，因为是烟火的进口，所以温度最高、最热。在家里只有最辛苦的人和地位最高的人才有资格睡炕头。以往款待客人，让人家睡炕头也是最高的礼仪。

其实，火炕本身不仅具有取暖、保温的效果，它还有很好的保健治疗的功效。

首先，火炕的治疗作用在于它质地坚硬，对人体骨骼有很好的支撑作用，骨骼得到支撑，肌腱和肌肉才能得到有效的放松。现在很多人喜欢睡软床，躺下去就能窝一个坑。这样睡的结果，表面上看很柔软舒服，其实骨骼不受力，完全都是肌肉和筋腱在较劲，睡一晚上不仅不解乏，反而腰酸背痛。很多人都是在腰背出现问题以后，才被医生告知去睡硬板床。而一生睡硬床火炕的人，一般不会出问题。因为即便有了问题，也能在睡梦翻转中，自然矫正过来。

其次，睡火炕要好于直接烤火。由于火焰的温度高，虽然会在短时间加热，但是同时消耗人体的阴液，烤得人口干舌燥。烤过红薯或土豆的朋友知道，直接用火烤，往往是表皮已经焦了，里面却还没熟，倒不如熄火以后，把它埋在热灰里面熟得均匀透彻。另外，热火会造成空气对流，往往是火烤胸前暖，风吹背后寒，一冷一热搞得人很不舒服。所以和烤火不同，火炕的热是用烟火把青石板烧热以后，间接散热。青石板加热慢，散热也慢，温度不是很烫但是持久恒定。烟火的热辐射经过石板以后，波长和频率都改变了，更接近符合人体的气血节律和节奏，这种热热得舒服、深入而且不会造成伤害。现代社会发展所谓的高科技，制造出电褥子、红外线、频谱仪等，都不如这种自然的加热和散热方式好，一旦使用不当还会造成烫伤，怀孕的妇女使用这些东西，还会造成早产和流产。由此看来某些高新科技，倒不如回归自然、亲近传统好一些。

人们在火炕上平躺的时候，人体的第一道抗寒防线足太阳膀胱经被炙热，白天受了寒，睡一觉出点汗就好了。没有病的，天天温暖膀胱经，也正是提高了自己的正气和免疫力。当人体侧卧的时候，足少阳胆经被炙热温暖，不仅能促进胆汁分泌，提高消化功能，而且能提高睡眠质量。中医理论认为，失眠的主要原因是人的胆气虚寒，中医治疗失眠症有个著名的方剂叫作温胆汤，侧卧躬身睡睡火炕，不用吃药就温胆，又何必天天辗转反侧呢？

很多人在研究健康长寿时都去寻找宫廷秘方，其实大家去看看沈阳故宫里面的清宁宫里的火炕，那是努尔哈赤、皇太极睡觉和宠幸妃子的温床，还有紫禁城内皇帝皇后成婚的坤宁宫内就有三个彼此衔接的超级火炕，就不难理解火炕对人体健康繁衍子孙的重要作用了。

冬 泳

冬季养生的基本原则是闭藏，要早睡晚起、去寒就温，一句话，就是要保暖。那么，冬泳是不是有违中医的养生之道呢？如果违背了养生之道，为什么那些冬泳的人身体却又十分健康呢？

中医经常说的一句话叫作辨证论治、因人而异、因时因地制宜。人和人的体质差异也是很大的，有的人阳气很足，即便在冬天衣着单薄也不碍事，稍微捂得严实一点，马上就流鼻血。这些人不仅穿得少，而且在冬天还喜欢吃冻柿子、冻梨。这样的人去冬泳毫无问题，他们自身的阳气足以抵御寒气，不仅不会着凉生病，反而身上会冒出热气，激发出潜能。但是这只是极少数，如果要求大众也和他们吃喝穿戴一样的话，恐怕大部分人都受不了。

有的朋友说，人的体质是可以改变的，通过锻炼也可以提高增强，平凡的花草也能变成苍松翠柏。这话不完全对，首先得看身体是什么底子。禅宗有个著名的命题叫作"磨砖成镜"，也就是说如果质地是金属铜，通过磨洗可以成为一面闪光的镜子，而一块砖头任你怎么下工夫也磨不成镜子。先天体质很弱的人，如果能慎风寒、注重保养，照样能长寿。俗话说"歪脖树不倒，药罐子长寿"，道理就是如此。可如果让这些人经风雪、做剧烈的运动，也许只有少数人练出来，而多数人早早夭亡，置之死地而后生的案例并不是很多。

冬泳的训练也一定要遵循客观规律，循序渐进，讲究方式方法。大多数人只看到了严冬的时候，人们凿开冰在水里面扑腾，而没有看到，这些人往往是从夏天就开始坚持游泳锻炼，慢慢经过秋天，到了冬天也就适应了。而且很多人坚持了很多年，台上十分钟，台下十年功。光看到冬泳的人风光的一面，没看到背后辛苦积累的一面是不行的。

再者说，我们在电视上看到冬泳的人介绍自己体质如何变好、精力充沛、不再感冒的时候，心里也要明白，电视上不会报道那些因为冬泳而猝死的人、因为冬泳受寒而落下病根的人。而且很多人在出现大病的时候，往往也不会想到这跟自己冬泳不当有关。

我曾经治疗过一位老先生，将近 70 岁，自认为体质不错，还经常洗冷水澡。可是他的身体早年受过很大的寒气，我给他做切诊检查的时候，腹内寒气逼人、气血循环很差。他洗冷水澡是因为已经感官麻木，感觉不到阴寒。后来这位老人出现了心梗和脑梗，险些没有抢救过来。经过用温阳散寒的中药调理，体质才逐渐改善，现在终于变得知冷知热了。

还有一位老者，因为患有抑郁症来找我看病，当时已经 80 多岁。检查身体的时候不仅发现脏腑的阴寒特别重，而且皮肤上长满了老年斑，特别是在肚子上，几乎都是黑色的痦子。从中医诊断上这和其心情抑郁一样都是阳气不足，阴寒凝滞的结果。老先生回忆自己在 60 岁的时候开始冬泳，游了几年突然出现心脏问题，才在西医的劝说下放弃了冬泳。

天地与人体无时无刻不在变化，所以很难用一个固定的公式或规律来概括。就冬季而言，我们看到绝大多数草木都凋零或枯死，但是仍有松柏枝叶青翠，傲霜斗雪。如果不分青红皂白，要求其他草木都像松柏看齐，也在寒冬里面不落叶、长嫩芽的话，结果可想而知——死路一条。因为它们不具备松柏的素质，暂时的落叶枯萎正是自我保护的方式。

我们看问题要一分为二，在了解自己、有自知之明的基础上去根据季节变化调节自己的生活。冬泳健身是个别人的健身方式，泡泡温泉、用热水烫烫脚也许更适合大多数人。

五畜为益

五谷是我们一生必不可缺的营养我们精气神的物质，在吃好五谷的基础上，才能谈到补益身体的另一个关键——五畜为益，也就是吃肉的补益作用。什么是补益呢？如果把人体比作一口锅，补就是补住锅的漏洞，益就是往锅里加水，是锦上添花的意思。也就是说吃肉是在五谷为养的基础上，进一步增益营养。

畜是指饲养、畜牧，是指人类把野生的动物经过驯养、驯化改良成为家畜、家禽。五畜，包括羊、鸡、牛、马、猪。中华民族的祖先在经历了狩猎、农耕两个发展阶段之后，在轩辕黄帝时进化到了能够驯服野兽、饲养牲畜的阶段。相传黄帝有一支以凶猛动物组成的特种部队，在与蚩尤大战的时候立下功劳。而饲养牲畜还需要足够的饲料，这也促进了当时的农耕种植，所以从此我们祖先的饮食进入了荤素搭配的时代。

肉食特别是人类掌握了用火以后吃的熟肉，有利于人体的快速消化吸收，大大促进心脑发育。相对于植物性的蛋白、脂肪而言，来源于动物的蛋白质和脂肪往往更香、更诱人、更解馋。吃肉还能使人七情六欲得到充分的宣泄和满足，显得更富有激情和活力，更有创新和攻击性，显得有情有义，血肉丰满。吃肉是锦上添花，那吃多少合适呢？大家知道在考古发掘时，发现了恐龙化石之后，判断这个恐龙是草食恐龙还是肉食恐龙，就根据牙齿。而判断人的饮食结构也是看牙齿，每人有 32 颗恒牙，前边上下 8 颗叫门牙，是切断动物和植物纤维用的，后边上下 20 颗牙叫槽牙，学名叫臼齿，是磨谷物和豆类用的，只有 4 颗虎牙是吃肉时啃咬撕裂用的。牙的结构是从进化而产生，除了门牙是吃肉吃素共用的以外，4 颗虎牙同 20 颗槽牙的比例是 1∶5，那么平时吃饭该吃多少肉就一目了然——荤素搭配的比例也应该是 1∶5。

现在生活水平提高了，饮食中荤素比例常常是大于 1∶5 的。可是，任何食物吃得过量都会造成灾难，肉吃多了也有麻烦。肉食一般都能催动心火欲火，很多吃多了就会出现身上起疖肿、红肿流脓，脸上起痤疮，咽喉反复感染肿痛。如果小孩子养成偏食习惯，光吃肉不吃五谷蔬菜，不仅身材发育出现畸形，连心智也会受到影响。

吃肉过多、过度的人或种族，还会出现腋臭，这也是人体自我保护排出心经毒素的一个途径。本来华人以草食为主，肉食为辅，罹患腋臭的比率不是很高。但是近年来随着人们饮食结构的改变，越来越多的人出现了腋臭。

另外，吃肉过度还有人会出现情绪心理问题，比如烦躁、焦虑、失眠、多动、易激惹、好攻击、性欲亢进等。反之，如果人想变得平静、安谧，在平和中静悟体会人生的话，吃肉就不大合适了。所以就不难理解，出家人如果不吃素，那就实在无法斩断父母、妻子等情爱的牵扯，也难做到静极生慧。

五畜为益，吃肉也有它的讲究，下面一一分解。

1. 羊

不知道大家注意到没有，在汉字里面，凡是带羊的汉字，都是美好吉祥的。您看美好的美字就是羊大，而吉祥的祥就是祭祀时用的羊。羊是容易饲养的动物，而且肉能温补，毛能纺织，全身都是宝，所以被人赋予了美好的含义。

很多人因为不喜欢羊膻味而厌恶吃羊肉，确实是很遗憾的事情。为了迎合人们的需要，有人改变羊的饲料，改良羊的品种，达到减少膻味的目的，结果大大削弱了羊肉的滋补功效。其实这种做法大可不必，完全可以用辛香的调料来遮蔽掩饰羊肉的膻味，比如葱白、生姜、香菜、小茴香、桂皮、大茴香、花椒等。我们熟悉的葱爆羊肉、芫爆肚丝、孜然羊肉等美味菜肴就是用这些调料掩饰了膻味。我们在涮羊肉的时候用的小料，香油、蒜、芝麻酱、酱豆腐、韭菜花等也同样具有去膻开胃的作用，而且这些香料还能增强羊肉温热滋补的功能。

老百姓都知道羊肉性温，适合体质虚寒的人在秋天和冬天食用。但如果体质偏热，吃了羊肉就会上火，脸上起痤疮，嗓子肿痛，鼻子流血，这种情况下还想吃羊肉该怎么办呢？这时就不能再在羊肉里面加辛温热性的调料，而是应该用一些凉性的蔬菜反佐。比如可以用绿豆芽替代葱白炒羊肉，或者用西葫芦炖羊肉，可以平衡羊肉的温燥。羊肉尽管相对好消化，但是吃多了或经常吃一样会产生食积、造成病患。要避免这种情况的发生，在吃涮羊肉的时候就要点盘大白菜，搭配着吃，涮涮油腻，或者点盘白萝卜片，生吃或者涮着吃，能够起到消积化痰的作用。

有人可能要问，蒙古族、回族和维吾尔族的同胞们每天吃羊肉，一个个生龙活虎、能歌善舞。为什么他们吃那么多羊肉不上火、不积食呢？也没见他们吃多少蔬菜啊？

答案就在他们整天喝的砖茶里面。长期食用羊肉奶酪的人必须饮用砖茶，才能够帮助消化，解除油腻。内地的人只吃肉不喝茶，又不吃蔬菜的话，就很容易闹病。

中医认为，羊得草木的精华，性温热，有补益肝胆气血的功效，能够治疗人肝血虚寒的病证。

肝脏在五行之中属木，木曰曲直。曲的时候藏血，直的时候能疏泄，也就是开闸放水。女性的月经和男性的性功能与肝脏息息相关。在《伤寒杂病论》中治疗"妇人产后腹中绞痛"，就是用"当归生姜羊肉汤"，而且还能治疗男子的"腹中寒疝，虚劳不足"。很多人说中药难吃，其实是他们没得上吃好吃的中药的病。这个方剂就以羊肉为君，用辛温的当归和生姜为臣，辅助增强温补肝血的功效。对于现代女性产后虚损、抑郁，少女痛经、手足逆冷，男性阳痿、筋骨痿软等病证有很好的治疗作用。

中医认为肝开窍于目，因此很多视力问题比如小儿弱视、少年近视、中老年花眼都可以通过调补肝的气血而缓解症状。特别是夜盲症，也叫雀盲，就是一到傍晚就看不见东西，跟瞎子一样。中医认为这是肝血不足导致的。从古至今都把羊肝煮熟，不放盐吃，治疗效果非常好。直到现在，医学才发现夜盲症是因为缺乏维生素 A，而羊肝里面维生素 A 的含量最高。中国人在几千年前就认识并运用了，这种智慧实在令人钦佩。

2. 鸡

羊肉具有温热的性质，而鸡肉比羊肉更热。

有些学科研究动物，只注意到动物的肉在脂肪、蛋白质、矿物质含量上有不同，而中医的营养学认为动物的差别不仅仅表现在量上，而是有质的差异。简单地概括说，那就是水生的动物都偏寒，比如鱼鳖虾蟹，包括水禽，比如鸭子、鹅等；而陆生的食草动物偏温，比如牛、羊、骆驼等；食肉动物偏热，比如豺狼虎豹；而飞禽则是最热的。

得出这一结论的根据一方面是对动物生活环境和习性的观察，另一方面也是最主要的，就是人吃了肉以后的身体、精神的反应。水性阴寒，水生的动物都沉潜隐秘，吃完水产品，容易出现腹痛、腹泻、阴寒凝滞、腹胀等症状，符合阴性的特点。飞禽的心率极快，翅膀扇动频率也快，早上醒得最早，生性好斗，喜欢叫嚷，一飞冲天。所以吃完鸡肉，容易让人兴奋、燥热，甚至出现流鼻血、咽痛、发热、早醒等症状，符合阳性的特点。

中医认为，鸡性热，入心、心包。能温补、鼓舞心经气血，善于治疗心气、心血不足的虚损证。中国人历来就把炖鸡汤作为妇人产后调补的首选。事实证明，这不仅有助于缓解、恢复妇女在生产中流失气血导致的体力疲乏，对于恢复妇人失血伤精以后导致的精神疲惫、消极甚至产后抑郁状态都有很好的治疗作用。一般我们选用公鸡来炖汤，性质最热的应该是小公鸡。如果滋补温热的力量不够，可以在炖鸡的时候加一些温补气血的中药，比如当归、黄芪、红花等。著名的中成药乌鸡白凤丸，就是药补和食补的完美结合。

兵法上讲究"知己知彼，百战不殆"。同样，用药如用兵，需要先了解吃饭人的体质，再了解食物的性味，配伍得当就能达到阴阳和合、寒热均衡的效果。

我看到有些地方盲目跟风，推出什么药膳。用炖鸡的方法，也就是仅仅适合产后虚寒羸弱的妇女的方法，去招待普通客人，甚至是血气方刚的青壮年男士，结果吃得很多人谢顶脱发、鼻血横流，这不仅是没有得到滋补，反而是受了热毒。所以吃鸡的讲究在于充分发挥利用鸡的风火温热之性，避免它对人体造成侵害。

除了青壮年男士，儿童和青少年也不大适合吃鸡肉。中医认为少儿是纯阳之体，好动、心率快，生长发育也快，所以给他们喝阴寒性质的牛奶，吃寒性的猪肉、鱼肉等，正好阴阳平衡，保证健康。如果给他们吃鸡，则会热上加热，对身心造成伤害。尤其目前人工饲养的鸡，在品种上选择的是早熟的鸡种，饲料也是精心调配的，生活空间也是封闭的，再加上催熟的光照刺激，所以鸡肉的热性比以前散养的、吃虫啄米的柴鸡更热更毒。

对于我们普通人来说，吃鸡，就应该选母鸡或老母鸡，而吃雏鸡或公鸡的时候，最好用阴寒的食材去中和平衡鸡肉的热性。所以中国人吃鸡最讲究的吃法就是小鸡炖蘑菇。最忌讳的就是火上浇油，在本来热性的鸡肉中加热性的香料，比如辣子鸡丁、辣鸡翅、烤鸡翅、炸鸡腿等。

事实上，当前社会已经出现了由于吃鸡不当造成的青少年的身心疾患，比如儿童性早熟的问题，有的小女孩不到十岁就来了例假。很多人说这是因为我们吃的鸡肉被打了激素，其实即使不打激素，鸡肉本身就有激发性欲的作用。在这里要提一下的是：激发性欲力量最强的是飞禽之中个头最小的麻雀，中医用麻雀来治疗男性阳痿和女性阴冷，也就是性欲低下。

除了儿童性早熟，吃鸡不当造成的疾患还有：少儿的咽喉疼痛、扁桃体肿大、多动，青少年的痤疮，成人的失眠早醒等。很多家长苦于孩子经常发烧、扁桃体反复肿大感染化脓，就是不去反思一下孩子的饮食。仔细观察一下，就不难发现，今天的发烧可能和昨天吃鸡有着密切的关系。

如果已经中了鸡肉的热毒，可以炒盘绿豆芽或苦瓜吃，也可以用莲子心或苦丁茶泡水喝，或者熬绿豆粥喝，以此来达到清热解毒的效果。

3. 牛

再来讲讲不温不凉、中性平和的牛肉。

中医认为牛肉甘平、偏温，能补益脾胃的气血津液。我们讲过，羊肉补肝、鸡肉补心，而牛肉汤则最适合脾胃虚弱、气血不足的人喝，在五谷为养的基础上，增强补益作用。特别对大病初愈，精神体力刚刚恢复的人，如果给他们吃鸡肉、羊肉，容易成为发物，引起旧病复发或高烧复起，死灰复燃。而吃阴寒的猪肉和鱼肉的话，又可能导致阴寒过重，凝滞疼痛。牛肉的平和之性，正好符合体弱人的特点。

　　虽然牛肉有这样的好处，但是如果吃的方法不当，也会引起很多问题。看《水浒传》的时候，您一定注意到了那些梁山好汉大块吃肉、大碗喝酒的豪爽劲儿。他们来到酒肆饭馆，张嘴就要切几斤上好的牛肉，这饭量着实让人吃惊，换了普通人能这么吃吗？

　　我们看看牛肉的特点，您就知道了。

　　中国古代的牛肩负着很多责任，虽然有耕牛、奶牛、肉牛之分，但是普通农家饲养牛主要还是为了耕作、运输。我们说过，理想的农民生活是三十亩地一头牛，离开了吃苦耐劳的牛，光靠人干农活是绝对吃不消的。所以让农民去杀牛吃肉是极不现实的。很多地方，在春耕的时候杀牛都是违法的，要被治罪。所以很多情况下顶多也就是老弱病残的耕牛被宰杀吃肉。这就意味着，那时候的牛肉很老、很难做熟，也很不好消化。有句俗话说"牛肉不烂，多费把柴炭"，说的就是这个道理。所以能大块吃牛肉的人，肯定有很强的消化功能，特别是消的功能，也就是能把粗硬的牛肉纤维咬断、嚼碎、研磨成乳糜。

　　也正是由于这个原因，在所有的肉里面，其他的肉都能解馋，而牛肉则是偏向充饥。吃完牛肉以后能抗饿，就像五谷里面的黄米糕一样。不同的是，吃肉的人能征好战、勇武威猛，所以牛肉是军粮当中不可或缺的主要肉食。兵法上说，兵马未动，粮草先行。而成吉思汗带领蒙古铁骑征战的时候，经常处于无后方、无后勤保障的状态。如果拖着辎重粮草的话，就不可能攻城略地，来去如风，横行欧亚了。所以，蒙古骑兵的秘诀就在于随身携带的牛肉干，也叫风干肉。就是把煮熟的牛肉切成小块，然后晒干风干，这样牛肉的精华一点也没有减少，而体积和重量却大大减轻，便于携带储存和嚼食，从而保证了将士充沛的精神和体力。

　　对于我们普通人而言，大块吃肉和吃牛肉干都不大适合，最好的方法就是选嫩牛肉，或者耐心慢火把牛肉炖得烂烂的吃。对于脾胃虚弱的人，最好不要吃牛肉而是喝牛肉汤。用牛肉汤浇汁吃小米干饭，是最好的食疗补益脾胃的佳品。当然现代社会肉牛的品种经过改良，肉质变得细嫩，牛肉切片都可以涮着吃了。即便如此，当我们吃西餐的时候还是点小罐炖牛肉为好，非要吃烤牛排的话，一定别逞能，非得要烤个半生不熟吃。

　　中医有个理论叫作以脏补脏，最有益于人体胃肠消化功能的是牛的百叶。大家都知道牛是反刍动物，它有四个胃，牛先吃饱了草料，然后把胃里面的草料倒回到口腔，慢慢咀嚼。牛的胃不仅有弹性而且肉质细嫩，在北京有名的爆肚就是用牛羊的胃过开水做成，加点香菜、麻酱吃，不仅提高食欲而且促进消化。

牛肉中还有一个宝贝就是牛筋，其实最好的蹄筋是鹿蹄筋，只不过那玩意儿普通人吃不起也吃不着，只好就吃牛的了。比起鹿蹄筋来说牛蹄筋爆发力差点儿，但更有耐力。很多穆斯林馆子做的蹄筋都很有名，比如芙蓉蹄筋、红烧蹄筋。比起牛肉来说牛筋更富有营养和食疗的价值，对于过度运动损伤筋腱的人和过度不运动筋腱软骨退化的人来讲，牛蹄筋就是很好的补益食品。

牛的全身都是宝，最有名的是名贵中药牛黄。牛黄是牛的胆结石，以前是天然形成，现在有人工培育和人工合成的。牛黄味苦、性寒，入心、心包经，能清解心脑内的热毒，醒神开窍。

著名的安宫牛黄丸是预防和抢救急性脑出血的良药，值得大家珍藏储备一盒以备不时之需。

4. 猪

猪古代叫作豕，狼奔豕突的豕。豕加个肉字边念豚，海豚的豚。如果您问猪和豚的区别，野猪叫作猪，而蓄养的家猪叫作豚。野猪性情凶猛，豁嘴獠牙，皮糙肉厚，肉质很硬，纤维很粗，囊肉脂肪却不是很多。而家养的猪，饱食终日，无所事事，不仅是阉猪，就是正常的猪也没了刚烈的本性。所以今天在日本平常吃的猪肉，就写作豚肉，如果写成猪肉的话就会被当成是野猪肉。

相比其他的肉类而言，猪肉最大的特点就是随和，它本身有肉香，但是不突出也不激烈，可以和任何菜肴混搭，随行就市，烹炒熬炖出各种美味，所以用猪肉做出的菜肴特别丰富。不像羊肉总是带着膻味，鱼总是带着腥味，牛肉总是没味，鸡肉总是鲜美容不得别的食材。

猪肉的第二个特点是油水大、肥腻解馋。以前穷苦人家过日子，缺的就是油水。改革开放以前，卖肉都限量凭票供应，人们买肉的时候都希望买点肥的、带油的，这样回去炒菜包饺子才香。还有的专门去买猪肉回家自己炼油，炼出来的猪膏凝固以后晶莹玉润，别说炒菜，就是用来拌饭吃，也足以让人把粗粮当美食。

猪油也叫大油，它有特殊香味，是植物油和其他动物油无法比拟的。比如做鱼，鱼本身蛋白质多，脂肪含量少，腥味多，香味少，所以只能浇汁入味，借助外物、外力给鱼提味。这时候，如果用大油炝锅，或者用植物油做底油，先煸炒猪肉肉丁，再放入葱花姜末炒出香味，最后放鱼，这样做出来的鱼就香。都说鱼加羊是个鲜字，依我看，鱼加猪才更香。

中医认为，猪肉性寒，入肾、膀胱经，能滋阴润燥，填精益髓。

中医治疗由于肾阴不足导致的更年期女性出现的烘热、盗汗、心烦、失眠、口渴饮水不解的症状，一般先用生地黄、地骨皮等植物药，如果不能缓解的话就会使用血肉有情之品的猪脊髓，连同黄柏、知母一同蒸熟，让病人敲骨吸髓连汤带药一起服用。这个方子就叫作大补阴煎。如果您有类似的症状，也可以不要搞得这么繁琐，经常吃点猪腔骨，少放盐，可以加点醋，多吃脊髓，少吃肉，一样能起到滋补阴液的效果。

《伤寒杂病论》中还有一个方子叫作猪肤汤，就是用连皮带油的猪肉炖熟了喝汤，能够滋补大病之后体内流失的阴液。治疗那些被称为干燥综合征的人，或者南方人到了北方，经常口鼻、眼睛、咽喉干燥，虚火上炎，脱发谢顶，皮肤干燥，甚至如同蛇皮开裂出血的人都适合喝这个方子滋补，尤其是在冬天。其实广东人整天煲汤喝汤，其中用猪蹄炖的汤就是古代的猪肤汤。

由于猪肉性寒，吃多了一则不易消化，二则阴寒过重，导致痰湿水饮、发胖增肥。所以烹调猪肉的时候加入热性的作料是必不可少的，尤其是当我们吃猪下水、骨髓、脊髓、猪脑子的时候，这种佐料仅仅是葱姜蒜是不够的，需要性热，味道更猛更沉重的，比如桂皮、八角、草豆蔻、肉豆蔻、白豆蔻、砂仁、荜茇、高良姜、吴茱萸等。每到逢年过节家里炖肉的时候，很多老百姓都会到中药店买一包配好的"肉药"，肉药的主要成分就是上面说的这些辛温辛热的香料。

猪肉里面最寒的首先是猪下水，其次是猪头肉，还有的就是猪脊髓、脑髓。以前穷苦人家吃不起猪肉，只好把别人弃置不用的下脚料充分利用起来，用比肉药更热的辣椒、胡椒等热性佐料烹制，制作出了很多美味，比如北京的炒肝、卤煮火烧、火爆腰花、葱烧肚片等。如果摄入过多，特别是不注意寒热均衡的话，比如吃猪头肉不放蒜、不喝二锅头，吃猪脑子不蘸韭菜花的话，就很容易导致阴寒过盛，出现比肥胖更重的疾病，比如血脂、血糖、尿酸的增高，导致痛风、心梗、脑梗的发作。

5. 鸭

按照《黄帝内经》的说法，应该是马肉入肺经，而我们平常饮食中马肉很少，和马算是近亲的驴肉倒是很香，也仅仅偶尔能吃到。所以只能根据中医的理论和配伍用药的实践，向大家推荐一个滋补肺的佳品，也比较常见，就是鸭肉，也包括雁、鹅等类似的水禽。

按照中医五行理论，木火属阳，金水属阴，土居中属于平性。补益五脏的动物也一样，羊肉性温补肝，鸡肉性热补心，牛肉性平补脾，猪肉性寒补肾，能补肺的鸭肉一定是性质偏凉的。

本来飞禽多是热性，而水禽则不然，它们多是候鸟，有随着太阳迁徙的本性，也就是有趋炎附势的本能，不大能抵御寒冷。

知道鸭肉是寒性的，我们就明白了北京烤鸭为什么好吃。我在介绍吃鸡肉的时候提醒大家不要吃烤鸡翅、麻辣鸡翅，因为那会火上浇油。而吃鸭子的话，烤着吃正好平衡了鸭子的寒性，吃起来最香而且容易消化。以前北京的烤鸭是焖炉烤鸭，以北京便宜坊最为著名。后来经过改良，全聚德发明了挂炉烤鸭，其实也不是全聚德发明的，而是在清朝宫廷里面就有这种做法，只不过是全聚德把它引进到民间罢了。挂炉烤鸭的优点是容易掌握火候，不像焖炉烤鸭，炉子一关就跟烧瓷器似的，全凭烤鸭师傅的经验，听天由命的成分多。而挂炉烤鸭开门烧烤，方便观察，而且通风透气，烤出来的鸭子外焦里嫩，比焖熟的鸭子吃着爽口。

吃烤鸭时还要用白面做的荷叶饼，卷着鸭肉和葱丝、萝卜丝，蘸着甜面酱吃。葱丝性热，能通阳散寒，反佐平衡鸭肉的寒气；萝卜丝性温味辣，能消食化痰，解除鸭肉腥味和油腻。甜面酱经过发酵，能够帮助消化阴寒的鸭肉。这么吃烤鸭，最后再喝碗鸭汤抹抹缝，就是最好不过了。

我们也可以利用鸭肉的寒凉之性，去治疗一些肺经的津液、精血不足导致的病证，比如皮肤干燥、毛发焦枯脱落、咽痒干咳无痰、自汗盗汗、大便干燥、肛裂痔疮出血等。

在秋冬两季，由于空气中的水蒸气凝结成露、霜、雪降落到地面，所以空气湿度特别低，特别容易掠夺人体皮肤、黏膜表面的水分和体液，出现皮肤、口腔、咽喉、鼻腔、眼睛的干燥、瘙痒。而且这种干燥不是通过喝水就能得到缓解的，因为要把水转化成人的体液还需要一个消化过程，需要添加人体的精髓。所以从中医治疗角度来讲，对于症状比较轻微的人，我们建议用吃水果、喝果汁的方法补充人体津液，如果水果不能解决问题，就需要用血肉有情之品，性凉入肺的鸭肉就是首选。很多人都会煲老鸭汤，这时候一定记住不要加辛温的作料，也要少放盐，不要放味精。这样熬出来的鸭汤浓稠如奶，滋阴润燥的效果最好。如果需要增强鸭汤的滋补效果，可以在鸭汤中加入沙参、麦冬、山药等清润肺经的中药，有条件的话也可在里面加入虫草，但是别放太多，因为虫草是热性的。

南方人吃的板鸭、咸水鸭与北方的不同，不仅性质偏寒，而且味道偏咸，油腻偏大。倒是广东人吃的偏皮鸭最奢侈，只吃一只鸭子的皮，鸭皮正是鸭子里面最补益肺的部分，因为按照中医理论来讲，肺主皮毛嘛。由武汉兴起的鸭脖子能风靡全国也有他的道理，食客们都知道要吃活肉，也就是动物身上经常活动的肉，那里气血通畅，味道最鲜美。另外鸭脖子都用辣椒、花椒煮熟，正好平衡寒气。从人的饮食习惯来讲，啃骨头比吃肉香。所以慢慢啃咬鸭脖子，咂摸其中滋味，就和慢慢剔肉吃螃蟹一样，不仅解馋还能过瘾。

大雪说寒湿

随着大雪节气的到来，中原地区的雪会变得更多、更浓重、更频繁。这时候摄氏零度线已经从北到南覆盖了我国大部分疆域，在南方的某些城市还会出现冻雨，天气又湿又冷，相对于北方低温干冷，南方这种湿冷带来的伤害往往更大。

"六淫"邪气除了单独祸害人体以外，还经常结合在一起，给人体造成更大的伤害。在大雪节气，正是寒邪和湿邪肆虐的时候。湿邪和寒邪一样都属于阴邪，容易伤害人体宝贵的阳气。湿邪致病的特点，首先是重浊黏腻。当外界湿度高的时候，人体的内部阳性器官六腑的传化功能就会受到遏制，没有经过完全消化的水谷精微就会以半成品的形式被五脏吸收，这时候就会出现清浊不分，清气不升，浊气不降。

所谓清气不升，也就是营养精气得不到上升，人会感到浑浑噩噩，头很沉重，如同被蒙着、裹着，中医称之为头重如裹。加上寒邪的共同作用，还会有头痛，有的在前额，有的在两侧，有的在颠顶，有的在后脑勺。

湿邪还会使人的体液和血液变得黏稠，不容易流动，使痰涎增多，小便浑浊。舌苔会变得很厚很腻，如果伴有寒邪，舌苔往往是白色、灰色甚至黑色。究其根本都是肠胃受了寒湿的缘故。还有很多人的大便拉不干净，拉完了还想拉，拉出来的东西黏黏腻腻，放水冲一次都冲不干净，这就是浊气不降。

受邪时间长了，湿气会下流，停留凝滞在人体的末梢和下身。有的人出现脚气水疱、瘙痒，一挠就流黄水，有的人在阴囊、阴道周围长湿疹。寒湿侵入到人体气血最弱的关节的时候，就容易引发关节肿痛，就是俗称的关节炎。很多人到了变天的时候关节会隐隐作痛，到了雨雪天气的时候，肿痛会加重，甚至不能走路。

寒湿阻遏六腑阳气的时候，人也就没了胃口，中医称为纳呆。别说吃肉进补，闻到油腥味也会恶心。出于本能，在这种情况下人喜欢吃香辣刺激的东西来开胃。辛温、辛热的食物和药物可以补益振奋六腑的阳气，消除排空体内的寒湿，创造和维持体内的小环境。这样您就不难理解，在四川、湖南、贵州等地的人们为什么那么喜欢吃辣椒、花椒和胡椒了。

对于凝滞于末梢的湿邪和寒邪导致的湿疹、冻疮和关节痹痛，中医专门有散寒除湿的药物，有些会有一些毒性，必须在医生指导下使用。此外，在家饮用药酒也是一种好方法，比如五加皮酒。用纱布包适量的五加皮，泡入米酒中，一般 15 ～ 30 天后去渣饮用，每天喝一到二两，可以祛风湿，强筋骨。

当然有病治病不如未雨绸缪，在大雪节气保暖、防寒、防湿依然是养生的必修课。

咳　嗽

冬季许多人都容易咳嗽，事实上，咳和嗽虽然经常连起来说，却是属于两个概念，下面就来讲讲这其中的区别。

先来说咳，当遇到外部污浊的空气或者冷空气，气管内痰液分泌就增多，这时候气管、支气管通过大幅逆向运动，来排出气体或黏液，这种反应就是咳。如果吃饭、饮水时谈笑、打闹，容易把水或食物呛到气管里面，引起呛咳，这是特殊情况下的咳，也就是肺的气管、支气管自动的排异反应。

什么是嗽呢？很多人在吃饭以后就会不停地吐痰，原因就在于吃得过多，或消化能力相对太差。也就是胃里有痰上来糊嗓子，影响发声。所以曲艺界还有饱吹饿唱的说法，也是这个道理。

简单地说，咳是气管振动，排出浊气和痰涎；而嗽是食管振动，同样排出痰浊黏液。咳属于呼吸系统的问题，嗽属于消化系统的问题。金元时期的中医名家刘河间说过："咳是肺气伤而不清也，嗽是脾湿动而为痰也。"咳嗽有密切的联系。中医常说："脾为生痰之源，肺为贮痰之器。"从治病求本的角度上讲，脾土生肺金，如果人痰涎过多、不停地咳的时候，一定要切断源头，从提高消化功能、治疗脾胃入手。尽量不要用抑制中枢神经的止咳药，这些药物和止痛药一样，不是解除病痛而是让人感觉不到病痛。吃完了不咳了，但是病根并没有解决，很容易复发。反复使用，还会让人成瘾。

治咳必须分清顺逆。中医治疗的原则是因势利导，助肺排痰，不能一味止咳、镇咳。治咳的时候，从促进排痰的角度来讲，我们多使用辛味药物宣发肺气，比如桔梗、麻黄、薄荷等。碰上干咳、燥咳甚至咯血的时候，我们多使用一些清凉滋润的药物，比如麦冬、北沙参、天冬、西洋参、桑叶、山药等。这时候如果人的脾胃功能比较差，消化不了阴寒属性的中药的话，还需要先健脾再治咳。这就是为什么慢性咳，特别是干咳治疗周期很长的缘故。

尽管咳与肺气直接相关，然而除了肺，其他脏腑也会影响到肺导致咳。《黄帝内经》上讲："五脏六腑皆令人咳，非独肺也。"临床比较常见的是心咳和肾咳。心咳是由于劳心过度、心火克伐肺金。这种咳一般在激动、紧张时加重，以半声咳为主，夜间重，甚至有盗汗。肾咳以咳而遗尿、鼻头寒凉为特征，是命门无火，督脉不温，鼻子吸入的空气无法加热，刺激肺产生咳。

咳是肺气上逆，嗽是食气上逆。治疗嗽的关键在于节饮食、消积滞，控制饮食摄入的速度也是很关键的。治疗嗽时，我们多使用焦苦的药物，用来帮助消化，因此治疗嗽的药物离不开半夏。半夏这种药物味苦、性温，有点小毒，但是它能清降食道和胃里面的寒痰，散这种冷的结滞。在《金匮要略》中记载："妇人咽中如有炙脔，半夏厚朴汤主之。"所谓"咽中如有炙脔"就是说嗓子里面老有一种像很干燥很热的烤肉的东西，想吐吐不出来，想咽咽不下去的症状。

另外消化寒痰食积最好的方子，就是三子养亲汤，这"三子"就是萝卜籽也就是莱菔子，紫苏的种子叫作苏子，还有我们经常用来作芥末的那个白芥子。把这三个子煎汤服用，专门治疗一些寒气特别重，特别是一些老年人的寒痰这种嗽，就是不停地吐一些白色的黏液和黏沫。这和吃生鱼片时用的作料——芥末、紫苏叶、萝卜丝是完全一样的，都是中医消食化痰的传统用药。

哮

冬季是哮喘病的高发季节，但哮和喘却是两个不同的概念。肺主气，司呼吸，激清扬浊，吐故纳新，是为常态。如果呼气不利，吸气不畅，就会出现哮喘，此为病态。简单地说，哮是呼气的时候发出鸣响，喘是吸气困难，导致呼吸节奏加快。一呼一吸，病本不同，两者如果同时出现，就称之为哮喘。下面先来说说"哮"。

哮是呼喊的意思，杜甫有"熊罴哮我东，虎豹号我西"的诗句，说的是野兽的咆哮、嚎叫声。可见哮不是人发出的正常声音。

人能发出这种不正常的哮鸣，是由于呼气受到了阻碍、挤压，产生了高频的尖锐的声音。最常见的哮，就是人们所熟悉的鼾声，就是呼噜声，是鼻、咽部气道被堵塞以后引起的。当深部气道包括气管、支气管、肺泡出现阻滞的时候，哮鸣就产生了。这时即便是人静坐的时候，也能听到胸腔内鸣响，老百姓称之为吼子，哈吼气喘，呼吸都费劲。

根据病因的不同，哮分为不同的情况，治疗的方法也不一样。要想对症下药，先得辨别症状的特点。

1. 过敏性哮喘

现在比较常见的是过敏性哮喘，也就是当患者食入或吸入特定的物质以后，哮喘就会大发作。治疗这种哮喘应该本着急则治标、缓则治本的原则。哮喘发作的时候，应当及时使用扩张气管的 β_2 受体激动剂类气雾剂，或口服缓释茶碱类药，配合吸入糖皮质激素气雾剂，以免出现窒息。

现代医学发现，有些过敏体质的人在吸入尘螨、花粉、冷空气以后，或摄入鱼虾、芝麻、贝壳类、坚果类、奶制品甚至小麦制品以后，会引起支气管壁发炎、肿胀，同时产生黏性重的分泌物，痰涎积聚于支气管内，产生哮喘。还有一些有气管炎症反复发作的病人，虽然与过敏无关，也是痰阻气道出现哮鸣。

中医认为，所谓过敏不过是人体阳气衰微或者阴寒内盛，不足以抗衡、消化外来的寒气和寒凉性质的食物，以至于诱发或添加了体内阴寒的痰涎黏液，阻塞气道。如果提高小肠的温度，使消化酶得以正常工作，就不会出现这种过敏现象，痰涎黏液也会化解成为正常的津液，供人体使用，而不是危害人体。所以治疗初期中医也建议病人避免食用会导致过敏的食物，慢慢随着体质的改善，胃肠温度的提高，异体蛋白得以顺利转化，人就可以脱敏，随意吃东西。

预防过敏性哮喘，在平时应当注意增减衣物，避免外感，节制饮食。俗话说：家无内贼，引不来外鬼。如果病人没有阴寒、痰湿的体质，也不会有什么过敏反应。如果体质改变了，吸入或摄入以前过敏的东西仍然会安然无恙。现代医学对改善体质没有办法，总是拿基因做文章，把哮喘归咎于遗传。但是一切病因发生发展，都必定有其条件的存在。这就好比有种子，可是没有合适的土壤、温度、湿度、肥料，它也不会开花结果。就算有了哮喘遗传的基因，如果没有特定的身体条件，它一样不会发病。据我的观察，小儿过敏性哮喘的原因，基本与冷饮、甜品、肥腻有关。如果管不住孩子的嘴，想根治哮喘，那是不可能的。

2. 心源性哮喘

哮喘中最为严重的是由于左心衰竭引起肺血管外液体过度增多、渗入肺泡而产生的。临床表现为呼吸困难、紫绀、咳嗽、咳白色或粉红色泡沫痰。此类病人多有高血压、冠心病、风心病、二尖瓣狭窄等病史和体征，两肺不仅可闻及哮鸣音，尚可闻及广泛的水泡音，被称为心源性哮喘，中医称为肺胀。

3. 睡眠呼吸暂停综合征

现在很多人患有"睡眠呼吸暂停综合征"，其特点就是呼气尖锐鸣叫，甚至有呼哨，而吸入困难，有的出现短暂的呼吸停顿，直到憋醒。简单分析，有人认为是悬雍垂也就是小舌头肿大，压住了气管，有的就一切了之。但是过了不久问题又依然如故，病人反倒增添了呛咳的毛病，因为吃东西的时候，小舌头没了，吞咽时覆盖不住气管，导致饮食经常跑到气管里面。

从中医角度来看，应该从调整脾胃消化入手治本，再去清理肺内和大小气管内的痰液。有句古话叫作"脾为生痰之源，肺为贮痰之器"。营养过剩，脾吸收过多，容易形成痰饮，阻塞在肺和气管内造成呼吸不利，甚至窒息。所以晚上可以早吃饭、少吃饭，或者不吃饭就睡；多吃点化痰消食的白萝卜等都有好处，把体重、血脂降下来，呼吸才会改善。

哮喘的病因先讲这么多，提醒大家一定要及时就医，对症治疗。

喘

喘是吸气节奏加快，《说文》中讲"疾息也"。息是呼吸之间的停顿。正常人呼吸从容不迫，在吸入清气之后和吐出浊气之前，都有一个短暂的停顿。停顿越长，说明清气越深入，全身经络血脉通畅。练功修行的人，甚至能做到踵息，绵远悠长，一口气吸到脚后跟。歌唱演员一般用腹式呼吸，气沉丹田。人在剧烈运动的时候，或者在高原，外部缺氧的条件下，呼吸节奏自然会加快。而经络血脉瘀阻闭塞的人，则只能做浅表呼吸，而且呼吸之间紧迫、急迫，根本没有间歇停顿。严重的时候，病人张口抬肩，大口喘气，不能平卧。病危的时候，出气多，进气少，气息游离在喉头舌下，仿佛游丝一般。

出现喘的原因，有的与哮相同，如痰阻气道，气管本身痉挛，肺泡被堵塞，这些属于邪气实。如气胸，由于胸腔进入空气，使肺叶受压萎缩，无法进行正常气体交换，出现急促喘息的症状。用针管吸出空气以后，肺叶得以伸张，肺的功能也就恢复了。

相对于气胸而言，痰浊瘀血堵塞气道造成的哮喘虽然比较严重，但只要治疗得当，排出瘀阻，清气得以深入，自然就不喘了。

当然有些病邪是过于沉重深入，无法清除的，比如煤矿工人工作条件恶劣，工人会吸入大量煤灰粉尘，这些人平时吐出的痰都是黑色的，时间长了就会形成矽肺病。还有开采石棉矿的工人矽肺病更加严重，会造成肺癌。

老年人喘的主要原因是正气虚，也就是肺和肾功能衰退，金水两亏。中医认为肺主肃降，肾主吸纳，肺和肾有母子相生的关系。早期的喘仅仅是肺气不足，时间长了母病及子，导致肾虚，不仅气短喘息加重，甚至会出现水液潴留浮肿等症状，就好比把茶壶盖上的小孔堵上，茶水就倒不出来。这种虚喘好发于那些劳心劳力过度、讲话过多的人身上。俗话说，日出千言，不损自伤。

治疗这类虚喘，我们一般用生山药熬粥或煎汤代茶饮最为合适，必要时可加入西洋参和黄芪。喘伴有干咳的人，用滋润肺阴的北沙参、麦冬、川贝母等，或者就用秋梨蒸食。川贝母是补肺气、止血生肌长肉的良药。对于已经有肾虚症状的喘症，我们除了用植物药以外，还应当用血肉有情之品，蛤蚧、紫河车等。对于气短甚至气绝的病人，我们用大剂量的山茱萸煎汤顿服，或者用人参煎汤顿服，确有起死回生的效果。作为平时保健的话，我们建议那些演员和播音员可以用太子参、五味子、麦冬泡茶喝，这个方子叫作生脉饮。

冻　疮

在北方，由于寒冷加上干燥，特别容易出现冻伤，使得人暴露在外的皮肤出现干燥、皲裂、脱屑，老百姓称之为皴了。这并不是长了癣，而是表皮和毛细血管受了损伤。如果寒冷加剧或者像南方不是很冷，但是很潮湿，家中又没有暖气，就会形成更深度、达到肌肉的损害——冻疮。

冻伤和冻疮一般容易发生在人体的末梢——手指、脚趾、脚后跟和耳朵。为什么会出现冻疮呢？寒冷冰冻的外因作用当然很重要，但是更为重要的原因就在于气血不足或经络血脉阻滞。

就身体而言，身躯是本，肢体是末。气血不足的时候，人的本能反应就是要舍车保帅，牺牲末梢气血供应，保证内在脏腑的需要。所以很多人先是出现手脚厥逆，进而出现皮肤变色，先是煞白，再就是红紫，遇冷痛，遇热痒。挠破了，还会流清稀水液。最后变色的皮肤下逐渐出现硬结硬块，痛感加重，有时硬块还会干燥、开裂，会整整一冬天咧着小嘴，到了春夏也许能愈合，但是来年还会在同样的地方再犯。

我20世纪70年代初生活在山西大同，天气很冷，加上当时食品都是定量供给配给，虽然没有挨过饿，但也是半营养不良状态，手脚都长过冻疮。当时治疗冻疮的方法也很简单，就是用茄子秧或辣椒秧煮水，然后用温热但是不烫的水泡手泡脚，连续泡几天，就能发现冻疮的发硬部位开始变软，开裂的角质层也逐渐软化脱屑，局部感觉逐渐由痛变痒，最后创口愈合，硬结消失，冻疮痊愈。在东北还有用卤水，也就是点豆腐用的那种热性的有毒的水泡手脚治疗冻疮的，效果非常好，但是目前原材料卤水并不容易找到。大家可以去中药店买上祛风散寒、活血通络的中药，煎汤外洗，泡手泡脚。我给大家提供一个方子，每次用炮附子30克，细辛10克，羌活30克，独活30克，苍术50克，当归30克，红花20克，煮上一脸盆水，中火熬上20分钟，稍微放凉一下就可以用了。外治冻疮，忌讳用太烫的水，应该是先用温水慢慢添热水。这好比吃冻柿子，如果你用开水浇，那柿子就烂了。如果用冷水泡，就能在柿子周围拔出一层冰壳，冷冻解除了，柿子完好如初。治疗冻疮也是同样的道理。

今天，我们常看到一些营养丰富、气血充盈的人同样会长冻疮，这又是怎么回事呢？原因就在于气血经脉不通畅。这些人表现为上热下寒，也就是手脚冰凉，会出现冻伤和冻疮，而他们的头面咽喉却常常出现热性症状，也就是脸上常常起青春痘，头皮上经常起火疖子，头皮屑也多，有的还会脱发。有的人口腔内和舌面上经常起溃疡，有的人咽喉扁桃体经常出现脓肿反复感染。另外一个典型的症状就是心理问题，这些人性情偏激，容易上火气急，烦热焦躁。

中医把这种上下隔绝不通造成的上热下寒证称为痞证，治疗这种病证关键在于疏通，使热气下达、阴寒蒸腾上升，最终达到水火既济、阴阳平衡的目的。针刺和按摩治疗效果最好，以针引气，可以透达末梢。自我按摩的话，必须先找到冷热的分界线。以治疗手上冻疮为例，有的是在肘关节，有的是在内关、外关，有的是在手腕，有的在掌指关节。然后从分界线开始向下推揉，直到手心出冷汗，指尖变热为止。这样能够有效地通畅血脉、治疗冻疮。

抑　郁

在秋天，健康人的心态是容平，就是从容平和，而不健康的人在秋天会出现两种病态的情绪和情感，就是愁和悲。那么到了严寒的冬天，人们又会有哪些健康和病态的情绪呢？

《黄帝内经》说冬天应该"使志若伏若匿，若有私意，若己有得"。第一句是说自己的志向完全不暴露，也不显露。若有若无，想干什么愿望也不特别强烈，说没有吧，也有点。"若有私意"，是说冬天就是关爱自己的时候。应该照顾自己，冬天自己阳气弱的时候不要过度显露自己的爱。"若己有得"，中医强调的恬淡虚无，那个恬的感觉就是自得其乐，就是自己独处、与自己谈话、自己交流的时候，这也是我们练功静坐最好的时候，这时候天地人都是静的，不闹腾。如果是在春天夏天去站桩、静坐，就有可能闹腾静不下来，而冬天完全可以。

健康的人是这样，或者说想健康的人就应该这样。而病态的人则恰恰相反，他们不顾天寒地冻，依然暴露自己的身体，不分时间地点场合，不分敌友亲疏，暴露自己的内心，结果让寒邪入侵，轻则伤身损体，重则寒心伤神，导致抑郁的发生。冬天是抑郁高发季节，原因在于心气、心火在冬日的阴郁和严寒中被压抑、湮灭。

抑郁的最早状态是哀，哀是同情怜悯，是欲爱而不能的无助心态，是心气不足的早期表现。陷于这种状态的人，总是关注事物的阴暗面，看电视也总是看悲剧、悲惨的一面，悲悲切切，哭哭啼啼。古语说"哀莫大于心死"，哀到了一定程度，就怎么也高兴不起来，对一切都丧失了兴趣，质疑自己活着的价值和意义，甚至会有自伤、自残、自杀的倾向。

中医把抑郁症称之为癫，《灵枢·癫狂》中说："癫疾始生，先不乐，头重痛，视举目赤，甚作极已而烦心。"大意就是说癫病开始的时候，病人怎么也高兴不起来。不仅头晕、头重、头痛，还经常翻白眼。癫症发展下去有两个结果，一个是转化为躁狂症，出现眼红、心烦、不睡等问题，另外一个就是昏睡不醒，眼光发直，卧如僵尸。

很多人没有医学常识，试图通过做思想工作、心理咨询让患者高兴起来，往往无济于事，有的患者有不高兴的原因，大多数患者事事如意，可就是不快乐。其实这已经是生理问题，不是意识层面能解决的。无论是自己还是家人朋友出现了这种情况，一定要去医院诊治，按照医嘱服用药物，切不可掉以轻心，造成不可挽回的损失。

中医对抑郁症有独特认识和治疗，下面会详细介绍。

1.防患于未然

目前流行时髦的病——抑郁症和躁狂症其实古已有之，并且中医还从自身的角度发现、认识了其发生发展变化的规律，摸索出了相应的治疗手段和方法。

古人把抑郁症叫作癫，把躁狂症叫作狂，如果一个病人两种症状交替出现，就被称为癫狂，现代医学称之为双向情感障碍。

中医向来重视疾病的预防，《黄帝内经》教导我们"上工不治已病治未病"，也就是说最好的医生是帮助病人预防疾病、把疾病消灭在萌芽状态。那么抑郁症究竟是怎么得的？根据中医理论怎么预防抑郁症呢？

首先，抑郁症的发生有其地域和季节因素，也就是说自然界的阳光温度会对人的心情、心理产生影响。在纬度高、日照时间短的地方，秋冬季节抑郁症的发病率比较高，比如在高纬度的北欧、加拿大，还有日照时间短、雾霾阴雨较多的英国爱尔兰等地；相反，在热带赤道地区、光照时间充裕的新疆、西藏等地区，人们往往能歌善舞、热情洋溢，抑郁的阴影就少一些。

其次，身体和表面的病痛如果逐渐发展深入，会影响人的脏腑，进而影响心神。人受寒以后会逐渐向心性蔓延，厥逆的程度会从四肢末梢到掌指（趾）关节、到腕踝关节、到肘膝，会从皮肤到肌肉、到血脉、到筋腱、到骨髓，而心包是最后的堡垒。就像紫禁城，心神就像是皇帝君主住在里面，心包被攻破的话，就是病入膏肓，黯然神伤，人就会出现没意思、痛不欲生的心情，产生自残和自杀的念头和行为。就像李自成攻破故宫，崇祯皇帝先杀家人孩子，然后上吊自缢一样。认识到这种先伤身后伤心的疾病演变过程，我们就要先重视自己的身体健康，然后再关注自己的心理精神健康。肉身的伤害破灭、生理功能的衰退是心理精神出现问题的前提。我之所以反复强调在冬季的防寒保暖，其实预防的不仅是冻疮、痛经，而是有更深刻的含义。

另外，预防抑郁症还要养精蓄锐。中医说人体有三宝——精、气、神，老百姓也经常说精神。精是神的物质基础，没有精哪有神？抑郁症既然是心神出了问题，那么从根儿上找原因，就得问问精哪去了。

精不是看不见摸不着的玄虚的东西，而是实实在在的物质存在。人体最宝贵的精髓就存在于我们的骨子里面。精转化为液，濡养、滋润全身。由三焦温煦气化，化骨髓为液先润骨，骨头就有弹性。很多老年人由于精不足，骨头干脆，稍微磕碰就会骨折；再润筋，就是肌腱，很多人抽筋或者肌腱摸上去咯楞作响，也是精血不足的表现；再润脉，精不足则动脉硬化，毛细血管脆裂容易出血；再润肌肉，精不足则肌肉萎缩干瘪；再润皮肤，精不足则皮肤干燥皴裂，皮下没有脂肪；最终滋养毛发，精不足则毛发干枯焦黄，或者脱落。

人体的津液，津可以通过饮食来补充，而液必须由精化生，包括血液、唾液、精液、白带、泪液、汗液、胆汁、胰液、胃肠黏液等。白血病、再生障碍贫血的病人必须要做骨髓移植就是这个道理。人之将死，汗出如油，也是精枯脱液的表现。大吐大泻的病人，损失的也是精液。伤精之最莫过于遗精、带下、堕胎、失血。

很多人为了减肥瘦身，除了不吃五谷和肉食补益精血以外，还乱用催吐药、发汗药、泻下药，流失自己宝贵的津液精血；还有的人动手术抽吸脂肪、灌肠、洗肠，这无一不是在摧残自己的身心健康。而事实也证明，这些人的最终归宿都是失精伤神，跻身到厌食症、抑郁症的行列。

那么，如何保持良好的心理情绪呢？

2. 心平气和

保证身体健康、生理功能正常，才能有效地预防心理精神问题。下面说说如何保持良好的思维和情绪习惯，避免由于内伤而导致抑郁症的发生。

中医把外界天气、气候变化导致人体发病的原因归结起来，称为"六淫"，就是风寒暑湿燥火。与此同时，中医把内在情绪过度变化导致人生病的原因归结为"七情"，我们经常说七情六欲，这七情就是喜怒忧思悲恐惊。

七情比六淫更可怕，因为六淫伤在体表外面，而七情是直接触动内心，是内伤，严重的就会伤心伤神。情绪人人都有，不然的话人就形同僵尸，了无生趣。但是任何事情都有个限度，情绪的过度变化就会影响人体气血的运行，严重的会直接扰乱人的心神，甚至置人于死地。

有句成语叫作心平气和，意思就是说，人在情绪平稳、平静，不是起伏跌宕的时候，气血运行会处在最和谐和睦的状态，也就是最健康的状态。相反，情绪剧烈波动，就会打乱这个平衡、协调的状态，出现逆乱、混乱的局面。

中医的七情致病理论，明确地描述了这些病理变化特点。怒则气上，大怒伤肝；思则气结，忧思伤脾；悲则气消，大悲伤肺；恐则气下，惊恐伤肾；喜则气缓，大喜伤心。

您看，本来是一团和气，被这些情绪变化搅扰得七上八下、忐忑不安，人心先起伏不定。如果心神离散，就会出现严重的不安，抑郁症的病人就会出现惊恐不敢独处、出逃的症状。

人在生气的时候，气血是向上奔涌的，岳飞的词句——怒发冲冠，形象地描绘了这一情况。严重的气血上冲，会使人出现血压升高，心跳加速，甚至会导致颅内出血、颅内高压、脑疝，如果抢救不及时就会导致死亡。本身就有宿疾的人如果动怒的话，会加重固有疾病的程度。诸葛亮三气周瑜，最终就是气得周瑜金疮迸裂，吐血而死。

我们很多人习惯压制、压抑自己的怒气，忍气吞声。可是不管咽得下、咽不下这口气，这样做对自己的身心都会造成伤害。郁怒的结果就是导致身体产生郁结，以后会形成各种增生、瘀血和肿瘤。中医常说的气滞血瘀就是指肝气不条达舒展。还有人习惯在生气的时候吃东西，有的人甚至是边吃东西边流泪，而且吃起来没有饥饱也没有节制，近乎自虐。生气的时候气血上涌，吃东西是强迫下压，这样矛盾对立的结果就是在食道、胃肠中形成梗阻、瘀滞，开始的时候东风压倒西风，还能咽得下去，以后就会呕逆干哕，甚至会在消化道形成肿瘤。最不好的是，人会对食物、场景形成通感共鸣，以后在吃东西的时候伴随产生不良情绪，有的甚至会导致厌食。

我要提醒大家，吃饭的时候别生气，生气的时候别吃饭。如果生气的时候或者是余怒未消的时候正赶上饭点，那最好别吃东西，别往肚子里面塞东西，这时候吃的东西再好，吃进去也是毒药。缓一缓，等情绪平复以后再吃。

还要提醒家长们，不要在吃饭的时候数落、斥责甚至打骂孩子。孩子犯了再大的错误，等吃完饭再说。体罚孩子，不让吃饭不对，边吃饭边骂就更不对了，这是对心灵的摧残。遗憾的是，我们现在的三口之家白天都在外面奔忙，晚上聚在一起，所有的矛盾和冲突都在晚饭上爆发，搞得大家不欢而散，实在是得不偿失。

那么，如果已经生气了，要如何化解呢？

3. 捶胸顿足

情绪、情感的变化是非理性的，很大程度上是不以人的意志为转移的，让人有意地去放松、入睡、改变情绪等几乎是不可能的。所以，非理性的问题应该用非理性的方法来解决。通过休息，暂时忘我，让心神得以回归，也就是利用人的自愈、自我修复能力进行恢复。

无论情绪、情感都涉及一个心字，中医理论认为，心的外围是心包，动心的初级阶段就是触动心包，如果大喜之后大笑了，能量就释放出去了，一笑了之，没有后患。如果大喜以后没笑出来，能量郁闭在心包进而入里影响心神，就会使人疯癫。范进中举以后的表现就是如此，后来被他岳父打一巴掌，吐出一口黏痰才清醒过来。所谓痰迷心窍就是指体内的黏液阻滞了心包的气血运行。依此类推，如果大怒之后没有吼叫，大悲之后没有哭嚎，忧虑之后没有吟唱，惊恐之后没有尖叫，疼痛的时候没有呻吟，这些邪气都会郁闭在心包，一直影响人的心情。释放这些邪气的方法之一是情景重现，再次体验到当时的情绪情感状态，找机会发出去。这需要一个高超的大师通过谈话来逐步调意、调情。汉代枚乘的《七发》记载了一个精彩的通过谈话调动太子的情绪、情感精神，最终疾病霍然而愈的案例。西方医学的催眠术也有类似的功效，可惜只对心理脆弱容易接受暗示的人有点儿帮助。

通过改变拘谨、压抑、紧张的姿势可以调节人的心理。观察一下婴儿睡觉的姿势，他们都是扬起双手。我总是建议患者学习婴儿，用举手投降的姿势躺下，双手双腿都不要交叉。很多人开始并不习惯，不是肩膀疼痛就是双臂发麻，慢慢的他们就感觉到了背部肌肉的放松，体会到了放下、无所谓的心态，逐渐适应了这个姿势，心气舒畅，酣然入梦。

在五禽戏中的猿戏中，就有模仿猿猴扬起双臂大步行走的动作。现代人习惯于双臂下垂，结果就是压抑、阻滞心气的流通。因为心经就是出自腋下的极泉穴，过肘、沿尺骨止于小指根内侧。猿猴在树上闪展腾挪，上蹿下跳，都离不开手臂的伸展发力。而现代人很少会做类似的活动，时间长了就会自觉心情压抑不舒畅，更有甚者会出现气血郁闭在腋窝，导致失眠、心悸、无脉、手臂手指发麻等症状。自己缓解的方法就是打打篮球，练练单杠、双杠。治疗的方法就是练习导引、五禽戏、八段锦，或者直接让医生用针刺疏通郁闭的经脉。

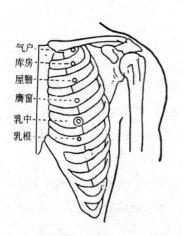

有的人愤怒的时候，会用后天意识设计好的动作，比如打沙袋、摔盘子砸碗等来发泄，这其实都是不解恨的，因为它没有沟通心神。疏导情绪最有效的方法是找到邪气郁闭、聚集停留的地方，疏通经络，鼓荡而去。看看动物们或者婴儿们无意识的表现，我们就知道了应该怎么做。比如说大猩猩被激怒以后的招牌动作，就是双拳击打前胸正中，这个动作对人也是有效的。心包的募穴就在前胸正中的膻中穴，具体位置就是两个乳头的正中间。所谓募穴就是募集的意思。《内经》上说，膻中者，喜乐出焉。乳头上方还有一个穴位叫作膺窗穴，人们常说的义愤填膺就是说怒气往往会积攒在这里。很多女人在月经前出现乳房胀痛，也和郁怒积怨有关。捶胸就是击打膻中穴、膺窗穴，让邪气散开，如果辅助长吁短叹的呼吸疗法，加上将刮手臂内侧的心包、心经直到手心出汗，或者在肘弯处刮痧放血效果会更好。

冬　至

早在两千五百多年前的春秋时代，我国已经用土圭观测太阳测定出冬至来了，它是二十四节气中最早确定出的一个。冬至这天，太阳直射南回归线，远离北半球。在这一天，南极会出现极昼现象，也就是在南极圈内一天24小时都会看到太阳；而北极则处在极夜之中，北极圈一天24小时都不见太阳，笼罩在黑暗之中。我们所处的北半球的白昼最短，黑夜最长，阴阳发展到了一个极致。过了冬至，太阳又逐渐北移。

古人有"冬至一阳生"的古训，冬至是阴气最重的一天，然而就在这一天阳气也悄悄地生发出来，让人看到希望。孔明借东风大家都听过，本来在冬天刮的是凛冽的西北风，诸葛亮怎么会借到东风呢？他正是趁冬至那天阳气始生，东南风刮起，火借风势冲向北岸的曹操阵营。

冬至在周代曾作为新年元旦，是个很热闹的日子，直到今天江南一带仍有吃了冬至夜饭长一岁的说法，俗称"添岁"。后来尽管有了正月春节，但冬至仍被当作一个较大节日，被称为亚岁，有"冬至大如年"的说法。汉朝以冬至为"冬节"，官府要举行祝贺仪式，称为"贺冬"，例行放假。《后汉书》记载冬至这天朝廷上下要放假休息，军队待命，边塞闭关，商旅停业，亲朋各以美食相赠，相互拜访，欢乐地过一个"安身静体"的节日。

过去老北京有"冬至馄饨夏至面"的说法。按照道家理论，宇宙起源于阴阳不分的混沌状态，盘古开天地，清气上升为天，浊气下降为地，从此才分出阴阳。冬至这一天的气象正像混沌初开，所以人们用吃馄饨来应和天象。而在南方，馄饨变成了汤圆，意味着团圆、圆满，冬至吃汤圆又叫"冬至圆"，民间有"吃了汤圆大一岁"之说。古诗云"家家捣米做汤圆，知是明朝冬至天"。在江南某些地方，有冬至之夜全家欢聚一堂共吃赤小豆糯米饭的习俗。赤小豆是常用中药，有清利湿热、利胆退黄的作用。相传共工氏的儿子不成才，作恶多端，死于冬至这一天，死后变成疫鬼，继续残害百姓。但是，这个疫鬼最怕赤豆，于是人们就在冬至这一天煮吃赤豆饭，用以驱避疫鬼、防灾祛病。

在河南，冬至的习俗是吃饺子。相传出生于河南南阳的医圣张仲景曾在长沙做太守，告老还乡时适逢大雪纷飞的冬天，寒风刺骨。他看见南阳白河两岸的乡亲衣不遮体，不少人的耳朵被冻烂了，心里非常难过，就叫其弟子在南阳关东搭起医棚，用羊肉、辣椒和一些驱寒药材放至锅里煮熟，捞出来剁碎，用面皮包成像耳朵的样子，再下锅煮熟，做成一种叫"驱寒矫耳汤"的药物施舍给百姓吃。服食后，乡亲们的耳朵冻伤都治好了。后来，每逢冬至人们便模仿做着吃，故形成"捏冻耳朵"的习俗。以后人们称它为"饺子"，也有的称它为"扁食"和"烫面饺"，人们还纷纷传说吃了冬至的饺子不会冻耳朵。

冬至这一天是阴寒之气最重、阳气最弱的一天。就人体而言，是心气、心火最弱的时候。所以有心血管疾病的人，一定要注意在冬至前后的保健，除了要注意保暖，不要损伤自己的阳气以外，还要注意保持睡眠充足，保持情绪的稳定。另外尤其要注意保持大便通畅。按照中医五行理论，健康人，心火克肺金，肺又和大肠相表里，因此人的心气足能排出粪便。而亚健康的人心气不足，就会出现便秘。病情严重的人，则不仅排不出粪便，还有可能被憋死，的确很多人是排便时候努力憋气导致心梗、脑梗发作的。对此，大家应该格外小心。

惊

惊是简化字，繁体字写作"驚"，形声兼会意，意思是马受到恐骇刺激以后突然跃起、嘶叫、狂奔。《说文解字》中提到："驚，马骇也。"马的胆子很小，容易受惊吓。中医认为，马属阳性，善于奔走跑跳。中国传统的十二时辰和十二属相，都把马与地支中的午相配。午时就是12点前后，是阳气隆盛的时候，与马的热血沸腾、日行千里、奔腾不息的性情相吻合。马受到惊吓、刺激，就会出现阳气外越、紊乱亢奋。人受了惊吓后也会尖叫、心跳加速。这是人的心神受到突然刺激、袭扰以后出现的不安不定、张皇失措、神明紊乱导致气行失常，中医总结为"惊则气乱"。

最容易受惊吓的人，当属婴幼儿。婴幼儿和马有点相似，都是阳气旺盛。中医说小儿是纯阳之体，心率快，生长发育快，欢蹦乱跳、不知疲倦。同样，婴幼儿也最容易受惊。所以从古至今，中国人有坐月子的习俗，避免外来的生人邪气冲撞孩子。一般说来，小儿在受到惊吓后会出现惊哭夜啼，白天时醒时睡，一惊一乍，晚上则彻夜不眠，啼哭到天亮。父母一看不是发烧也不是饿了，千哄万哄，不知所措，有人就说是丢魂了、闹鬼了，甚至还有人用符咒治疗。针对这种受惊夜啼的疾病，中医用镇惊安神的方法治疗，比如用朱砂涂抹在前额印堂上，或者服用一些矿物药为主的镇惊安神的药物，比如龙骨、牡蛎、石决明、玳瑁、茯神等。

还有一种情况，婴幼儿出现惊风和惊厥，不是因为外界刺激，而是内热蒸腾，惊扰心神。很多小孩子在高烧到了一定程度以后就会出现手脚冰冷厥逆，进而不由自主地抽搐，严重的会出现角弓反张、吊眼抽风，俗称小儿惊风。俗话说：急惊风就怕碰上慢郎中。说明这种病发作快，需要及时治疗。中医治疗此类高热惊风有三宝，就是安宫牛黄丸、至宝丹、紫雪散。在家中急救的话，可以采用酒精涂擦身体降温，最好不要用冰敷。另外用刮痧和指尖放血的方法，也是清泻内心毒热的有效方法。

除了孩子，成年人受了惊吓，也容易导致疾病。这是因为神藏于心中，外有心、心包护卫。如果气血充盈，心和心包坚固的人轻易不会使心神受到外界滋扰、刺激；但如果心、心包气血虚弱，无力护持心神，人就变得特别敏感，即使没有大的刺激，也容易被惊扰。有人会被梦魇惊醒，冷汗不止；有的人不敢独卧，害怕闪电雷声；有的人不敢出行，害怕嘈杂喧闹。成年人遇到这样的问题是应该去做心理治疗。另外，从生理上解决气血虚弱的问题，可以按摩膻中穴，提高心包的能量。

中医把惊归于七情，七情过度变化都会伤害心神，古人以平抑七情为养生之道。而现代人则以寻求惊险刺激、玩得心跳为目的，蹦极、冲浪、攀岩、过山车不一而足，有违自然之道。平时养生我建议人们睡觉的时候就把电话关了、拔了，免得深更半夜熟睡的时候被电话铃声惊醒伤神。人们习惯用闹钟叫醒自己，其实也不好，不如睡前静心对自己默念几句该几点起床，到时候生物钟自然唤醒，更有利于身心健康。

恐

追究恐的本义，就应该先明白"巩"的意思，恐在古代与巩通假通用，《荀子·君道》说："故君子恭而不难，敬而不巩。"这里巩就是拘束、放不开的意思。巩是用皮绳把东西捆结实、扎牢了的意思。繁体的字的巩字下面还有个革，写作"鞏"。《说文解字》解释为："鞏，以韦束也。"《易》曰："鞏用黄牛之革。"孔子当年读《易经》，把串编竹简的牛皮绳翻断了三遍，成语"韦编三绝"，说的就是这个事。

古代蒙古族有个比较残酷的刑法，拿一条牛皮绳用水湿润，缠在要处死的人的颈部，然后把那人拉到空旷的地方暴晒。牛皮会因为水分的蒸发而越来越紧，慢慢的，犯人会觉得呼吸越来越困难，但不会立刻死亡，因为只有等到最后一刻水分完全蒸发的时候牛皮才能将犯人勒死。在勒死的前一刻，在牛皮还有一点空隙的时候，人还是拼命地吸气，求生不得，求死不能。

恐是上巩下心，是会意字，描述心里发紧、心里抽缩的感觉，如同被扎紧捆绑，不能放松的状态。有的人说自己"心都提到嗓子眼儿了"；有人说自己痛得揪心绝肝；有的人说自己每次早上起来都会觉得心一抽一抽的，后来好了，可是最近每当胃痛，心又开始一抽一抽的，而且随着胃痛改变情况，抽的痛也会变化。严重的紧张和抽紧的心痛会让人感觉胸闷、窒息，甚至产生濒死的感觉，人会有被抽离、掏空的感觉。恐的反义词就是放心、放松、心无挂碍、无拘无束。

一般说来，有器质性病变的人，比如心梗发作的时候，病人会出现强烈的心痛和濒死的体验。服用扩张周围血管的药物，如硝酸甘油，暂时缓解心脏供血压力以后，这种惊恐的感觉就会消失。在中医看来，这只是心包的问题。而临床上有很多人，心脏本身并无问题，却反复出现惊恐和濒死的感觉，这就是精神和心理问题，中医认为是心神受到了滋扰和侵害。

临床上我遇到很多焦虑、抑郁或躁狂的病人，他们经常出现"恐"的症状，或者说是出现自己要死了、要疯了的感觉。起初这只是一种担忧，没有明确的对象，稍微有一点事情就心慌，有一种无能为力的虚弱感，病人常常觉得我自己没有能力了，我是不是得了什么不治之症了？有的心慌、憋气，非常像出现心肌梗死；有的以血压高、头晕为首要表现，好像突然就要晕倒在地；还有的病人出现胃痉挛、肠绞痛。这时，他们还伴有非常强烈的心理感受，觉得自己就要死了。这种濒死感，在惊恐发作时是非常频繁的。有个病人，总是在发病的时候喘不上气来，所以一年四季总是随身带一个氧气袋，每次到医院都没有检查出毛病。后来用了安定心神的药物和针灸治疗以后就没有再发作，也不用再背氧气袋了。

中医把恐的原因归结为两点：主要原因是肾精不足，不足以炼精化气，涵养心神；其次是阴寒内盛，有寒气、寒痰、瘀血阻塞气血，如同牛皮绳捆绑心脏一样，使人产生痛苦、窒息、濒死的感受。从治疗上来看，我们要从身心两方面着手，心病尤需心药治，解铃还需系铃人。解除患者心脏、心神的束缚，用药如用兵，好的医生不亚于反恐精英。

喜

很多人对于各种情绪的过度变化伤害人体表示认同，但是唯独对于"喜伤心"表示不理解。喜悦、欢喜、喜庆都是人人追求向往的，是心情舒畅的表现，怎么会伤害人心呢？

我们所有的情绪变化，都有物质和能量的基础。情绪波动变化越大，对肾精和元气的消耗也就越大，对心神的扰动也就越厉害。所以暴喜，即突如其来的惊喜或过分的大喜，也是一种强刺激，使人的心率加快，血压升高，呼吸加促，体温上升，如果超过了人的适应能力，就会造成损伤。特别是对有高血压和心脏病的病人，更是一种严重威胁，严重者可能会造成血管破裂甚至心脏骤停而死亡，也可能造成思维紊乱，乃至精神失常。

《说岳》中之牛皋活捉金兀术，因过喜而丧生；程咬金在九十大寿的筵席上，满朝文武、满堂儿孙齐来拜寿，连皇帝也前来祝贺，他想起瓦岗三十六英雄都已不在人世，唯独他还活着，并享受这种殊荣，过喜大笑三声殒命；打麻将自摸一条龙以后狂喜，猝死。这些都是活生生的例子。

中医认为："心气实则嘻笑不休，心气虚则悲。"大喜惊喜之后，心情久久不能平静。物质和能量衰竭以后，出现的就是无能为力的哀怨，和对什么都提不起兴趣、干什么都没劲的漠然，这被称为心理的不应期。汉武帝享尽人间喜乐之后，写出了这样的诗句："欢乐极兮哀情多，少壮几时兮奈老何？"

真正的养生就是养心，内心世界不被外部环境左右，能够做到"不以物喜，不以己悲"。所以明智的人，善于用理性调节自己的情绪，情绪低落的时候想到出路和希望，大喜之时仍留有余地。

中医治疗剧烈情绪波动还有自己的独特的方法，比如治疗人大喜之后，久久不能平复，依然嘻笑不休的。我们不妨看一下《儒林外史》中《范进中举》的故事。范进把喜报看了一遍，又念一遍，自己把两手拍了一下，笑了一声道："噫！好了！我中了！"说着，往后一跤跌倒，牙关咬紧，不省人事。这就是典型的喜伤心，鼓动热痰，蒙蔽了心窍，出现昏厥和蒙蔽的状态。当他被灌了几口开水醒来以后，爬将起来，又拍着手大笑道："噫！好了！我中了！"

笑着，不由分说，就往门外飞跑，把报录人和邻居都吓了一跳。走出大门不多路，一脚踹在池塘里，爬起来，头发都跌散了，两手黄泥，淋淋漓漓一身的水，众人拉他不住。拍着，一直走到集上去了。这时候就是典型的神明错乱的疯狂状态，有的人表现为登高而歌，弃衣而走。

有个明白事理的人给了诊断和建议："范老爷平日可有最怕的人？只因他欢喜得很，痰涌上来，迷了心窍；如今只消他怕的这个人来打他一个嘴巴，说：'这报录的话都是哄你，你并不曾中。'他吃了这一惊，把痰吐了出来，就明白了。"这就是中医治疗喜极而狂的方法，一个是要化痰开窍，另外要用恐胜喜，其实就是精神情绪转移疗法，适用于精神兴奋、狂躁的病证。中医认为喜属心，属火，而恐属肾属水，用水来制火灭火，用恐胜喜，也是中医五行生克制化理论的具体应用。

最后请来了范进最怕的老丈人胡屠户，胡屠户凶神般走到跟前，说道："该死的畜生！你中了什么？"一个嘴巴打过去，范进被这一个嘴巴打晕了，昏倒于地，众邻居齐上前，替他抹胸口，捶背心。吐出几口痰来，好了。范进苏醒以后说道："我怎么坐在这里？"又道："我这半日昏昏沉沉，如在梦里一般。"这就是心神归位，恢复了理性和意识。

忧

过度的忧会影响健康，忧思和水土不服还有着千丝万缕的联系。我们常说忧愁、忧虑，但是忧、虑、愁这三个字的含义就有很大不同。忧是担心、恐惧将来要发生的事；虑是急切期待盼望着将来要发生的某件事情；而愁是明知不可为而为之。有个成语故事叫作"杞人忧天"，说的是杞国有个人，整天担心天崩地裂，自己身体没有依托寄存，以至于吃不下饭、睡不着觉，这就是心理情绪影响到生理功能，是典型的身心疾病。健康的人有很多有意思有趣的事情要去想要去做，所以心思不会放在这些无聊的事情上面，即便天真要塌下来，健康的人也不会去忧。

还有个成语叫"忧心忡忡"，说的是忧到了一定程度，使人的心跳节律都发生了变化，很多人说自己晚上一躺下心就突突乱跳，还纳闷自己也没有做剧烈运动怎么会心跳加速。其实心理情绪的波动、长期深切的担忧，远比肢体运动要消耗人的气血，更重要的是它会搅扰、影响、伤害人的心神。

一般来说，我们把忧分成内忧和外忧两种。内忧是因病生忧，中医认为脾主忧思，消化吸收功能弱的人，气血不足容易借故生忧，习惯性地使自己陷于忧思之中。当人有不安全的感觉的时候，出于动物的本能一则奔跑逃避，二则拼命进食储存能量，可是一个消化吸收功能不好的人，即便拼命进食也无法储存能量，随之就会产生更加严重的不安全感，这就是忧的根源。

外忧是因为外部环境不安全，导致内心忧。在中国古代社会，动荡不安，内部征伐，外族入侵，在五千年的中国历史中，持续和平年月往往不足百年，使得人们"生年不满百，常怀千岁忧"，也造成了国人一种普遍的、长期存在的忧患意识，以至于"生于忧患，死于安乐"成为习惯，直接影响人的身心健康，因忧生病，导致脾胃消化功能减弱，肝胆气机郁滞，久而成患。范仲淹在《岳阳楼记》中说的"居庙堂之高则忧其民，处江湖之远则忧其君"，"进亦忧，退亦忧"，"先天下之忧而忧"的话，其实就是从个人的心态反映了对当时宋朝可能亡国的外忧。

中国人的胃肠被中国菜惯坏了，一旦离乡、出国，就水土不服，闹肚子。很多人就会害起思乡病，或相思病。这也是一种忧的感觉。老百姓们常说吃饱了饭不想家，一旦吃上可口顺心的饭，消化吸收好了，也就乐不思蜀了。现代社会因忧生病、因病生忧的人比比皆是。虽然外部环境相对安静和平了，但是人的心理承受能力下降了。衣食温饱的问题解决了，但是人的欲望提高了。妄想和实际的距离，正是忧存在的空间。

古人排遣忧思的方式是喝酒，"何以解忧，唯有杜康"。古人喝的是黄酒，温酒热饮，具有振奋脾胃、帮助消化的作用，消化功能提高了，气血充盈了，自然也就没有什么不安的感觉。但是依赖于酒精解脱只能暂时得到缓解。

我今天给大家推荐一个药食同源的解忧好药，就是萱草。古诗云："合欢蠲忿，萱草忘忧。"所以萱草也被称为忘忧草。萱草的花就是金针菜或者叫黄花菜，我们做木樨肉、酸辣汤、拌凉菜、炖肉都少不了它。尤其在北方的冬天，正是吃干菜的季节，新鲜的黄花菜有毒，经过晒干蒸熟以后毒性削弱，有少许的兴奋胃肠作用，而使人忘忧的原因，就在于提高了脾胃消化吸收功能。

北方冬天吃什么菜

"五谷为养，五畜为益"的后面还有两句话，叫作"五果为助，五菜为充"。在过去闹饥荒、没有粮食更没有肉吃的情况下，人们只好吃草根、咽树皮，拿野菜来充饥。如果长时间没有五谷五畜补益精血，光吃水果蔬菜的话，最终会把人以前储存的能量和物质消耗殆尽，吃得人两眼无神、脸色发绿、面有菜色，还会出现浮肿、脏器功能衰竭。现代社会虽然没有饥荒，但是很多人为了减肥节食，自己主动不吃主食、不吃肉，光吃水果蔬菜，人倒是瘦了，但结果是全身功能衰退，出现厌食和抑郁，甚至有的以自杀的悲剧收场。所以学习古人的饮食养生之道，一定要分清主次，切不可喧宾夺主。

总的来说，五谷是基础、五畜是补益，而水果和蔬菜可以帮助消化五谷和五畜的积滞。蔬菜蔬菜，蔬就是疏通的意思，特别是疏通胃肠消化道的阻塞和深部血脉内的凝滞。虽然蔬菜有这样的作用，但也不能乱吃。吃菜也是有讲究的，要分季节和地域。总的原则是：吃应季的蔬菜，吃方圆百里之内自然出产的蔬菜。

现在人们都说吃绿色蔬菜，这并不是放之四海皆准的道理。在北方冬季还吃绿色蔬菜是最蠢的做法。道法自然，冰天雪地里哪有绿色蔬菜？除非人为搭起大棚，在温室里面种菜。那个菜倒是绿的，可是好吃吗？有味道吗？它少了一股气，一股自然之气。

还有人为了吃绿色蔬菜，就吃从海南空运过来的菜。可是要知道水土不服有两种情况，一个是人到外地去，吃得上吐下泻；另一种就是人在本地却在吃外地的东西，同样会吃得腹胀嗳气、上吐下泻。冬天吃绿色蔬菜，也就是所谓的反季节菜，就会给心神和身体一个错误的信号，它们以为开春了，要咬春了，要升腾，升发了，结果生机提前启动，腠理一开，碰到的却是严寒冰雪、风刀霜剑，于是乎就吃病了。

过去穷困的时候，我们活得倒是挺自然，别人家我不知道，反正我们家一入秋就会腌咸菜、腌酸菜，两大缸，一家五口人一冬天都不够吃。那时候能吃上冬储大白菜都是奢侈品。经过腌制的菜一方面能提高消化功能，另一方面就是遏制了蔬菜的升发功能，保存保持在冬天的闭藏本性，符合冬季养藏的规律。

另外，冬天吃宿根、块茎类植物，这也是冬天能在地里刨出的东西，最有代表性的就是苤蓝、萝卜、土豆、红薯等。所以老百姓说"冬吃萝卜夏吃姜，不用医生开药方"。夏天人的阳气散布在体表，相对腹内显得阴寒潮湿，所以夏天容易闹胃肠疾病，这时候吃点热性的生姜，能温胃、散寒、化湿，降逆止呕；而在冬天，人的阳气收敛闭藏在腹内，消化吸收功能增强，可以吃补益的食物。胡萝卜是穷人的人参，在冬季吃羊肉胡萝卜馅的饺子、包子是最香的。当然如果您肉吃多了，补大发了的话，可以吃白萝卜，生吃、炖着吃都行，白萝卜有消积化痰的作用。

冬天里最好吃、也最有益处的菜，还得说是菜干或者是干菜。夏秋的时候把茄子剪开挂起来晒干，把葫芦旋成条晒干，豆角直接晒干或者切成丝晒干，到了冬天用干菜炖上一锅肉，再加点豆腐和粉条，吃起来又香、又健康。

小　寒

冬至过后就开始数九了，而三九就是一年中最冷的季节。按节气来讲，整个三九都是在小寒以后和大寒之前，所以小寒就意味着严酷的寒冬来了，我们一定要注意保护好自己宝贵的阳气。《黄帝内经》说过："阳气者，若天与日，失其所，则折寿而不彰。"意思就是如果我们的身体像天，阳气就像太阳，阳气耗散会缩短寿命。

我总是会反复强调御寒的重要性，但是有很多病人说："我的确是注意了御寒保暖，但还是免不了大病一场。"这种情况大多是由于以前感受寒邪，夹杂痰浊瘀血潜藏于体，这种中医称为"宿痰"，俗语叫作"病根"。节气时令一到，寒湿痰邪就犯上作乱，在冬季特别容易侵袭呼吸道，引起咳喘的复发或发作。中医把这种情况称为阴寒内盛的实证，需要用泻法把敌人赶出去。

还有的人说，我就是天天裹着棉被坐在暖气边上，照样觉得冷，手脚鼻头也暖和不过来。这些人属于正气不足，就像不设防的家园，没有军队和警察，只能生活在温室暖房，经不起一点点折腾。中医把这种情况称为阳气不足的虚证，需要用补法，鼓舞恢复人的正气。

中医把人体分成阴阳两面，后背为阳，胸腹为阴。怎么理解呢？很简单，向着太阳的一面就是阳面，反之就是阴面。当人和其他动物一样四肢着地行走的时候，很明显人的腰背是向阳的，而胸腹是隐藏包含在里面。从诊断和治疗上来讲，阳气不足的病人主要表现在腰背上，比如总是觉得后背发冷，有时感觉沉重，如同压上了石磨盘，有时感觉疼痛向后背放射。检查时，也会发现病人后背的肌肉板滞僵硬冰冷，最终治疗也落实在腰背的经络腧穴上。同样，阴寒内盛病人的主要病痛表现在胸腹，病人会觉得胸闷、气短、胸痛、腹痛、憋胀、嗳气、咳吐痰涎等，诊断也能发现患者胸膛冰冷、有压痛点，腹部有痞块、条索状结滞，腹部肥满突出，两胁下结块、肚脐周围有痰结、小肚子冰冷坚硬等问题，最终治疗也应该落实在胸腹的经络腧穴上。

想补益人体的阳气，要疏通温暖两条经脉。我们人体阳气最足的经脉是督脉，其次是膀胱经，这两条经脉主要循行在人体的后背，督脉走在正中间，从尾骨沿脊柱一直上行到颠顶，然后下行经过印堂鼻梁止于上牙龈。督脉一旦阳气不足，除了出现腰背症状以外，最明显的影响就是鼻腔。鼻子联通肺脏，它的功能是温暖湿润吸入的冷空气，鼻子一凉，寒邪就直接攻入娇嫩的肺脏，人就免不了出现咳喘。膀胱经起于目内眦，经过眉头（这里是额窦所在地，很多有鼻炎、鼻窦炎的患者就是这里出了问题），上到颠顶，下行肩背，分列在督脉两侧，人体内脏的所有背俞穴都在膀胱经上。所以想补益阳气，就要疏通温暖这两条经脉。

我曾推荐过天灸的方法，这个方法就能很好地温煦这两条经脉。做法就是在冬天阳光明媚的时候，一般选择午后，关好门窗坐在屋里，背对阳光，根据屋里温度可以增减衣服，让温暖的阳光照晒在后背上，最好不要晒到后脑勺，因为这样会使人的头脑发热，晒到脖颈、肩背、腰就可以了。这样晒 1～2 个小时，直到自己鼻尖出汗或喷嚏打出来为止。

另外的方法就是去医院贴膏药，也就是三九贴。医院配制的膏药一般都是用有散寒祛风作用的药物，敷贴的穴位都是在膀胱经上，能防治支气管哮喘、慢性支气管炎、慢性咳嗽、反复感冒、慢性鼻炎、慢性咽炎等多种易在冬天发作的病证。贴治过程中忌食生、冷和不易消化的食物；要避免过多出汗而影响药物的贴敷力；此外贴治过程中不必盲目中止其他药物的服用。

便　秘

秘有两个发音，一个是必，有个国家叫作秘鲁；另一个发音是蜜。两个发音都可以。秘是不公开的意思。

中医脏腑理论指出，五脏属阴，是藏精气而不泻，六腑属阳，是传化物而不藏。本来六腑以通为用，但是大肠秘而不出的话，就是阴阳颠倒，人体就出问题了。

便秘是指大便排出困难，排便时间长或排便间隔时间延长、排便次数少。很多人认为只有大便干燥才会导致排便困难，其实不然。比如老年人力气不足，推动无力，尽管大便很软，但是排出来也很费劲，中医称之为虚秘。还有的人营养过剩，肠肥脑满，整个大肠肠壁都是肿胀的，造成大肠肠腔狭小，排便如同细面条一样，虽然不干，但是非常费劲不爽。而产后的妇女精血亏损，肠道缺乏滋润，也会出现便秘。

中医治疗疾病有条原则就是"急则治标，缓则治本"。在各种疾病进程中，当我们发现除了其他严重的症状以外，病人有便秘，也就是数日不排便的情况存在，就要考虑通腑泄热。特别是在一些高烧、惊厥、昏迷，甚至出现神志混乱的情况下，釜底抽薪、开门逐寇就显得尤为重要。

中医有攻下的方法，使用勇猛的泻下药来达到目的。常用的有大黄，因为它效果猛烈，又被称为将军。最厉害的是生大黄，医生平时用的是酒大黄，简称酒军。还有芒硝，精制的芒硝又叫玄明粉或元明粉，是矿物药。还有用来治疗寒性便秘的巴豆，有剧毒，一般药店没有，临床上医生一般用巴豆霜。其他比较温和的泻下药还有番泻叶、厚朴、火麻仁、肉苁蓉、锁阳、瓜蒌等。

对于体质虚弱，津液精血不足不堪攻下药刺激的人，古人一般采用外治法。在几千年前，中医最早使用了外用栓剂、灌肠通便。《伤寒杂病论》中明确记载了两个简便易行的方法。一个是蜜煎导，用食蜜放在铜器内，用微火煎，等蜜黏稠凝固像饴糖一样，用筷子搅拌别让锅煳了，最后搅成蜜丸，把一头捏成食指大小子弹头样，在不软不硬的时候放入肛门，等有便意的时候再取出。另一个方法是用大猪胆一枚，取出胆汁和上少许醋，灌到肛门里面，大概15分钟以后，病人就能排出宿食恶物，非常有效。

上面说的是急则治标，用泻药攻下或用灌肠栓剂只能救急，不能长期使用，否则就会对人体造成损害。如果论起缓则治本，那就不能光和大肠较劲，而应该全面考虑问题，从身心两方面调养、治疗。

我之所以说要从身心两方面调养，是要提醒大家便秘很大程度上是心理问题造成的。我们来看一下动物的排便过程，它们必须找到一个自认为安全的时机和环境才会排便，排便之后还要遮盖掩埋自己的粪便。这说明从动物的本能来讲，如果本身缺乏安全感，身心紧张不放松的时候，它是不会有便意的，除非环境或心境得到改善。我们看到很多人外出出差的时候就便秘，等回到家里才能排便。有的人在工作出现状况，情绪情感出现波动的时候就会出现便秘或便秘加重。

古代名医李东垣认识到了饮食劳逸与便秘的关系，他说"若饥饱失节，劳役过度，损伤胃气，及食辛热厚味之物，而助火邪，伏于血中，耗散真阴，津液亏少，故大便燥结"。

1. 妇女便秘

女性因为自身的特殊生理构造和功能，在不同的生理时期，会有不同的原因导致便秘，所以单独来说说这个问题。

首先来说青春期女孩的便秘问题。不是所有处在青春期的女孩子都会出现便秘，那些有不良的饮食和情绪习惯的人才容易出现便秘。比如说很多女孩"正餐不吃，零食不断"，这种食饮无节会直接影响胃肠有规律的蠕动和消化液的分泌，最终导致便秘。还有的女孩为了减肥，要么不吃早餐，要么吃很少的午餐，要么不吃晚餐。长此以往，尽管体重减轻了，身材苗条了，但是随之而来的是饮食越来越没有规律，胃肠功能逐渐紊乱，便秘越来越重。当出现早期便秘以后，有人以为多吃水果可以缓解便秘，结果大量吃水果。初期这可以使人出现腹泻，而不是使人胃肠正常蠕动；到最后吃水果就没有用了，反而带来血糖增高，加重了便秘。还有一些人私自服用具有排毒功能的保健品或者是通便药品，结果造成结肠黑变病，进而导致结肠功能紊乱，甚至发生癌变。

如果没有饮食不当的问题，那就要看看是不是生理结构出了问题。大部分女性的子宫是前倾的，而子宫后倾的女性容易出现便秘。这是因为子宫前面有膀胱，后面有直肠，所以子宫后倾压迫到直肠或神经的话，就会有腰痛、便秘的问题，只有在月经期间便秘才会缓解。出现子宫后倾的主要原因有三个，第一，子宫先天发育不良，造成子宫韧带松弛，使子宫底部向后方或向左右两侧倾倒；第二，就是多次施行人工流产，或人工流产后没能很好保养，导致子宫向后方倾倒；第三，子宫、输卵管或卵巢发生炎症，导致子宫体和后方的直肠之间组织粘连，使子宫在牵引作用下脱离原来位置，并向后倾倒。

子宫后倾的病人，除了要接受医生的治疗以外，平时要注意锻炼增强骨盆腔内各对韧带和盆底肌肉的张力，如中医站桩的时候有提肛撮谷道的方法。同时，还应养成良好的排大小便的习惯，不使膀胱过度充盈，不因习惯性便秘而经常增加腹压；避免患慢性支气管炎，导致咳嗽时向下用力；睡眠时最好采取侧卧位，避免子宫因重力原因倒向后方。

产后便秘是一种常见的产后病，中医称其为"新产三病"之一。产后便秘是因为产后失血多、出汗多，津液不足、精血不足，导致大便干燥，难以排出。另外，因为生产的时候耗伤气力，或者因为侧切或剖腹产损伤元气，身体虚弱，腹壁肌肉松弛，收缩力不足，导致肠蠕动减弱，无力推动大便排出。中医一般用药膳来调理产后的便秘，气不足的可以加黄芪、党参，严重的可以加人参，血不足的可以加当归、阿胶，精不足的我们一般用紫河车也就是胎盘来补养。另一方面也不能忽略产后女性仍有瘀血和恶露滞留体内导致气血阻滞，排便不畅，这种情况最好去找医生用一些活血化瘀的药物，比如桃仁和红花、土元等药物。

更年期的女性出现便秘的原因主要是与肾精阴液不足有关。这些人同时伴有烘热自汗、盗汗、烦躁易怒，有的还伴有口鼻、眼睛、阴道的干燥症状。治疗这种便秘，我们以滋补阴液为主，一般可以服用六味地黄丸，虚热症状比较明显的可以选用知柏地黄丸，眼睛干涩昏花的可以服用杞菊地黄丸，气短干咳的可以服用麦味地黄丸。症状严重的，可以用大补阴煎。另外，有的更年期女性做了子宫切除以后，也容易出现便秘，这是由于子宫的位置变成了一个"空洞"，乙状结肠就会挤到这里，肛肠的结构发生了改变。此时，就必须通过手术的方式来解决便秘。

2. 老年便秘

提起便秘，有不少老年人会感叹："若不是便秘困扰，我的日子就好过多了。"便秘的确是一件恼人的事情，长期便秘者不仅出现腹胀不适、食欲不振、心烦失眠和头昏等症状，还可诱发或加重痔疮、肛裂、脱肛、前列腺肥大等疾患，甚至可导致急性心肌梗死、脑卒中和猝死的发生，或引发癌症。据统计，老年人便秘的发生率高达30%以上，已经成为影响老年人生活质量的一个不可忽视的问题。古人说："要想不死，肠中无屎。"所以老年人保持大便通畅是非常重要的。

从中医的观点来看，老年便秘以虚秘、冷秘为主。所谓虚秘就是气力不足，推动无力。所谓冷秘就是阴寒内结，恶臭污秽不能及时排出。所以在治疗时，不能乱用泻火通便之药，而应以润肠通便为主，同时加入益气健胃的药物。即便是少数老年人因为饮食和疾病等，比如饮酒，或者吃多了辛辣的食物，出现热秘，也应该慎用剧烈破气的药物。如果通便药用得久了，或用量过大，就会干扰正常的条件反射，形成药物依赖；同时也会使气血津液更加受损，导致肠道津液干枯，反而加重便秘。

在治疗老年人便秘的时候，一定要先排除器质性病变，绝不能心存侥幸。特别是大便形状、颜色出现改变，或者出现身体急剧消瘦，大便忽干忽稀的时候，要先解决直肠肛门疾患，比如直肠炎、肠梗阻、大肠癌、肠腔外肿物等。

另外还要排除药物因素：许多老年人患心脑血管疾病，需要长期服药治疗。而一些抗高血压药物及利尿药，或麻醉药，或者中药的一些温补药等都可能引起便秘。引起这种药源性便秘的常见药物主要有安眠药和抗抑郁药，以及一些消炎镇痛药、抗癫痫药、抗帕金森病药、抗过敏药、降糖药等。在治疗时，必须综合考虑，协同治疗，不能头疼治头，脚疼医脚。

此外，最重要的是要关注老年人的心理健康。也就是说治疗便秘的时候，同时要解决老年人心情压抑、不愉快、焦虑抑郁等问题。老年人一辈子风风雨雨，哪有几个不经历磨难坎坷的，身心疲惫不说，很多人会有愁肠百结。尽管儿成女就，仍然免不了操心劳神。我们讲过忧思伤脾胃，会导致气结，胃肠不蠕动就是便秘的根本原因。

治疗老年人便秘的时候，在调畅情绪、心理疏导的基础上，要增加一些补益心气的药物，让他们发自内心地高兴起来。另外就是补中益气，提高脾胃消化功能，消灭忧思的生理基础。今天给您推荐一个粥，最适合对内心抑郁、阴寒负面思维情绪多造成的老年便秘——用大米熬粥，我们讲过大米入肺和大肠经，治疗便秘要比小米更合适。在粥里面加上两味中药：肉苁蓉和锁阳。这两味药是生长在干旱沙漠里面的，有非常好的补心气、润燥通便的效果，最适合治疗老年人便秘。

最后，我要纠正观念上的一个误区。很多人以为吃水果能缓解便秘，其实这只是图一时之快。所有的水果都只能暂时有效，而长期食用会加重便秘。此外，红薯、芋头之类的食品也是一样的，长期食用会败坏胃口，导致胃酸胃痛。

3. 儿童便秘

便秘不仅是困扰成人的问题，很多小孩子三五天才解一次大便，小脸憋得通红，半天才掉下一个"羊粪球"。家长很着急，用开塞露、肥皂，甚至服用成人使用的牛黄片。在这些"强有力"手段的帮助下，大便暂时通了，但如果不用的话，又回到老样子。那么对于儿童便秘的问题，怎样才能治本呢？

排便与人的心理情绪有很大关系，小孩子也有类似的心理情绪问题。有的家长工作繁忙，孩子只能上全托幼儿园，孩子开始对环境和老师不熟悉，有大便不敢说，坐便盆时间长了怕受批评，常常憋着。持久的精神紧张、不规律的排便，就使得身心不能协调，发生紊乱，从而容易发生便秘。这种便秘的特点是在幼儿园便秘，回家就好。

很多孩子因为有食积，所以不好好吃饭，一到吃饭就很痛苦，撅嘴、生气、不上餐桌，好像对吃饭有仇，怎么劝说也无济于事。家长气急了会训斥、打骂孩子，结果有的孩子被强迫得常常边流眼泪边吃饭。这样往往会导致肝郁气滞，造成便秘。

心理情绪问题会导致或加重便秘，同样，便秘也会导致一系列心理情绪问题，二者是双向互动的。我们看到便秘的孩子大多脾气大，性格急躁，每当有了饥饿感，就会很着急，一刻也不等地想吃东西，但有时候因为表达不准确而哭闹不停。有的孩子还会出现注意力分散、不能集中的情况，抓耳挠腮、眨眼弄舌，扰乱课堂纪律。对此，家长和老师应该首先解决孩子的病痛，不能一味地批评斥责，否则可能造成孩子的逆反抵触心理。

除了刚才提到的心理问题，下面我再来说说因为饮食喂养不当造成孩子便秘的几个误区：

现在的妈妈大多工作繁忙，再加上母乳不够，许多小宝宝靠保姆或家中亲属照看，以配方奶粉或牛奶喂养为主，这容易产生便秘。另外，为了给婴儿补钙，在牛奶中添加钙，更容易发生排便困难。进口奶粉的营养虽然比国产的丰富，但由于其配方是按西方婴幼儿生长发育的特点设计的，与中国婴幼儿的体质状况不一定相符。中国孩子往往难以完全吸收，就会造成营养过剩，有的孩子甚至因此食滞、积热，导致大便干燥。所以当孩子出现便秘时，可以考虑更换奶粉的品牌。同时可以给孩子饮用蜂蜜水、蔬菜水。不要过分相信营养成分的"添加"，因为有些添加的成分不一定能够吸收。

孩子便秘还有一个原因就是环境和生活习惯不规律。有的孩子姥姥带几天，奶奶带几天，周六、周日爸爸妈妈带回家。无论是在谁家，孩子又要被当成国宝来招待，生怕吃不好、吃不饱，结果都是被填鸭似的喂食，造成营养过剩，形成胃肠道壅塞，导致食积便秘。本来人体出于自我保护，为了排空食积粪便，会出现腹泻，往往这时候又被当成病态去治疗，服用注射中药西药给堵住止住，结果就造成了长期的便秘。

已经有食积的孩子除了大便秘结以外，还会有腹胀、不想吃饭，或恶心呕吐、手心热、小便短黄等症状和体征。我们一般建议家长给孩子服用四仙汤，这四仙是炒山楂、炒麦芽、炒神曲和炒莱菔子，它能够帮助消化积滞，通气排便。

食火重的孩子是大便秘结，已经有了食积，但是仍食欲旺盛的那种。孩子平时喜欢吃辛辣香燥的食物或高营养的肥腻食物，面红唇红，口干口臭，或口舌生疮，舌苔黄燥，还经常会发烧、咽喉肿痛，这些孩子需要清心火。我们一般建议给孩子吃些苦寒的药物，比如黄连、连翘、大黄等。

另外，给孩子的肚子做做按摩是最简单有效，并且不痛苦的方法。让孩子躺下，腿放平伸直，家长用温暖的手指在孩子肚脐周围摸索按压一下，找找有没有硬结、团块，只要找到这些东西，轻轻地按揉它，把它揉开了，孩子就会出现肠鸣蠕动、放屁打嗝的现象，就会有便意。

冬练三九

"冬练三九，夏练三伏"是中国的一句老话，现代人把它理解成人应该在严寒和酷暑的时候锻炼身体，同时磨炼意志。所以很多人非要在三九寒天中练长跑、冬泳，出大力、流大汗。其实这种理解是不对的，有违自然之道。

所谓自然之道，可以取法于自然界中的许多动物。动物在运动中抵御外敌、攫取食物，运动成了它们天生的好习惯。可是一旦秋风萧瑟，许多动物就开始谋划如何储存食物，储存自身的热量；到了严冬来临，绝大多数动物都会匿伏在洞穴中不再外出。而那些与自然规律对着干的动物，早在很久很久以前就被大自然淘汰出局了。

对于人类来说，也应该顺应自然，三九寒天也应该闭藏猫冬了。春夏季节的东南风多吹无碍，而秋冬的西北风刺骨致病，就不宜多吹了。尤其是广大中老年体弱之人，与其清晨到风口锻炼，不如待太阳出来后找个防风向阳的地方，安安静静晒太阳、一起聊聊天有利养生。

既然冬天不适合外出锻炼，为什么古人还说要"冬练三九"呢？

古人讲的"冬练三九"，指的是练功。练武是外练筋骨皮，而练功是"内练一口气"，也就是练内功，特指静坐和站桩。俗话说："练武不练功，到头一场空。"练功不是辗转腾挪，而是静静地站在那里，按照一定的要求摆出含胸拔背、松肩坠肘、提肛舔腭等姿势，调节呼吸节奏，最后达到身热、经络通畅、胃肠蠕动等效果。

那么练功为什么要在三九和三伏天呢？这是因为冬至是阴寒发展到了极致、阳气开始萌动升发的时候，而夏至是阳气到了极致、阴寒开始萌动升发的时候。本着"春夏养阳，秋冬养阴"原则，道家和中医提倡在阴阳交替、阴阳初生的时候静坐和站桩，这时候滋阴和壮阳的效果最好。就像我们睡子午觉一样，子时和午时就是一天之中阴阳转化的时候。

春生、夏长、秋收、冬藏是天地自然的规律，人体变化也是与天地同步的。隆冬时节，自然界的阳气收引，人体的阳气也是向内收引的；冬至以后，"太极动而生阳"，此时练功阳气生发、外界寒气收引，使气充于体内而不会耗散，所以容易聚气。此时练功要注意运动量，只能微微有汗，不能大汗淋漓，否则就成为耗气了。如果出现了大汗淋漓的情况要及时调整运动量，并在休息时立即擦去身上的汗水，换穿干衣服。剧动骤停、汗出当风、湿衣久著乃练功家大忌。因此三九天练功无论室内外都要注意防寒保暖。

我给大家介绍一个简单的"练功"方法，这个功古人称为"叫花子功"，什么意思呢？就是古代要饭的人在冬天往往因冻、饿而死，他们练这种功法，能使自己身体保持一定的热量。这种功法特别适合那些平时手脚冰凉、身体虚寒的人。

这个功法是这样做：选一个靠墙的地方，把脚后跟抵住墙角，然后慢慢地往下蹲，开始你蹲不下去，可以把脚后跟往前挪一些，直到最后逐渐能蹲下去。下蹲的同时要调整自己的呼吸，这时候你就会觉得身上慢慢发热。我们经常看到有些人习惯于蹲着吃饭，还有我们以前上厕所用的也是蹲坑，这种蹲下去、脚后跟着地的方法其实就是激发肾气的方法。遗憾的是我们现在坐得多、躺得多，连上厕所都改用坐便器了，这种生发阳气的功能逐渐衰退，以至于出现了消化不良、便秘等现象。所以大家经常去练练这种贴着墙角下蹲的功夫，有利于我们恢复阳气、保持身心健康。

最后我特别要提醒那些在冬天锻炼的人，一定要注意自己的年龄和体质。按照人生长发育的规律，必定要经历一个生长壮老的过程。一般男性在 32 岁、女性在 28 岁达到顶峰，过后就开始衰退。在这之前，做一些剧烈的强刺激的体育锻炼能够激发潜能，增强体质，而在这之后如果盲目折腾，反而有损自己的身心健康。

女性发育

《黄帝内经》第一篇《上古天真论》中说："女子七岁，齿更发长。"意思是说女孩子到了虚岁 7 岁的时候就开始换牙，黄毛丫头长出了一头乌发，从此也有了性别意识。

到了 14 岁，女孩子就在气血和激素的推动下，身体第二性征开始变化，乳房开始发育，骨盆变宽，开始来例假。这时候理论上有了生育和哺乳能力。

到了 21 岁，长出智齿，身高、乳房、骨盆发育到了极点，从此以后不再变化。这时候是女人最佳的结婚、怀孕、生育、哺乳年龄。具体来讲，也有些人乳房直到首次妊娠时才最后发育成熟。

中医对女性疾病的认识和治疗，离不开六条经络。一是任脉，就是贯穿于人体腹部正中的这条经脉，促进女性子宫的生长发育，主管妊娠，所以叫作任脉。紧邻任脉两侧的是冲脉，在腹部距任脉半寸，到了胸部扩展开来，距离任脉两寸，同时散布于胸，促进乳房的发育。此外，从上到下贯穿乳房、经过乳头的就是胃经，乳头外上方是心包经，乳房下缘是肝经，乳房的外侧是脾经。

先来说说最重要的冲任二脉，它们是推动人体生长发育的原动力，与先天遗传有很大关系。冲任二脉起于丹田，是先天元气，由肾精所化。所以如果先天肾精不足或者精不化气，就会出现生殖功能低下，女性会出现月经迟迟不来，或乳房不发育的情况。如果再加上经脉阻塞的问题，还有人会出现一侧乳房发育不良，乳房不对称的情况。

再看脾胃二经。脾胃是后天之本，主管人的消化和吸收，如果后天营养不良，乳房的发育也会受影响。我治疗过一些妙龄少女和青年少妇，因为盲目减食减肥，导致提前闭经和乳腺萎缩。乳腺里面都是脂肪，减肥的人减来减去，结果想瘦的地方没瘦，想丰满的地方瘪下去。

下面为大家介绍一个保障和促进乳房正常发育的方法，就是用艾灸温和加热冲脉和任脉。艾灸的穴位叫作阴交穴，它的位置在肚脐也就是神阙穴下一寸。所谓一寸并不是长度单位，而是等分，也就是几分之几。因为每个人高矮不一样，不能一概而论。我们把肚脐正中到耻骨联合上缘这条线分成五等分，每一分就是一寸。阴交穴是两条冲脉和任脉交叉的地方，所以叫作阴交。艾灸这个穴位，相当于同时刺激冲脉和任脉两条经络。很多人乳腺发育不良，就是因为冲脉和任脉经气阻滞在这里上不去。大家可以选用艾卷点燃，每天艾灸阴交穴一刻钟到半小时。

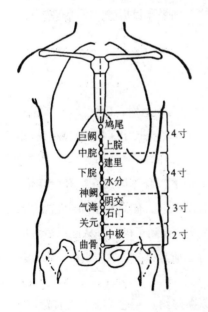

另外，前面我们说到盲目减肥会导致乳腺萎缩，这里我们建议处在发育期的女性多吃温补气血的小米来促进乳房的发育，当然这只在21岁之前有用。在吃小米的基础上，添加一些肉食，特别是温热温补的羊肉、鸡肉都有很好的效果。

还要提醒的是，女性在21岁之前，最好不要总是穿高跟鞋。中医认为后踵属于肾经，脚后跟不着地，肾经就不能被激发，最终影响乳腺发育。而在 14 岁前后的女性乳房发育期，最重要的是保持小肚子也就是丹田的温暖，以及任脉和冲脉两条经脉的充盈和通畅。

哺乳与断奶

在此我重点介绍一下产后哺乳的问题。女性在 21 岁的时候乳房、骨盆发育到了极点，这时候是最佳的结婚、怀孕、生育、哺乳的年龄；到了 28 岁，精和血最为充盈，是完成生儿育女任务的最佳年龄。也就是说，21 岁到 28 岁这个年龄段最适合结婚生子。然而，现在城市生活压力较大，很多人结婚怀孕生子的年龄都偏大，超过了 28 岁，这时候女性的身体处在逐渐衰退期，因此很容易出现产后奶水不足的问题。

奶水不足和产妇的精血水平有关，除了年龄因素之外，现在很多人都图安全省事，稍微有些困难就选择剖宫产，还有的人是先顺产折腾半天，甚至都进行了侧切，还是生不下来，最后又剖腹。这么折腾以后，产妇的精血精气都受到严重损耗。而剖腹开刀的位置又恰恰在丹田处的任脉之上。任脉是贯穿于人体腹部正中的这条经脉，它促进子宫的生长发育，主管妊娠，损伤任脉就自然损伤损耗元气；另外为了避免手术后感染，产妇又要被输入大量的抗生素，抗生素这种苦寒性质的药物在抑制微生物的生机同时，也阻碍了人体的生机。以上种种原因交汇在一起，结果就造成肾精不足、元气不足，产妇奶水不够或者根本没有奶水。

奶水不足，孩子嗷嗷待哺，做母亲的自然心急如焚，于是很多人都急于下奶。然而下奶并不是对所有的产妇都要用，对于我们上面说到的这种精气精血损伤造成奶水缺乏的产妇，最重要的还是从自身调理入手。从古至今，根据中国人的体质，我们都倡导产妇坐月子。现在有的人盲目跟风学外国人，不坐月子，甚至还吃冷饮，结果落下了月子病。对此，我建议还是尊重习俗，认识到体质的不同，避风寒，不吃生冷，用温补气血的食物药物调养身体。别急于下奶，先把产妇的身体损伤修补好了，气血充足了，奶水自然会足。

关于产后缺奶，如何食疗效果最好呢？我们还是先来看看自然界中的动物是怎么做的。动物生产时，一般在幼仔落地以后，母兽除了为幼仔舔干净身上的黏液以外，另外一件事就是赶紧把包裹胎儿的胎盘吃掉。这一方面是为了防止猛兽闻到血腥味来攻击，另一方面就是因为胎盘本身就是很好的滋补肾精的药物，有利于母体的恢复。

中医使用胎盘治疗疾病由来已久。胎盘在中药里作紫河车，也叫坎炁。我一般把胎盘研末装成胶囊给产妇吞服。在用这种方法滋补肾精的基础上，饮食也要配合：我们用小米、红枣、红糖熬粥，慢慢帮助产妇恢复食欲。之后我们用补肾的猪肉，或者用鲫鱼熬汤，少加盐或者不放盐，配合一些香菜或白萝卜丝，都有利于产妇恢复身体和下奶。如果是乳房胀痛有奶出不来的产妇，我们则用一些通利经脉的穿山甲、王不留行等中药。

哺乳到了一定阶段，想停止哺乳也就是想回奶的话，可以买一些炒麦芽或炒神曲煮水代茶饮，服用以后，很快奶水就没了，女性正常的月经就会恢复。

乳腺增生

由中国医师协会、北京市健康保障协会根据 2008 年全国 45 家体检中心的 200 万有效数据进行的综合分析表明，乳腺增生排在女性亚健康问题的首位。

乳腺增生的临床表现为有乳房胀痛和乳内肿块。根据疼痛发作和持续的时间，以及肿块数量、大小、质地和周围粘连的程度，一般分成以下三种情况。

乳腺增生的初期表现为单侧或双侧乳房胀痛或触痛，大多数患者具有周期性疼痛的特点，月经前期发生或加重，月经后减轻或消失。即便能够触摸到一个或几个乳房内肿块硬结，一般也会在月经过后消失。

中等程度的乳腺增生为多发性，单侧或双侧性，大小、质地也常随月经呈周期性变化，月经前期肿块增大，质地较硬，月经后肿块缩小，乳房肿块不会因月经退潮而消失。而且这些肿块的大小和疼痛还与情绪变化有关，多数人在愤怒、忧郁时，劳累后，气压低的情况下会加重。

比较严重的乳腺增生不仅多发，还不止局限在一侧或者乳房某个部位，平时检查时可触及肿块呈结节结构，大小不一，与周围组织界限不清，多有触痛。与皮肤和深部组织无粘连，可被推动，腋窝淋巴结不肿大。这些人有病程长、发展缓慢、有时有乳头溢液等表现。这些患者同时还伴有卵巢囊肿、子宫肌瘤等一系列躯体疾病和失眠、早醒、焦虑、易激惹等心理精神症状。临床统计这些伴有囊性增生的病变，癌变的概率也比较大。

刚才说的这三种情况如果需要确诊，要到医院去做检查，或者取活检做病理切片定性。

中医对乳腺增生的认识离不开经络气血：足阳明胃经从上而下贯穿乳房，

而足厥阴肝经从下而上顶在乳房下缘。足厥阴肝经的最后一个穴位期门穴，就在乳房下缘，第六和第七肋骨中间。正常人的喜怒哀乐不会影响人的生理功能，胃气下降，肝气上升存在一个动态的平衡，而情绪过度的变化，就会打乱人的正常生理功能，导致病理变化。当人愤怒的时候，气血会上冲上涌，所谓怒发冲冠、义愤填膺说的就是这种情况。月经来潮的时候也是肝经气血旺盛的时候，这时候肝气上逆与胃气相搏，就会导致乳房的胀痛。长此以往，加上人为压制克制升腾的怒气，就会在乳房形成痰浊瘀血凝滞，形成所谓的乳腺增生。

预防乳腺增生的方法当然是不生闲气、不生闷气。但是已经生气了，就记住不要在气头上吃东西，强行咽下食物其实就是咽下一口气，忍气吞声的结果，会坐下毛病。下面为大家介绍两个穴位，大家在气头上或生气以后可以自我安抚，按摩一下，消消气。

第一个就是太冲穴，它属于足厥阴肝经，在脚大趾和二趾中间，按摩的时候方向要向下，可以缓解怒气上冲。这对于初期的乳腺增生特别有效。

第二个穴位叫作陷谷，它就在太冲的旁边，在第二第三脚趾的中间，属于足阳明胃经。已经有很严重乳腺增生的人，一般都会在这个穴位上有反应点，有很多颗粒或小结节，轻轻一按就很疼。根据中医经络理论或全息生物学理论，只要你把这些颗粒结节揉开了，乳房的增生随之也能缓解。

乳腺癌

在我国，10 年来北京、上海、深圳等大城市乳腺癌发病率呈上升趋势，乳腺癌已经取代了宫颈癌，成为女性第一高发的恶性肿瘤。2007 年 5 月 13 日，87 版电视剧《红楼梦》中的林黛玉扮演者、年仅 42 岁的陈晓旭因乳腺癌离开人世。在为"黛玉"芳华早逝而扼腕叹息的同时，残害"黛玉"的"元凶"乳腺癌再次引起人们的关注。

中国古代医生认识到晚期乳腺癌"五大俱衰，百无一救"。而今天只要能做到早期发现、早期治疗，乳腺癌的存活率已经有了很大的提高。

我们先来了解一下乳腺癌是怎么发生的。乳腺癌的发生和乳腺增生相关。造成乳腺增生的罪魁祸首是被压抑的愤怒情绪，病因在于肝胃不和。根据中医的七情致病理论，肝主怒，脾胃主忧思，这两种不良情绪纠缠斗争，导致气滞痰凝血瘀，在生理和躯体上的表现就是出现肿块、结节。如果这种不良情绪过于剧烈或者长期积累，深入到了感情、情感层面，伤害到了人的内心，最后搅扰了人的心神，就会产生质的变化，导致癌症的发生。所谓癌症就是体内出现了一些幼稚细胞，而且他们不受人体约束控制，开始按照自己的程序去无限扩张蔓延，按照中医理论讲，邪气战胜了正气，不受心神的制约。所以，乳腺癌不仅关乎女性健康，男性也同样会出现这样的问题。

说到乳腺癌归根到底是人的情绪问题引起的，中医治疗情绪问题，离不开心包，心包是保护心神的宫城，心神藏在心包里面。心包主管人的情绪，人的七情——喜怒忧思悲恐惊都会触动心包。心包的经络和腧穴在体表，我们可以通过刺激他们来缓解对人们已经造成的情绪情感伤害。

心包的募穴就是我们胸口正中的膻中穴，它位于人的两个乳头中间，人的乳头一般在第四、第五肋骨中间，人的很多不良情绪都积攒郁结在这里。平时自己要经常按摩揉压这里，特别是按压时感觉到疼痛的时候，更要坚持。

心包的气从膻中穴聚集，然后向两侧运行，经过乳头。乳头具有哺乳的功能，是因为它处于足阳明胃经上，乳头还有性兴奋的功能，使人感觉喜乐，就

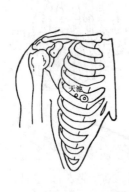

是因为它同时属于心包经。经过乳头以后，心包经从乳头外上方一寸处出来，这个穴位叫作天池穴，侵入心包的邪气和不良情绪往往在这里郁积，最终形成肿块，这里就是乳腺癌高发的部位，平常更要格外注意按摩揉压。癌细胞如果攻破了心包，下一个目标就是心。我们看一下心经的第一个穴位叫作极泉穴，就在腋下，乳腺癌的病人往往就是先在天池穴长出肿瘤，然后向腋下淋巴结也就是极泉穴的位置转移。

由此看来，预防乳腺癌如同防治心神疾病，除了用上面的方法自己做日常保健之外，首先是要端正人生观和价值观，避免情绪波动和感情伤害，还要学会自我宽慰和平复心理创伤。很多人发现乳腺癌有遗传倾向，在我看来，与其说是DNA的问题，不如说是女儿潜移默化受母亲的影响，具有同样的情绪习惯和性格造成的。同样我要提醒那些已经做了手术和化疗的乳腺癌患者，要借此机会重新审视自己的性格和情绪，最好能反思修正一下自己某些偏激、偏执性情，这样才能从根本上降低癌症的复发概率。